Triagem Neonatal e Doenças Raras

Thieme Revinter

Triagem Neonatal e Doenças Raras

Antonio Fernando Ribeiro
Professor-Associado do Departamento de Pediatria da Faculdade de Ciências Médicas da Universidade Estadual de Campinas (FCM-Unicamp)
Coordenador do Centro Especializado de Referência em Fibrose Cística da Unicamp

Maura Mikie Fukujima Goto
Médica Assistente do Departamento de Pediatria da Faculdade de Ciências Médicas da Universidade Estadual de Campinas (FCM-Unicamp)
Pediatra do Centro Especializado de Referência em Fibrose Cística da Unicamp e dos Ambulatórios de Triagem Neonatal de Hipotireoidismo Congênito do Hospital de Clínicas da Unicamp
Doutorado em Ciências Médicas, Área de Concentração Neurologia pela FCM-Unicamp

Carmela Maggiuzzo Grindler
Coordenadora do Programa de Triagem Neonatal do Estado de São Paulo
Coordenadora do Projeto de Implantação do Programa de Assistência Integral à Pessoa com Doença Rara do Estado de São Paulo
Assessora Técnica da Coordenadoria de Planejamento da Secretaria de Estado da Saúde de São Paulo
Professora Doutora de Pediatria da Faculdade de Ciências Médicas da Santa Casa de São Paulo (Aposentada), SP

Sofia Helena Valente de Lemos-Marini
Professora Doutora do Departamento de Pediatria da Faculdade de Ciências Médicas da Universidade Estadual de Campinas (FCM-Unicamp)
Coordenadora da Unidade de Endocrinologia Pediátrica do Departamento de Pediatria da FCM-Unicamp
Responsável pelos Ambulatórios de Triagem Neonatal de Hiperplasia Adrenal e de Hipotireoidismo do Hospital de Clínicas da Unicamp

Thieme
Rio de Janeiro • Stuttgart • New York • Delhi

Dados Internacionais de Catalogação na Publicação (CIP)

R484t

Ribeiro, Antonio Fernando
Triagem neonatal e doenças raras/Antonio Fernando Ribeiro, Maura Mikie Fukujima Goto, Carmela Maggiuzzo Grindler & Sofia Helena Valente de Lemos-Marini – 1. Ed. – Rio de Janeiro – RJ: Thieme Revinter Publicações, 2019.
176 p.: il; 16 x 23 cm.
Inclui Índice Remissivo e Referências.
ISBN 978-85-5465-176-3

1. Triagem neonatal – evolução, perspectivas, métodos alternativos. 2. Fibrose cística. 3. Centros especializados. 4. Acompanhamento Multiprofissional. I. Goto, Maura Mikie Fukujima. II. Grindler, Carmela Maggiuzzo. III. Lemos-Marini, Sofia Helena Valente de. IV. Título.

CDD: 618.2
CDU: 618.2

Contato com os autores:
ANTONIO FERNANDO RIBEIRO
anferi@fcm.unicamp.br

MAURA MIKIE FUKUJIMA GOTO
mgoto@fcm.unicamp.br

Nota: O conhecimento médico está em constante evolução. À medida que a pesquisa e a experiência clínica ampliam o nosso saber, pode ser necessário alterar os métodos de tratamento e medicação. Os autores e editores deste material consultaram fontes tidas como confiáveis, a fim de fornecer informações completas e de acordo com os padrões aceitos no momento da publicação. No entanto, em vista da possibilidade de erro humano por parte dos autores, dos editores ou da casa editorial que traz à luz este trabalho, ou ainda de alterações no conhecimento médico, nem os autores, nem os editores, nem a casa editorial, nem qualquer outra parte que se tenha envolvido na elaboração deste material garantem que as informações aqui contidas sejam totalmente precisas ou completas; tampouco se responsabilizam por quaisquer erros ou omissões ou pelos resultados obtidos em consequência do uso de tais informações. É aconselhável que os leitores confirmem em outras fontes as informações aqui contidas. Sugere-se, por exemplo, que verifiquem a bula de cada medicamento que pretendam administrar, a fim de certificar-se de que as informações contidas nesta publicação são precisas e de que não houve mudanças na dose recomendada ou nas contraindicações. Esta recomendação é especialmente importante no caso de medicamentos novos ou pouco utilizados. Alguns dos nomes de produtos, patentes e design a que nos referimos neste livro são, na verdade, marcas registradas ou nomes protegidos pela legislação referente à propriedade intelectual, ainda que nem sempre o texto faça menção específica a esse fato. Portanto, a ocorrência de um nome sem a designação de sua propriedade não deve ser interpretada como uma indicação, por parte da editora, de que ele se encontra em domínio público.

© 2019 Thieme Revinter Publicações Ltda.
Rua do Matoso, 170, Tijuca
20270-135, Rio de Janeiro – RJ, Brasil
http://www.ThiemeRevinter.com.br

Thieme Medical Publishers
http://www.thieme.com
Capa: Thieme Revinter Publicações Ltda.

Impresso no Brasil por Zit Editora e Gráfica Ltda.
5 4 3 2 1
ISBN 978-85-5465-176-3

Todos os direitos reservados. Nenhuma parte desta publicação poderá ser reproduzida ou transmitida por nenhum meio, impresso, eletrônico ou mecânico, incluindo fotocópia, gravação ou qualquer outro tipo de sistema de armazenamento e transmissão de informação, sem prévia autorização por escrito.

APRESENTAÇÃO

POR QUE UM LIVRO SOBRE TRIAGEM NEONATAL?

Durante séculos, a maior demanda para médicos e gestores da saúde foi representada por indivíduos com doenças, agudas e crônicas, manifestas por sinais e sintomas, de forma endêmica, epidêmica ou pandêmica. A prática empírica da medicina prevaleceu até meados do século XIX, quando, a partir de uma grande evolução do conhecimento científico, principalmente com estudos de Darwin, Pasteur, Mendel e Claude Bernard, inicia-se a era da Medicina Experimental.

Ainda que continuemos a diagnosticar a partir da ocorrência de sinais e sintomas, a biologia molecular veio incrementar o arsenal de recursos diagnósticos e terapêuticos para a maioria das doenças. Nas últimas décadas, com os avanços técnicos e científicos, algumas doenças puderam ser diagnosticadas ou previstas em um período pré-sintomático, ou em suas fases muito iniciais em que as manifestações são subclínicas, antes de um comprometimento do estado geral ou da qualidade de vida. Esse diagnóstico pré-clínico torna-se possível por meio de técnicas que deram origem à triagem neonatal, iniciada na década de 1960.

Desde então, vários programas foram implantados em todo o mundo, tornando-se fundamental para orientar políticas e ações de saúde pública. Atualmente, centenas de doenças podem ser identificadas ou previstas antes ou logo ao nascimento. O diagnóstico neonatal permite a terapêutica precoce, aumenta as possibilidades de cura, reduz sequelas, aumenta a expectativa e a qualidade de vida, contribui para o planejamento familiar, aconselhamento genético, no caso de doenças hereditárias e, até, para ações ambientais.

Inegavelmente, a triagem neonatal tem demonstrado sua importância e hoje está plenamente implantada nos países desenvolvidos, em implantação nos países em desenvolvimento, mas, infelizmente, ainda é rara em países do chamado terceiro mundo.

Atualmente, o que se discute é o custo-benefício dos programas e a adequação da sua estrutura para que se cumpram seus objetivos, sendo eles: a capacidade de obtenção de amostras em tempo hábil, a implantação de laboratório de referência com controle de qualidade, a capacidade de realizar uma busca ativa eficiente para novas coletas, quando justificado, a pronta comunicação dos resultados, o encaminhamento para os centros especializados de referência, principalmente, das doenças raras, que demandam medicamentos de alto custo, acompanhamento multidisciplinar, disponibilidade de banco de dados e submissão destes aos gestores da saúde para avaliações periódicas de qualidade, possibilitando melhorias aos serviços regionais e ao programa nacional.

Este livro foi idealizado para uso e aproveitamento dos colegas pediatras, sanitaristas e gestores da saúde pública e da atenção privada, uma vez que os "custos globais" com prevenção e diagnóstico precoce têm-se mostrado menores que aqueles com diagnóstico e manejo tardios. Enfatizamos as diferentes etapas já implantadas pelo Programa Nacional de Triagem Neonatal do Ministério da Saúde, sua valorização, sua evolução e expectativa de estimular a expansão e universalização de um programa de triagem, não só para os quase três milhões de recém-nascidos/ano no Brasil, mas também para as gestantes e indivíduos que tenham história familiar recorrente de doenças passíveis de triagem.

Procuramos a colaboração das principais autoridades envolvidas na triagem neonatal no Brasil nos últimos anos, às quais agradecemos a generosa e valiosa contribuição.

Agradecemos ao Grupo Brasileiro de Estudos da Fibrose Cística (GBEFC) e às associações de pais de pacientes com doenças crônicas, cujo empenho constante para preservar, ampliar e conseguir melhorias no programa de triagem neonatal em cada estado tem sido fundamental.

Agradecemos aos colegas do Centro Especializado de Referência em Fibrose Cística da Unicamp e do departamento de Pediatria da Faculdade de Ciências Médicas da Unicamp pelas valiosas sugestões na elaboração desse livro; e à Editora Thieme Revinter que aceitou os desafios dessa publicação.

Os Organizadores

PREFÁCIO

As circunstâncias da vida nos levam a caminhos não programados, que nos conduzem a descobertas e riquezas jamais vislumbradas.

No início da década de 1990, em um evento científico ocorrido no Alabama (EUA), foram apresentados os primeiros impactos do Programa da Triagem Neonatal para a Doença Falciforme existente naquele país. Além do diagnóstico precoce da doença e da oferta irrestrita dos materiais educativos dirigidos aos familiares e pacientes, foram registradas significativas reduções da mortalidade nos primeiros 5 anos de vida desses doentes, por meio das medidas de profilaxia contra infecções bacterianas.

Um forte sentimento de omissão frente à realidade brasileira motivou, em 1994, a implantação do Programa de Triagem Neonatal de Campinas, no Centro Integrado de Pesquisas Onco-Hematológicas da Infância (CIPOI)/UNICAMP, com a recomendação da inclusão da pesquisa das hemoglobinopatias no teste do pezinho. A promulgação das leis sobre esta inclusão, sem dúvida, foi um grande avanço. Todavia, consideramos um aspecto restritivo recomendar para os portadores de hemoglobinopatias que o acompanhamento destes jovens pacientes seja realizado em ambiente prioritariamente de adultos, nos hemocentros.

Cuidar de crianças é tarefa primordial dos serviços de Pediatria. Acompanhar o desenvolvimento dos pacientes com doenças raras e crônicas, quaisquer que elas sejam, exige uma equipe multidisciplinar comprometida com o cuidado integral para toda a vida dos pacientes. A prática da Clínica de Transição utilizada nos Estados Unidos e Europa, transferindo o cuidado após os 18 anos de idade, para os médicos de adulto, tem seu saldo negativo traduzido pelo aumento das taxas de abandono, maior incidência de depressão e maior letalidade.

Os Centros de Cuidado Crônico, delineados para as crianças portadoras de doenças raras, parecem mais adequados não só no que diz respeito à integralidade transversal do cuidado, como também às demandas psicológicas, sociais e culturais dos jovens adultos, principalmente considerando o nosso país.

Com esta filosofia em mente, compete à equipe multiprofissional cuidadora garantir a educação e a socialização destes jovens doentes, integrando-os no mercado de trabalho e numa vida social de qualidade. O vislumbre de novas descobertas terapêuticas, incluindo a terapia gênica, fortalece os laços entre os centros cuidadores, universidades e institutos de Pesquisa nacionais e internacionais, na busca e construção de um futuro mais promissor a estes doentes e suas famílias.

A publicação deste livro nos fortalece na procura do aprimoramento do cuidado, nas pesquisas de novas tecnologias e, aspecto mais importante, no compartilhamento do conhecimento e dessas conquistas.

Silvia Brandalise

COLABORADORES

Alberto Andrade Vergara
Pneumologista Pediátrico
Coordenador do Serviço de Fibrose Cística do Hospital Infantil João Paulo II da Fundação Hospitalar do Estado de Minas Gerais (FHEMIG)

Aline C. Gonçalves
Cirurgiã-Dentista Colaboradora do Centro Especializado de Referência em Fibrose Cística da Universidade Estadual de Campinas (Unicamp)
Doutorado em Saúde da Criança e do Adolescente pela Faculdade de Ciências Médicas da Unicamp (FCM-Unicamp)

Bianca Bianco
Graduação em Biomedicina
Mestrado, Doutorado e Pós-Doutorado em Endocrinologia pela Universidade Federal de São Paulo (Unifesp)
Professora Auxiliar da Disciplina de Saúde Sexual, Reprodutiva e Genética Populacional no Departamento de Saúde da Coletividade da Faculdade de Medicina do ABC (FMABC), SP
Geneticista do Instituto Ideia Fértil de Saúde Reprodutiva – Santo André, SP

Caio Parente Barbosa
Professor Titular da Disciplina de Saúde Sexual, Reprodutiva e Genética Populacional no Departamento de Saúde da Coletividade da Faculdade de Medicina do ABC (FMABC), SP
Presidente do Instituto Ideia Fértil de Saúde Reprodutiva – Santo André, SP

Carmen Silvia Bertuzzo
Professora-Associada do Departamento de Genética Médica da Faculdade de Ciências Médicas da Universidade Estadual de Campinas (FCM-Unicamp)

Clement L. Ren, MD, MBA
Professor da Clinical Pediatrics, Riley Hospital for Children, Indiana University School of Medicine, Indianapolis, USA
Diretor da Cystic Fibrosis Center, Riley Hospital for Children, Indiana University School of Medicine, Indianapolis, USA

Denise Christofolini
Gradução em Ciências Biológicas, Modalidade Médica pela Universidade Federal de São Paulo (Unifesp)
Mestrado e Doutorado em Morfologia pela Unifesp
Professora-Assistente da Disciplina de Saúde Sexual, Reprodutiva e Genética Populacional no Departamento de Saúde da Coletividade da Faculdade de Medicina do ABC (FMABC), SP
Responsável pelo Laboratório de Genética do Instituto Ideia Fértil de Saúde Reprodutiva – Sandro André, SP

Elaine Lustosa-Mendes
Graduação em Medicina pela Pontifícia Universidade Católica do Paraná (PUCPR)
Residência em Genética Médica pela Faculdade de Ciências Médicas da Universidade Estadual de Campinas (FCM-Unicamp)
Título de Especialista em Genética Médica pela Sociedade Brasileira de Genética Médica (SBGM)
Mestrado em Genética pela Unicamp
Médica-Geneticista do Hospital de Clínicas da Universidade Federal do Paraná (HC-UFPR)

Flavia Balbo Piazzon
Pediatra e Geneticista pela Universidade Federal de São Paulo (Unifesp)
Doutorado em Patologia e Genética pela Faculdade de Medicina da Universidade de São Paulo (FMUSP)
Consultora de Erros Inatos do Metabolismo da Associação de Pais e Amigos dos Excepcionais (APAE) de São Paulo, SP
Médica Colaboradora do Ambulatório de Doenças Neurometabólicas do Instituto da Criança do HCFUMSP

Flavia Corrêa Christensen Adad
Endocrinologista Pediátrica
Mestrado em Saúde da Criança e do Adolescente pela Faculdade de Ciências Médicas Universidade Estadual de Campinas (FCM-Unicamp)

Giselle Y. Hayashi
Farmacêutica Bioquímica Responsável do Laboratório da Associação de Pais e Amigos dos Excepcionais (APAE) de São Paulo, SP
Mestrado em Ciências Médicas, Área de Concentração de Distúrbios Genéticos de Desenvolvimento e Metabolismo pela Faculdade de Medicina da Universidade de São Paulo (FMUSP)

Luciana Martins Saraiva
Psicóloga Colaboradora do Ambulatório de Fibrose Cística do Hospital Infantil Joana de Gusmão – Florianópolis, SC
Pesquisadora do Grupo de Pesquisa CNPq, Informação, Tecnologia e Sociedade da Universidade Federal de Santa Catarina, SC
Doutorado em Psicologia e Doutorado em Engenharia de Produção pela Universidade Federal de Santa Catarina (UFSC)

Marcia Maria Costa Giacon Giusti
Endocrinologista Pediátrica
Médica Responsável pelo Ambulatório de Triagem Neonatal do Serviço de Referência em Triagem Neonatal (SRTN) da Associação de Pais e Amigos dos Excepcionais (APAE) de São Paulo, SP

Marina Acosta de Mendonça
Assistente Social Graduada pela Faculdade Paulista de Serviço Social
Advogada Graduada pelas Faculdades Metropolitanas Unida (FMU), SP
Assessora de Direção da Faculdade de Medicina do ABC (FMABC), SP

Mirela Costa de Miranda
Médica-Endocrinologista pela Faculdade de Medicina da Universidade de São Paulo (FMUSP)
Doutoranda da Disciplina de Endocrinologia na FMUSP

Paula Regla Vargas
Endocrinologista Pediátrica
Coordenadora do Serviço de Referência em Triagem Neonatal do Estado do Rio Grande do Sul (SRTN-RS)
Responsável pelo Ambulatório de Fenilcetonúria do Hospital Materno-Infantil Presidente Vargas (SRTN-RS) – Porto Alegre, RS
Mestrado em Pediatria pela Universidade Federal de São Paulo (Unifesp)
Especialização em Endocrinologia Pediátrica pela Université Paris V - Réné Descartes, França
Fellow em Endocrinologia Pediátrica no Hôpital Saint-Vincent-de-Paul, Paris, França

Paulo Cesar Kussek
Mestrado em Saúde da Criança e Adolescente, Universidade Federal do Paraná
Doutorando em Biotecnologia aplicada à Saúde da Criança e do Adolescente, Faculdades Pequeno Príncipe, PR
Pesquisador do Núcleo de Pesquisa Clínica do Complexo Pequeno Príncipe
Chefe do Departamento de Pneumologia Pediátrica do Hospital Pequeno Príncipe, PR

Renata Rodrigues Guirau
Nutricionista do Serviço de Referência em Triagem Neonatal da Universidade Estadual de Campinas (SRTN/Unicamp)

Renato de Oliveira
Graduação em Medicina pela Faculdade de Ciências Médicas pela Universidade Estadual de Campinas (Unicamp)
Residência Médica em Ginecologia e Obstetrícia pela Unicamp
Especialização em Reprodução Humana pela Faculdade de Medicina do ABC (FMABC)
Doutorado em Ciências da Saúde pela FMABC
Professor Afiliado da Disciplina de Saúde Sexual, Reprodutiva e Genética Populacional do Departamento de Saúde da Coletividade da FMABC

Roberto José Negrão Nogueira
Coordenador Clínico da Equipe
Multiprofissional de Terapia Nutricional do
Hospital de Clínicas da Universidade Estadual
de Campinas (Unicamp)
Professor Pleno da Pós-Graduação em Saúde
da Criança e do Adolescente da Faculdade de
Ciências Médicas da Unicamp
Professor Doutor da Faculdade de Medicina São
Leopoldo Mandic – Campinas, SP

Salmo Raskin
Graduado em Medicina pela Universidade
Federal do Paraná (UFPR)
Doutor em Genética
Fellow em Genética Médica pela Universidade
de Vanderbilt, Estados Unidos
Professor Titular da Universidade Positivo –
Curitiba, PR
Diretor do Centro de Aconselhamento e
Laboratório Genetika – Curitiba, PR

Silvia Regina Brandalise
Membro Fundador e Presidente do Centro
Infantil de Investigações Hematológicas
Dr. Domingos A. Boldrini – Campinas, SP
Professora Doutora (Aposentada) do
Departamento de Pediatria da Faculdade de
Ciências Médicas da Universidade Estadual de
Campinas (Unicamp)
Fundadora e Coordenadora do Centro Integrado
de Pesquisas Onco-Hematológicas da Infância
da Unicamp (CIPOI/Unicamp)

Tania A. S. S. Bachega
Professora Livre-Docente em Endocrinologia
pela Faculdade de Medicina da Universidade de
São Paulo (FMUSP)
Professora-Associada da Disciplina de
Endocrinologia da FMUSP

Vanessa Gimenes Gomes Brilhante
Psicóloga do Serviço de Referência em
Triagem Neonatal da Universidade Estadual de
Campinas (SRTN/Unicamp)

SUMÁRIO

1. **EVOLUÇÃO HISTÓRICA DA TRIAGEM NEONATAL NO BRASIL** 1
   Paula R. Vargas
2. **TRIAGEM NEONATAL BIOLÓGICA** 13
   Maura M. Fukujima Goto
3. **FENILCETONÚRIA** 25
   Paula R. Vargas
4. **HIPOTIREOIDISMO CONGÊNITO** 37
   Marcia Maria Costa Giacon Giusti
5. **ACOMPANHAMENTO MULTIPROFISSIONAL DE INDIVÍDUOS COM HEMOGLOBINOPATIAS** 43
   Silvia Regina Brandalise
6. **FIBROSE CÍSTICA: EPIDEMIOLOGIA E ASPECTOS CLÍNICOS** 53
   Antonio Fernando Ribeiro ▪ Aline C. Gonçalves
7. **HIPERPLASIA ADRENAL CONGÊNITA POR DEFICIÊNCIA DA 21-HIDROXILASE – INTERPRETANDO UM TESTE POSITIVO** 61
   Mirela Costa de Miranda ▪ Giselle Y. Hayashi ▪ Tania A. S. S. Bachega
8. **DEFICIÊNCIA DE BIOTINIDASE** 67
   Denise Christofolini ▪ Flavia Balbo Piazzon
9. **CENTROS ESPECIALIZADOS DE REFERÊNCIA EM FIBROSE CÍSTICA – UM MODELO DO CUIDADO INTEGRAL PARA DOENÇAS RARAS** 73
   Carmela Maggiuzzo Grindler
10. **PERSPECTIVAS DA TRIAGEM NEONATAL EM CURTO, MÉDIO E LONGO PRAZOS** ... 81
    Clement L. Ren ▪ Traduzido por Maura M. Fukujima Goto
11. **TRIAGEM NEONATAL PARA FIBROSE CÍSTICA – PONTOS DE CORTE PARA A TRIPSINA IMUNORREATIVA** 91
    Alberto Andrade Vergara
12. **REVENDO PONTOS DE CORTE DO TSH NO HIPOTIREOIDISMO CONGÊNITO** 97
    Flavia Corrêa Christensen Adad ▪ Sofia Helena V. de Lemos-Marini
13. **MÉTODOS ALTERNATIVOS PARA A TRIAGEM NEONATAL DA FIBROSE CÍSTICA** ... 101
    Paulo Cesar Kussek
14. **DIAGNÓSTICO MOLECULAR DE DOENÇAS GENÉTICAS RARAS** 107
    Carmen Silvia Bertuzzo

15. **ACONSELHAMENTO GENÉTICO EM DOENÇAS RARAS** 117
    Elaine Lustosa-Mendes ▪ Salmo Raskin
16. **SAÚDE REPRODUTIVA EM DOENÇAS RARAS**............................. 123
    Caio Parente Barbosa ▪ Renato de Oliveira ▪ Bianca Bianco ▪ Denise Christofolini
    Marina Acosta de Mendonça
17. **DIMENSÕES QUE INTERFEREM NA ADESÃO AO TRATAMENTO EM DOENÇA CRÔNICA** 131
    Luciana Martins Saraiva ▪ Vanessa Gimenes Gomes Brilhante
18. **ACONSELHAMENTO NUTRICIONAL NAS DOENÇAS DA TRIAGEM NEONATAL**..... 139
    Renata Rodrigues Guirau ▪ Roberto José Negrão Nogueira
19. **PERSPECTIVES OF NEONATAL SCREENING IN THE SHORT, MEDIUM AND LONG TERM** 145
    Clement L. Ren

    ÍNDICE REMISSIVO 155

PRANCHA EM CORES

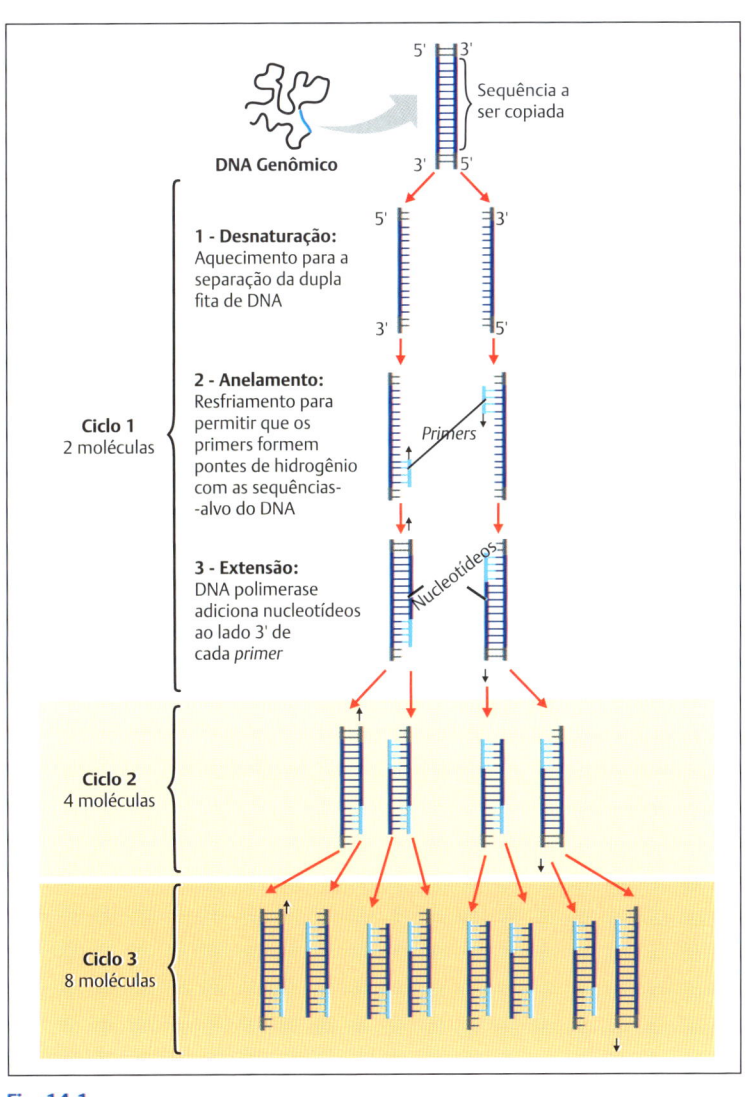

Fig. 14-1

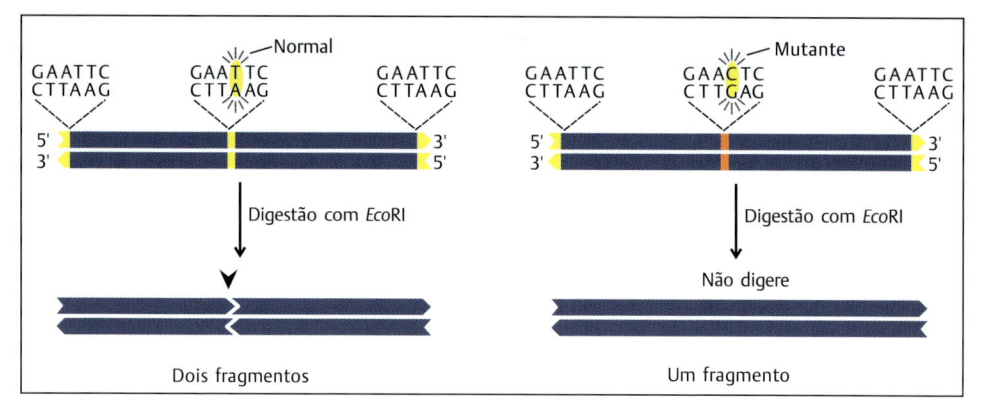

Fig. 14-3

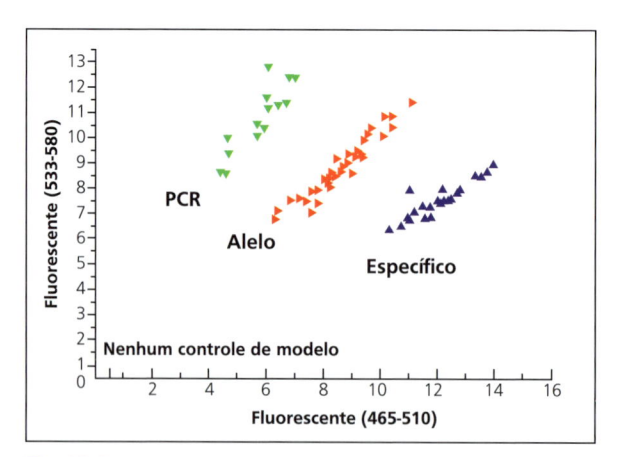

Fig. 14-4

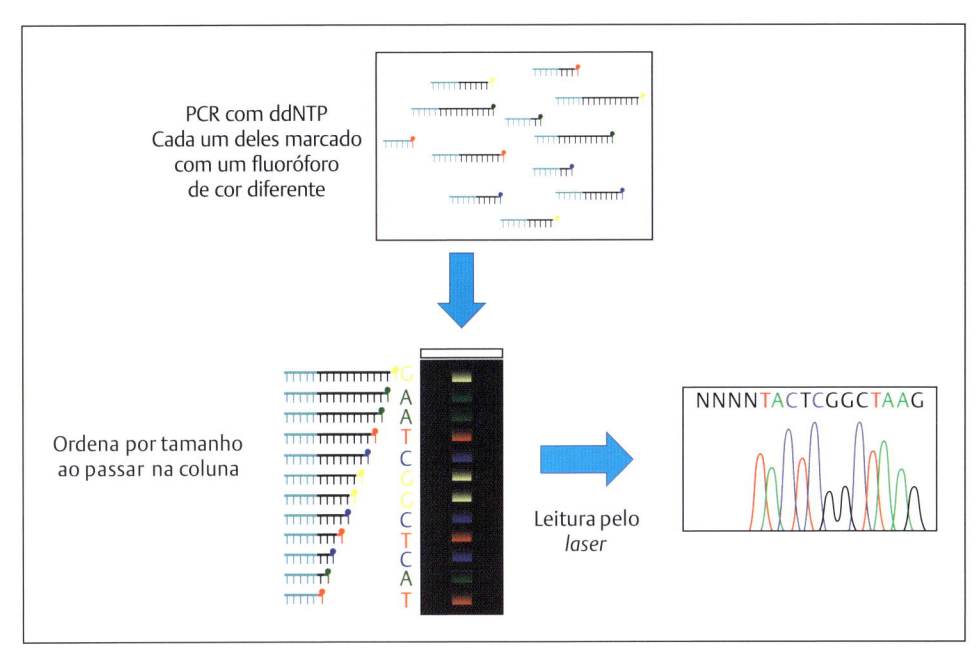

Fig. 14-5

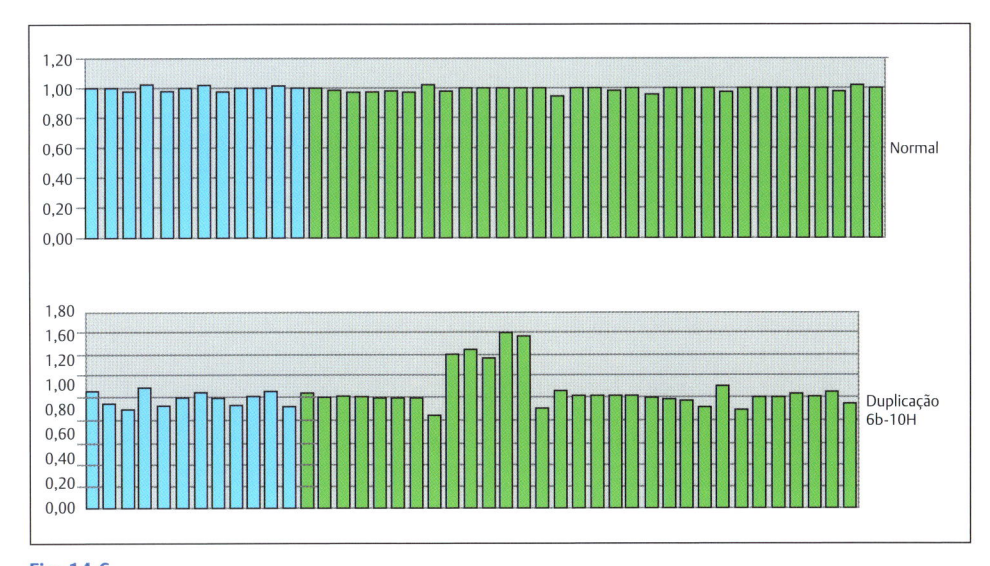

Fig. 14-6

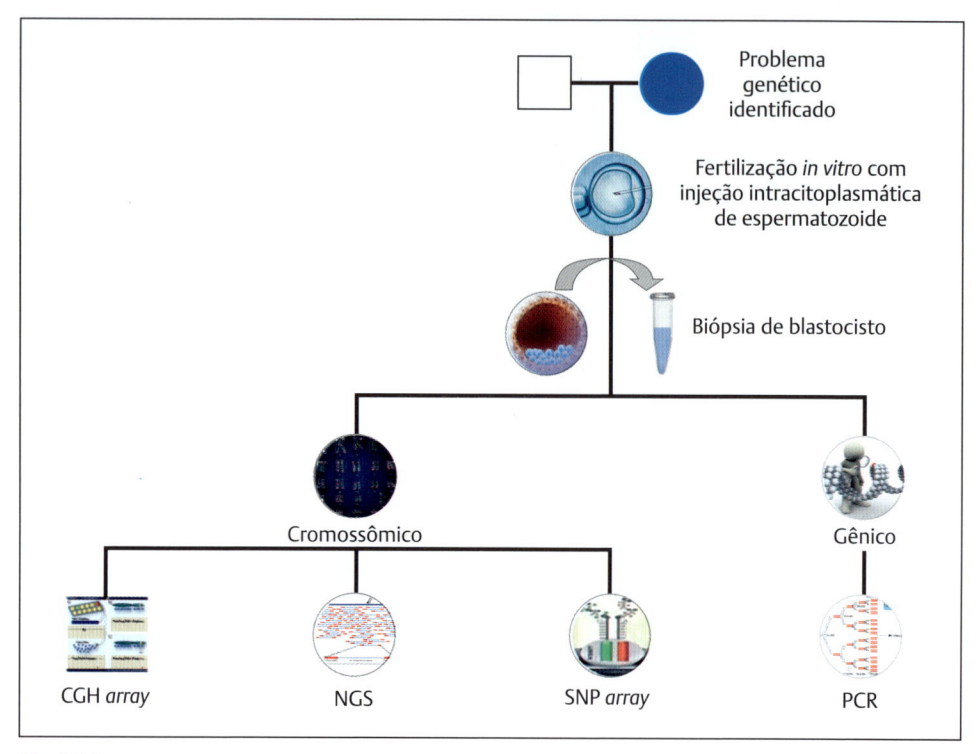

Fig. 16-1

Triagem Neonatal e Doenças Raras

Thieme Revinter

EVOLUÇÃO HISTÓRICA DA TRIAGEM NEONATAL NO BRASIL

CAPÍTULO 1

Paula R. Vargas

..."Era uma menina de 4 anos de idade, que nasceu de parto normal a termo, chorou logo ao nascer, não teve icterícia neonatal e foi internada, em 1964, com uma história peculiar. Seus pais notaram que, aos 4 meses de idade, a criança era muito nervosa, se batia muito e não reconhecia os familiares. A paciente sustentou a cabeça com um ano de idade, sentou com 2 anos e 6 meses, andou com 3 anos e 8 meses, e até os 4 anos de idade não falava. Aos 8 meses de idade apresentou quadro dermatológico rotulado como eczema, e seus pais eram primos em segundo grau. Tem uma irmã de 2 anos que os pais descrevem como retardada. No exame físico, a paciente tem pele clara, olhos claros e cabelos castanhos. Perímetro craniano de 49 cm. Nítido retardo psíquico. Paciente hiperativa, colocando tudo na boca. Não fala, nem esboça palavras; tem gorjeio. Preensão em pinça. Marcha com base de sustentação alargada, sem desequilíbrios. Hiporreflexia profunda simétrica nos membros inferiores e nos membros superiores, os reflexos são difíceis de obter. Vários exames foram realizados (fundos oculares normais; reações sorológicas para sífilis negativas; exame de líquido cefalorraquidiano (LCR), em punção suboccipital, normal; eletroforese das proteínas do LCR normal; eletroforese das proteínas séricas normal; radiografias do crânio normais; pneumoencefalograma normal; eletroencefalograma normal; biópsia cerebral, do lobo frontal direito, normal. Finalmente, procede-se à pesquisa de ácido fenilpirúvico na urina positiva; dosagens da fenilalanina, em cromatografia de alta voltagem no soro: 28,7 mg%, no LCR 29 mg% e na urina = 73 mg%. Feito o diagnóstico de fenilcetonúria, também chamada oligofrenia fenilpirúvica."...

Nosso capítulo começa com a descrição do caso número 1, do artigo publicado em março de 1967, nos Arquivos de Neuropsiquiatria, com o título de "Fenilcetonúria: Estudo Clínico e Mediante Biópsia Cerebral", dos professores Aron Diament e Antonio Lefèvre do Serviço de Clínica Neurológica (Prof. Adherbal Tolosa) do Hospital das Clínicas da Faculdade de Medicina da Universidade de São Paulo.[1] No artigo, são descritos seis casos de fenilcetonúria, e os autores relatam haver a publicação de outros 14 casos, acompanhados pelo pediatra Dr. Fernando Nóbrega nos últimos três anos. Na época, tratava-se de um assunto novo, de pouco conhecimento das especialidades médicas brasileiras, e infelizmente todos os casos se faziam diagnosticar após a evolução clínica desastrosa de graves sequelas neurológicas.

Diante do número e gravidade clínica dos casos sendo descritos e, apoiando-se no sucesso dos primeiros passos da implantação da triagem neonatal para o diagnóstico da fenilcetonúria na América do Norte, o Prof. Aron Diament se associa ao seu colega pediatra, Benjamin Schmidt, e projetam novos estudos buscando uma forma de diagnosticar a doença de forma mais efetiva e precoce. Na época, o teste inicial mais fácil a fazer era o teste do percloreto férrico a 10% na urina das fraldas, e que só se positivava quando o nível de fenilalanina (FAL) no sangue ultrapassava 15 mg% (valor normal: 1 a 4 mg%). Conforme descrito por Diament, "*o paciente é normal ao nascimento, pois o fígado materno protege o feto. A FAL aumenta nas primeiras semanas com a alimentação láctea, porém o ácido fenilpirúvico pode não aparecer na urina até a 5ª semana de vida extrauterina – daí a inutilidade do "teste das fraldas" realizado nos berçários*".[1]

Começa então a história da triagem neonatal no Brasil...

COMEÇO DA HISTÓRIA NO BRASIL

A história da triagem neonatal no mundo iniciou-se no final da década de 1950 nos Estados Unidos, quando o biólogo Robert Guthrie (1916-1995) desenvolveu a primeira metodologia para dosagem de FAL em amostras de sangue seco de recém-nascidos (RN) – colhido em papel-filtro – possibilitando o diagnóstico precoce de fenilcetonúria (FNC).[2] Em 1963, foram aprovadas legislações para programas de triagem populacional nos estados americanos de Massachusetts, Delaware, Vermont e Oregon, que começaram a testar a fenilcetonúria com o ensaio de inibição bacteriana de Guthrie para a quantificação dos níveis de FAL em amostras de sangue seco. Por meio da pressão das sociedades científicas e sociedade civil, outros estados americanos foram implantando seus programas de triagem. Em 1964, havia sido testado um total de 400.000 crianças em 29 estados americanos, detectando-se 39 casos positivos de FNC.[3] A detecção precoce da doença possibilitou a prevenção dos danos neurológicos tardios da doença, uma vez que permitiu implementação inicial breve do tratamento – trabalho pioneiro de Bickel, que teve sucesso ao comprovar que uma dieta restrita em FAL é capaz de prevenir a expressão clínica da FNC.[4]

Com o avanço da triagem neonatal passou-se a explorar as implicações morais da prática. O documento mais influente publicado na época não foi realmente sobre o tema: tratava-se de um relatório sobre "triagem para doenças crônicas de adultos em países desenvolvidos". Publicado, em 1968 pela Organização Mundial da Saúde e intitulado Princípios e Prática de Triagem de Doenças, este relatório recomendava dez princípios para orientar a triagem para doenças crônicas, conhecidos atualmente como princípios de Wilson-Jungner.[5] Por causa de sua relevância e validade moral, esses princípios logo foram aplicados em programas de triagem neonatal nos Estados Unidos, onde serviram como diretrizes por muitos anos. A importância deste documento ratificou, já na década de 1960, a opinião da OMS sobre a importância da triagem neonatal na saúde pediátrica global, além de sedimentar o interesse em realizar a triagem neonatal nos diferentes países do mundo.

Impactado com o número de pacientes portadores de FNC sendo diagnosticados tardiamente, apoiado pelas ideias propulsoras da OMS acerca do tema, e sobretudo animado com as publicações de programas de triagem neonatal implantados no Hemisfério Norte, um grupo de pesquisadores brasileiros dá os primeiros passos na trajetória brasileira da triagem neonatal. Em 1973, o grupo formado por Benjamin Schmidt, o psiquiatra Stanislau Krynski (que atuava na Associação de Pais e Amigos dos Excepcionais – APAE São Paulo) e o neurologista Aron Diament deu início ao projeto de um "plano nacional de estudos para detecção de erros inatos do metabolismo que podem levar à deficiência mental". Esse plano foi apresentado no Congresso das APAEs (em Porto Alegre) e consistia numa proposta para instalação e funcionamento do primeiro centro especializado de estudo populacional da incidência da fenilcetonúria,[6] uma causa da deficiência mental. A proposta era implantar um programa de rastreio populacional composto por laboratório especializado no diagnóstico precoce e por equipe médica responsável pelo tratamento da doença.

Assim, a triagem neonatal para FNC teve início oficialmente no Brasil, em 1976, no laboratório implantado na APAE de São Paulo. Benjamin Schmidt foi a Buffalo (EUA), em 1973, para obter de Guthrie os elementos necessários para a triagem de FNC nos berçários (para todos os recém-nascidos). Aprendeu a técnica bacteriológica utilizada por esse pesquisador americano: a inibição que a FAL causa no crescimento de um bacilo, chamado *Bacillus subtilis*, medindo-se a concentração de FAL pelo raio de não crescimento da bactéria. Neste início pioneiro da triagem neonatal no Brasil, utilizava-se a técnica de Guthrie em papel-filtro por método semiquantitativo.[7]

Para quantificar a FAL, a APAE também promoveu uma inovação com a utilização, pela primeira vez na história, de um autoanalisador espectrofotofluorométrico adaptado para dosagem quantitativa da FAL. No ano de 1976 foram realizados 13.666 exames da dosagem de FAL neonatal em convênio com hospitais, laboratórios e postos de saúde no âmbito de saúde pública e de serviços particulares (o primeiro convênio hospitalar foi realizado com o Hospital Albert Einstein, da cidade de São Paulo). Além disso, o programa que foi chamado de "teste do pezinho" decorrente da coleta de sangue no calcanhar do bebê.

O programa da APAE-SP foi mantido com o apoio da Companhia Alimentícia Nestlé, que fornecia o alimento especial isento de FAL (Fórmula ASP – fabricada na Nestlé da Suíça), que permitia uma dieta com baixo teor de FAL. A Nestlé se comprometeu e cumpriu com o fornecimento do alimento especial para os primeiros 100 RNs diagnosticados pelo emprego do "teste do pezinho".[7]

Além disso, a APAE-SP foi pioneira na implantação da primeira equipe multidisciplinar para o atendimento dos pacientes detectados. Schmidt, Krinsky e Diament entenderam que para dar continuidade a um resultado laboratorial precoce, o êxito somente seria alcançado com a criação de uma equipe que pudesse tratar e acompanhar os pacientes. Criaram, no Ambulatório da APAE, a primeira equipe multidisciplinar de apoio à triagem neonatal.

Concomitantemente ao trabalho pioneiro em São Paulo, no início da década de 1970, o endocrinologista, Jean Dussault, que trabalhava no Centro Hospitalar da Universidade Laval em Quebec, no Canadá, passou a pesquisar formas de diagnóstico precoce de hipotireoidismo congênito.[8] Como a FNC, esta também é uma doença de difícil de diagnóstico clínico precoce e com grave efeito deletério no desenvolvimento neurológico (dano reversível), se a doença não for tratada precocemente. Portanto, desvela-se outra doença ideal para triagem populacional, se um método para detecção estivesse disponível. Impulsionado pelos resultados obtidos por seus colegas canadenses na triagem neonatal da FNC, pesquisou como dosar o hormônio tireóideo (T4) em papel-filtro e lançou o primeiro programa de TN para hipotireoidismo congênito.[8] Rapidamente foi seguido por colegas do Hemisfério Norte, que consolidaram o segundo passo da história de triagem neonatal no mundo.

Novamente a APAE-SP mostrou-se pioneira no Brasil e no final da década de 1970, ampliou sua pesquisa para a detecção também de hipotireoidismo congênito em recém-nascidos, pela medida de T4 na mesma amostra coletada em papel-filtro para a triagem neonatal.[7]

A influência deste trabalho, com a demonstração dos resultados positivos do programa de triagem neonatal, contribuiu significativamente para que o Deputado Estadual Fernando Mauro (do Estado de São Paulo) encaminhasse a aprovação da Lei Estadual nº 3.914/83 (1983) – a primeira lei no Brasil tornando obrigatória a realização do teste de triagem neonatal para a FNC e hipotireoidismo congênito.[7,9] Esta lei serviu de modelo e motivação para a aprovação de leis semelhantes em outros estados brasileiros, culminando com a publicação da Lei Federal nº 8069/90 que rege o Estatuto da Criança e do Adolescente (ECA).

O segundo estado brasileiro a realizar ações de triagem neonatal foi o Paraná: a Fundação Ecumênica de Proteção ao Excepcional (FEPE) iniciou suas pesquisas para FNC, em 1981, como projeto-piloto em Curitiba, expandindo-se, em 1987, com a pesquisa também do hipotireoidismo congênito, pela Lei Estadual nº 8.627 de dezembro de 1987.[9] Nos anos iniciais deste processo, os pacientes detectados eram encaminhados para tratamento e acompanhamento no Ambulatório Multidisciplinar da APAE-SP.

Durante as décadas de 1970 e 1980 pesquisadores em triagem neonatal publicavam seus resultados positivos e, durante o 6º Simpósio Internacional de Triagem de Erros Inatos do Metabolismo, em 1986 (Texas – EUA), foi proposto organizar o 1º Workshop de Controle de Qualidade em Triagem Neonatal no Japão, em 1987. Neste workshop, a criação da *International Society for Newborn Screening* (ISNS) foi decidida. O primeiro encontro oficial da ISNS foi realizado em 1988, em São Paulo, durante o 7º Simpósio Internacional de Triagem de Erros Inatos do Metabolismo, presidido pelo Prof. Benjamin Schmidt.[10]

No Brasil, com o Estatuto da Criança e do Adolescente (ECA – 1990) houve a tentativa inicial de formalização da obrigatoriedade dos testes de triagem neonatal em todo o território nacional:[11] *"Os hospitais e demais estabelecimentos de atenção à saúde de gestantes públicos e particulares são obrigados a proceder a exames visando a diagnóstico e terapêutica de anormalidades no metabolismo do recém-nascido, bem como prestar orientações aos pais."* Porém, como foi escrita esta determinação no ECA, abriu-se um espaço amplo de interpretações individuais sobre exatamente quais seriam estas anormalidades do metabolismo. Desta forma, dois anos mais tarde, o Ministério da Saúde definiu que fenilcetonúria e hipotireoidismo congênito deveriam ser as patologias a serem triadas (Portaria GM/MS n.º 22, de 15 de janeiro de 1992) para todos recém-nascidos do Brasil.[11]

Nos anos seguintes, especialmente nas regiões Sul e Sudeste, outros estados brasileiros passaram a ter ações iniciais de triagem neonatal como RS (1990),[12] SC (1992),[13] BA (1992),[14] MG (1993),[15] GO (1994),[16] RJ (1997),[17] SE (1997)[18] e DF (1997).[19] Porém, estas foram ações isoladas, dentro do Sistema Único de Saúde (SUS) ou em nível privado, sem atingir metas de saúde pública, como cobertura populacional significativa, assistência aos pacientes detectados e especialmente universalidade de procedimentos.

A multiplicação de publicações com resultados positivos de programas de triagem neonatal e diante do interesse em congregar os diferentes especialistas brasileiros envolvidos com o tema fez com que, após alguns fóruns de discussão, surgisse a ideia de criar uma nova sociedade científica. Em setembro de 1999, foi fundada a Sociedade Brasileira de Triagem Neonatal (SBTN) com a finalidade de reunir os diversos serviços existentes e profissionais ligados à área.[20] Dentre seus objetivos gerais destacam-se: congregar profissionais de saúde e atividades correlatas relacionados com a triagem neonatal; estimular o estudo e a pesquisa no campo da triagem neonatal, diagnóstico de doenças genéticas, metabólicas, endócrinas, infecciosas e outras que possam prejudicar os desenvolvimentos somático, neurológico e/ou psíquico do recém-nascido e seu tratamento; cooperar com os poderes públicos quanto às medidas adequadas à proteção da Saúde Pública, no campo da triagem neonatal; além de promover eventos científicos objetivando a aproximação e o intercâmbio de informações.

No início do ano de 2001, o Ministério da Saúde criou o Grupo Técnico de Assessoria em Triagem Neonatal (GTATN) que, ao realizar um diagnóstico da triagem neonatal no SUS desde a Portaria GM/MS de 1992, constatou:[21] (a) baixa cobertura populacional e desigual entre as regiões brasileiras; (b) número reduzido de centros de tratamento e acompanhamento (presentes em menos de um terço dos estados brasileiros); (c) ausência de rotinas uniformes de acesso e assistência aos pacientes; (d) diversidade de doenças triadas; (e) ausência de integração entre os diferentes serviços estaduais; (f) identificação de que as entidades filantrópicas (terceiro setor) estavam responsáveis pela maioria dos testes de triagem neonatal; (g) comprovação do financiamento do SUS apenas para exames laboratoriais, sem previsão para procedimentos de tratamento e acompanhamento; (h) ausência de apoio dos gestores públicos para ações locais de TN.[22]

Dados deste levantamento inicial mostravam cobertura global da triagem neonatal em torno dos 50% dos nascidos vivos brasileiros, com distribuição irregular entre as diferentes regiões do país (70% região sul; 82% região sudeste; 27% região centro-oeste; 24% região nordeste; 47% região norte). Dos 27 estados brasileiros, apenas 17 deles realizavam o teste do pezinho em pelo menos 30% dos nascidos vivos.[23]

Inúmeros relatos poderiam ser aqui descritos para ilustrar esta realidade precária da TN do Brasil no SUS, porém arbitrariamente escolhemos apenas um deles. Trata-se da descrição dos dados da triagem neonatal, antes do ano de 2000, para hipotireoidismo congênito, de um estado da região Nordeste brasileira e publicados por Roberto Ramalho et al.,[18] onde: (a) apenas 5% das crianças do interior do Estado e 42% da capital fizeram coleta de TN; (b) a idade das crianças na coleta do exame foi de 30 ± 19 dias (média ± desvio-padrão); (c) a idade, quando o resultado da triagem chegou ao centro de saúde, foi de 48 ± 7 dias, quando entregue à família, de 66 ± 18 dias e quando visto pelo pediatra da unidade, de 80 ± 40 dias.

Diante das várias inadequações apontadas no país sobre o que realmente significa executar ações eficientes de triagem neonatal, planejou-se e implantou-se, no ano de 2001, no âmbito do SUS, o Programa Nacional de Triagem Neonatal (PNTN).

PROGRAMA NACIONAL DE TRIAGEM NEONATAL – PNTN

Em 06 de junho de 2001, pela Portaria GM/MS nº 822,[24] foi implantado pelo Ministério da Saúde o Programa Nacional de Triagem Neonatal (PNTN), que tem como meta de que 100% dos recém-nascidos brasileiros realizem a triagem neonatal no âmbito do Sistema Único de Saúde (SUS). Outro objetivo, não menos audacioso, é de que cada criança selecionada pelo PNTN tenha seu diagnóstico confirmado e seu tratamento/acompanhamento realizado por toda a vida num dos Serviços de Referência em Triagem Neonatal (SRTN) habilitados em cada um dos 27 estados brasileiros. Para tanto, foram destinados recursos da União a cada Estado brasileiro que implantasse o PNTN para garantir, não somente o financiamento para os exames da triagem neonatal, como também para os exames complementares necessários para confirmação diagnóstica, para a criação e manutenção de equipes multidisciplinares para tratamento e acompanhamento dos pacientes detectados, e para a aquisição dos insumos terapêuticos específicos para cada uma das doenças triadas. Dessa forma, o PNTN cria mecanismos para que seja alcançada a meta principal, que é a prevenção e redução da morbimortalidade provocada pelas doenças triadas.[11,21,23]

O processo do PNTN envolve as estruturas públicas nos três níveis de governo, municipal, estadual e federal, proporcionando uma mobilização ampla em torno das ações relacionadas com a TN como um programa de saúde pública no Brasil. Para que isto se efetivasse, solicitou-se inicialmente o credenciamento de pelo menos um Serviço de

Referência em Triagem Neonatal (SRTN), em cada estado brasileiro, com a responsabilidade de: 1. organizar a rede estadual de coleta vinculada a um laboratório específico de triagem neonatal, junto com as Secretarias Estadual e Municipal de Saúde; 2. utilizar um laboratório especializado em triagem neonatal; 3. implantar o ambulatório multidisciplinar para atendimento e acompanhamento dos pacientes triados; 4. estabelecer vínculo com a rede de assistência hospitalar complementar; 5. utilizar um sistema informatizado que gerencie todo o Programa e gere os relatórios que alimentarão o Banco de Dados do PNTN.[11]

Visando à organização das suas ações integrais, o PNTN desenhou um fluxo de procedimentos organizacionais do processo onde a coleta da amostra de papel-filtro é feita preferencialmente nas unidades de saúde da Rede de Atenção Básica (exceção para as maternidades, quando o RN estiver hospitalizado além da primeira semana de vida), facilitando desta forma o processo de busca ativa dos RNs porventura detectados com alguma alteração ao teste (Fig. 1-1).

Diante da escolha das doenças a serem triadas pelo PNTN, optou-se pela sua implantação em Fases diferenciadas, de acordo com a realidade observada em cada estado brasileiro (amplas diferenças foram registradas na avaliação inicial realizada pelo GTATN). Para a definição da Fase do PNTN a ser classificada, para cada estado, foram considerados: 1. os diferentes níveis de organização das redes assistenciais existentes; 2. a variação percentual de cobertura da TN aos nascidos vivos; 3. a diversidade das características populacionais existentes.[11,21,23] Os estados foram então classificados para implantação em:[24]

- FASE I: apto para triagem, confirmação diagnóstica, acompanhamento e tratamento da fenilcetonúria (FNC) e do hipotireoidismo congênito (HC).
- FASE II: apto para triagem, confirmação diagnóstica, acompanhamento e tratamento da FNC, HC e doenças falciformes e outras hemoglobinopatias (HB).
- FASE III: apto para triagem, confirmação diagnóstica, acompanhamento e tratamento da FNC, HC, HB e fibrose cística (FC) – esta fase é considerada restrita aos estados com cobertura superior a 70% dos nascidos vivos nas fases I e II.

FLUXO DA TRIAGEM NEONATAL SUS

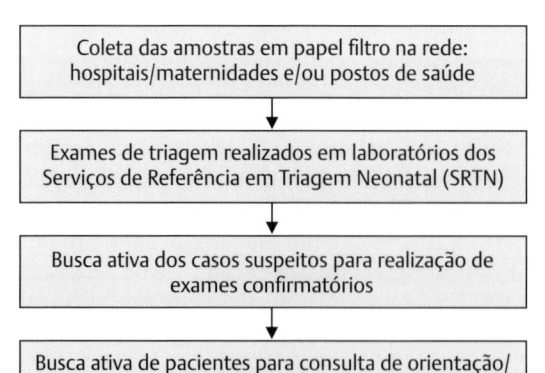

Coleta das amostras em papel filtro na rede: hospitais/maternidades e/ou postos de saúde
↓
Exames de triagem realizados em laboratórios dos Serviços de Referência em Triagem Neonatal (SRTN)
↓
Busca ativa dos casos suspeitos para realização de exames confirmatórios
↓
Busca ativa de pacientes para consulta de orientação/atendimento/acompanhamento e SRTNs credenciados

Fig. 1-1. Fluxo da triagem neonatal – PNTN/MS. Adaptada de Manual de Normas Técnicas e Rotinas Operacionais do Programa Nacional de Triagem Neonatal.[11]

A implantação do PNTN significou um impacto quantitativo e principalmente qualitativo em todo o país com uma rápida adesão dos estados brasileiros – em 2002, a cobertura da TN no Brasil aumentou para 64,6%. Neste ano estavam credenciados 32 SRTNs em 24 Estados; todos os estados credenciaram apenas um SRTN que centralizava as ações, com exceção do RJ, que credenciou três SRTNs, e SP, com sete SRTNs credenciados (justificáveis – estados brasileiros com um elevado número de nascidos vivos).[25]

O levantamento dos cinco primeiros anos do PNTN mostrou sua implantação em todos os 27 estados brasileiros,[25] e entre os anos de 2001 a 2005 foi realizada a triagem neonatal de aproximadamente 13 milhões de RNs brasileiros, em 12.373 postos de coleta na Rede de Atenção Básica. A cobertura global da TN no Brasil elevou-se para 80,2% – e na maioria dos estados (20/27), a cobertura foi superior a 70%. Estes foram indicadores quantitativos muito positivos, porém o Quadro 1-1 mostra que parâmetros qualitativos do PNTN ainda mereciam ser trabalhados, como: (a) menos da metade dos RNs realizavam a coleta da TN no período ideal (< 7 dias de vida); (b) tempos prolongados do processo da TN (média de 37 dias até chegar para a primeira consulta); (c) dificuldades de retorno efetivo de caso suspeito (taxa de 75,5% de retorno efetivo).

Após 11 anos de PNTN, foi realizado, no ano de 2012, um novo processo de reavaliação da triagem neonatal no âmbito do SUS em todos os estados brasileiros e Distrito Federal, visando à reestruturação do mesmo.[26] Nesta proposta de reestruturação do PNTN, planejou-se o estudo para a introdução de uma nova fase – fase IV: inclusão da hiperplasia adrenal congênita (HAC) e deficiência de biotinidase (DBT) na triagem neonatal brasileira.[27]

Além disso, o Diagnóstico Situacional do PNTN de 2012 trouxe a proposta de que, após estruturar a Fase IV,[26] o Ministério da Saúde deveria trabalhar para eliminar as desigualdades do PNTN no âmbito do SUS e fez-se a projeção de universalizar as Fases do PNTN até o ano de 2015. Verificou-se que, no final de 2011, o cenário era de nove (09) estados na Fase I, nove (09) na Fase II e nove (09) na Fase III do PNTN.

No ano de 2013 houve o Seminário de Resultados do Diagnóstico Situacional do PNTN no Ministério da Saúde para a apresentação do levantamento realizado, em 2011-2012, e para o planejamento da reestruturação do programa.[28] Os dados apresentados deste estudo mostraram incremento discreto da cobertura global do PNTN com 84% no ano de 2012, e uma distribuição mais simétrica entre as regiões (as menores coberturas relatadas foram nos estados da região norte: Amapá com 60% e Roraima com 66%). Porém novamente os

Quadro 1-1. Indicadores do PNTN (2001-2005)

Cobertura do PNTN	80,2%
Número de Estados Brasileiros	
Cobertura > 70%	20
Cobertura 40-70%	05
Cobertura < 40%	02
Coleta 1ª amostra da TN	
< 7 d de vida	48%
7-30 d de vida	52%
Tempo 1ª amostra → 1ª consulta	37 dias
Taxa de retorno suspeitos	75,5%

Adaptado de Carvalho, et al.[25]

parâmetros qualitativos ainda bastante deficitários: coletas em período ideal (até 7 dias de vida) somente de 56% dos RNs brasileiros.[28] Neste momento, fez-se a proposição aos SRT-Ns e aos Coordenadores Estaduais de TN, presentes no Seminário, de realizar um esforço conjunto com o Ministério da Saúde para melhorar os parâmetros qualitativos, atingindo uma meta de cobertura global do PNTN de 100% até o final do ano de 2015. Foi consenso, entre os presentes neste Seminário, o entendimento de que esta cobertura ainda longe da meta ideal poderia ser justificada parcialmente pela realização dos testes de triagem neonatal em laboratórios privados e pela inexistência de legislação que obrigue esses laboratórios a notificar o número de exames realizados e alterados. Uma opção sugerida para alcançar a meta de 100% seria a obrigatoriedade de notificação de todos os exames realizados por laboratórios particulares.

Ainda no Seminário de 2013 foi lançada a proposta do novo marco normativo do Programa Nacional de Triagem Neonatal com previsão da inclusão de mais dois componentes ao PNTN: as triagens auditiva e ocular, constituindo, assim, a Triagem Neonatal Integrada.[28] Foi realizada uma Consulta Pública acerca desta nova proposição, em setembro de 2013, e a discussão foi levada à Comissão de Intergestores Tripartite, porém, diante das mudanças de gestão ocorridas no âmbito do Ministério da Saúde, foram desencadeados novos ajustes e alinhamentos na proposta, ainda não apresentados até o momento atual.

Os anos se passaram e apesar da meta de atingir a totalidade (100%) da cobertura populacional do PNTN até 2015, os últimos dados notificados do programa (do ano de 2017) mostram que a cobertura atingiu somente 85,8%,[29] configurando discreto incremento em relação aos dados anteriores. De qualquer forma, é inegável que o perfil crescente de cobertura do PNTN (Fig. 1-2) desde o seu início demonstra uma construção positiva nas ações de triagem neonatal do Brasil.

Em relação aos indicadores de qualidade do PNTN, salienta-se o aspecto da busca de melhoria dos tempos do processo da TN, especialmente no que se refere às taxas de coleta em período ideal de vida do RN. Entre os anos de 2001 e 2011 o período preconizado pelo PNTN para a coleta da 1ª amostra era até o 7º dia de vida do RN. A partir do ano de 2012 houve uma mudança em razão da entrada das novas doenças incluídas e, portanto, foi necessário o ajuste do parâmetro de idade ideal para a coleta, passando do 7º dia para o 5º dia de vida do RN. Com isso, as faixas preestabelecidas de coleta de dados foram modificadas para: (a) até 5 d de vida; (b) 6 a 8 dias; (c) 9 a 15 dias; (d) 15 a 30 dias; (e) acima

Percentual de cobertura do PNTN, Brasil, 2004 a 2017

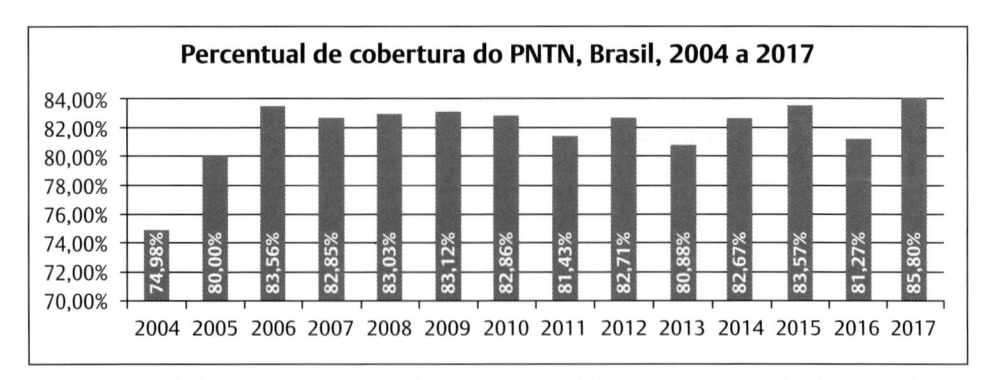

Ano	%
2004	74,98%
2005	80,00%
2006	83,56%
2007	82,85%
2008	83,03%
2009	83,12%
2010	82,86%
2011	81,43%
2012	82,71%
2013	80,88%
2014	82,67%
2015	83,57%
2016	81,27%
2017	85,80%

Fig. 1-2. Evolução dos percentuais globais de cobertura/PNTN-MS. Fonte: Programa Nacional de Triagem Neonatal – CGSH/DAET/SAS/MS, Brasil, 2018.[29]

Percentual de coleta do teste do pezinho na data ideal, Brasil, 2004 a 2017

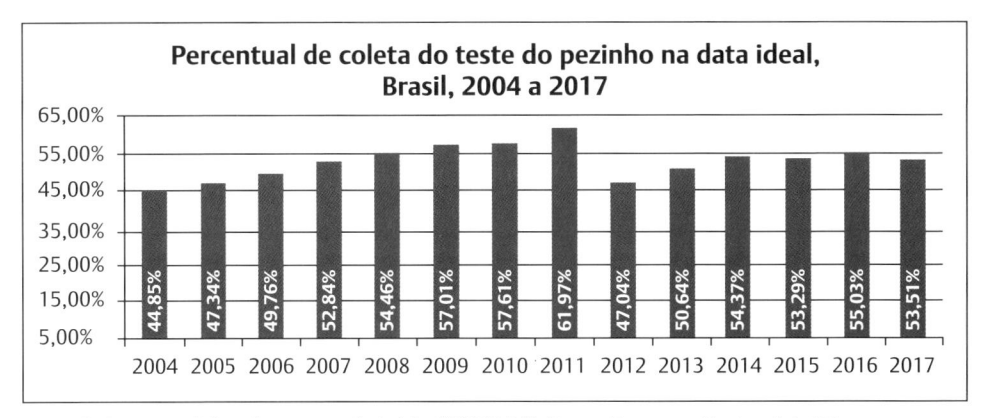

Ano	Percentual
2004	44,85%
2005	47,34%
2006	49,76%
2007	52,84%
2008	54,46%
2009	57,01%
2010	57,61%
2011	61,97%
2012	47,04%
2013	50,64%
2014	54,37%
2015	53,29%
2016	55,03%
2017	53,51%

Fig. 1-3. Percentual de coleta em período ideal/PNTN-MS. Fonte: Programa Nacional de Triagem Neonatal – CGSH/DAET/SAS/MS, Brasil, 2018.[29]

de 30 dias. Portanto, entre os anos de 2004 e 2011 estão representados na Figura 1-3 o percentual de coleta até o 7º dia e para os anos de 2012 a 2017 as faixas já estão ajustadas de acordo com os novos parâmetros para a coleta da triagem neonatal.[29]

Finalmente, para encerrar o contexto evolutivo do PNTN, trazemos os resultados do desafio da universalização do painel de doenças do PNTN, fazendo com que os todos os recém-nascidos brasileiros passassem a ser testados para as mesmas doenças. Em 2013, houve a universalização das Fases II e III e a habilitação de 12 estados na fase IV: AM, DF, GO, MG, MS, PI, PR, RO, RS, SC, SP e TO. Em junho de 2014 o processo de universalização da Fase IV foi encerrado com a habilitação dos 15 estados restantes: AC, AL, AP, BA, CE, ES, MA, MT, PA, PB, PE, RJ, RN, RR e SE.[29] Portanto, o desafio da universalização foi concluído, e atualmente todos os recém-nascidos brasileiros são testados para as mesmas doenças no Programa Nacional de Triagem Neonatal.

CONCLUSÕES DE UMA HISTÓRIA DE SUCESSO

No próximo dia 6 de junho iremos festejar quase 20 anos do PNTN, um programa de Saúde Pública, que pela sua abrangência é considerado um dos maiores do mundo – nesta data podemos contabilizar muitos sucessos. Agora, a cobertura média nacional da triagem neonatal está em torno de 86% dos recém-nascidos brasileiros com uma maior uniformidade entre as cinco diferentes regiões de nosso país.

Nesta longa história, bem mais de 20.000 bebês foram diagnosticados com fenilcetonúria, hipotireoidismo congênito, doenças falciformes e outras hemoglobinopatias, fibrose cística, hiperplasia adrenal congênita ou deficiência de biotinidase. Recentemente, muitas outras doenças têm sido acrescidas num painel extenso de inclusões na triagem neonatal, porém no PNTN seguimos os critérios tradicionais de Wilson e Jungner (OMS) de que as doenças triadas devam ter uma incidência significativa na população-alvo,[5] obtendo efeito substancial sobre sua saúde pela garantia do tratamento efetivo e prevenção dos danos futuros.

Muitos são os profissionais envolvidos no sucesso da triagem neonatal: os médicos obstetras, ao informarem às gestantes sobre a importância do teste e do momento ideal e precoce da coleta (entre o terceiro e quinto dias de vida do bebê); os enfermeiros, auxiliares de enfermagem e agentes de saúde de todas as unidades de saúde de nosso país, ao realizar as coletas de forma correta nos primeiros dias de vida; os motoristas e carteiros, ao transportar as amostras de forma tão ágil; os bioquímicos e todos das equipes dos laboratórios de triagem neonatal, ao analisar de forma cuidadosa cada amostra obtida; os assistentes sociais e administrativos, ao proceder às buscas urgentes de cada uma das crianças selecionadas; os colegas médicos pediatras, ao acolherem as mães e orientarem as famílias até a confirmação diagnóstica ou não. Isto tudo sem falar das equipes multidisciplinares de cada um dos Serviços de Referência em Triagem Neonatal do PNTN – médicos pediatras, endocrinologistas, geneticistas, hematologistas ou pneumologistas, profissionais das áreas de nutrição, psicologia e assistentes sociais – todos extremamente envolvidos, comprometidos e apaixonados pelo seu trabalho de busca, seleção, tratamento e acompanhamento de milhares de crianças selecionadas pelo PNTN. Sem dúvida, o êxito do Programa de Triagem Neonatal se deve a uma grande equipe que trabalha e constrói o SUS que dá certo.

Com o PNTN, felizmente, algumas milhares de famílias brasileiras não precisam passar pela "odisseia diagnóstica" que muitas outras famílias com crianças portadoras de condições raras passam. Podemos usar o exemplo da Fibrose Cística, em que a triagem neonatal trouxe benefícios crescentes para o diagnóstico desta condição grave: antes do PNTN, a idade média de diagnóstico nas crianças era de 5 anos; conforme publicação recente (2016) do registro brasileiro de fibrose cística,[30] a triagem neonatal foi responsável por 55,5% do total de casos diagnosticados nos últimos anos. Consequentemente, com diagnóstico e intervenção terapêutica precoces, a sobrevida dos pacientes fibrocísticos melhorou em nosso país.

Recentemente, diante de algumas situações críticas (econômicas e/ou de gestão) que vem passando algumas estruturas estaduais, temos tido notícias de que alguns Serviços de Referência em Triagem Neonatal Estaduais não têm cumprido com as exigências pelo PNTN. Assim, em alguns estados brasileiros parece estar ocorrendo: (a) ausência da realização de exames laboratoriais de forma completa ou no tempo desejado, (b) ausência total ou parcial do atendimento por alguns especialistas da equipe multidisciplinar, ou mesmo, (c) ausência da garantia da entrega dos insumos terapêuticos prescritos para cada doença. Acreditamos que esta deva ser uma situação de exceção, e a intervenção do Ministério da Saúde e de outras esferas do Poder Público deva ser acionada para garantir a continuidade do PNTN nestes locais.

Para finalizar, ressalta-se o papel fundamental da triagem neonatal no diagnóstico precoce das doenças raras, especialmente em nosso país, onde, com um programa implantado no âmbito do SUS (PNTN), temos a possibilidade de diagnosticar e tratar precocemente muitas crianças, além de divulgar o conhecimento sobre essas doenças, suscitando ações positivas e garantindo um futuro melhor para nossa sociedade.

REFERÊNCIAS BIBLIOGRÁFICAS

1. Diament AJ, Lefèvre AB. Fenilcetonúria: Estudo Clínico e mediante Biópsia Cerebral. *Arquivos de Neuropsiquiatria* 1967;25(1):1-16.
2. Guthrie R, Susi A. A simple phenylalanine method for detecting phenylketonuria in large populations of newborn infants. *Pediatrics* 1963;32:338-43.
3. Caggana M *et al*. Newborn Screening: From Guthrie to Whole Genome Sequencing. *Public Health Rep* 2013;128 (suppl2):14-19.
4. Bickel H, Gerrard J, Hickmans EM. Influence of phenylalanine intake on phenylketonuria. *Lancet* 1953;265(6790):812-3.

5. Wilson JMG, Jungner G. The principles and practice of screening for disease. *World Health Organization* 1966.
6. Schmidt BJ, Diament AJ, Krynski S. Plano Nacional de estudos para detecção de erros inato do metabolismo que podem levar à deficiência mental. VI Congresso da Federação Nacional das APAEs, Porto Alegre, julho 1973.
7. Diament A. Erros Inatos do Metabolismo e Deficiência Intelectual. *Int* 2012;24(1):75-82.
8. Dussault JH. The Anecdotal History of Screening for Congenital Hypothyroidism - The *Journal of Clinical Endocrinology & Metabolism* 1999;84(12):4332-34.
9. Wittig EO, Domingos MT. História da triagem neonatal. 2007. Disponível em: <http://www.unisert.org.br/historia.
10. Schmidt BJ, Diament AJ, Krynski S *et al.* Neonatal Mass Screening of Hereditary Metabolic Diseases in S. Paulo-Brazil. *Ped Int* 1980;24(1):75-82.
11. Brasil. Ministério da Saúde. SAS/CGAE. Manual de Normas Técnicas e Rotinas Operacionais do Programa Nacional de Triagem Neonatal. Brasil (DF); 2000.
12. Goldbeck AS, Pereira CT, Moreira MDG *et al.* Avaliação da cobertura de triagem neonatal e incidências das patologias triadas no Rio Grande do Sul. *Rev Méd Minas Gerais* 2003;13(1Supl 2):97-9.
13. Nascimento ML. Hipotireoidismo congênito em Santa Catarina. In: Medeiros-Neto G, Knobel M, editors. *Hipotireoidismo congênito no Brasil – Desafios à busca de soluções*. São Paulo: Conectfarma Publicações Científicas; 2008:67-70.
14. Almeida AM, *et al.* Avaliação do Programa de Triagem Neonatal na Bahia no ano de 2003. *Rev Bras Saude Mater Infant* 2006;6(1):85-1.
15. Núcleo de Ações e Pesquisa em Apoio Diagnóstico – NUPAD. Triagem Neonatal. Disponível em: http://www.nupad.medicina.ufmg.br
16. APAE – Associação dos Pais e Amigos dos Excepcionais. Anápolis – GO - Disponível em: http://www.apaeanapolis.org.br
17. Botler J *et al.* Evolução do programa de triagem neonatal no Estado do Rio de Janeiro. *Rev Méd Minas Gerais* 2003;13(Supl2):89-1.
18. Ramalho RJR, Valido DP, Oliveira MH. Avaliação do programa de triagem para o hipotireoidismo congênito no estado de Sergipe. *Arq Bras Endocrinol Metab* 2000;44(2):157-61.
19. Franco DB *et al.* Implantação do programa de rastreamento do hipotireoidismo congênito na Fundação Hospitalar do Distrito Federal: metodologia, resultados, dificuldades e propostas. Estudo comparativo com recém-natos de outros estados. *Arq Bras Endocrinol Metab* 1997;41(1):6-13.
20. Meirelles RMR. Triagem Neonatal: Ficção ou Realidade? *Arq Bras Endocrinol Metab* 2000;44(2):119-20.
21. Carvalho TM, Vargas PR, Santos HMP. Programa Nacional de Triagem Neonatal: dados preliminares. *Rev Méd Minas Gerais* 2003;13(Supl2):65-8.
22. Backes CE. Triagem neonatal como um problema de saúde pública. *Rev Bras Hematol Hemoter* 2005;27(1):43-7.
23. Carvalho TM, Vargas PR, Santos HMP. Impacto da implantação de um programa de saúde pública de triagem neonatal. *Rev Méd Minas Gerais* 2003;13(Supl2):80-2.
24. Ministério da Saúde. Portaria GM/MS nº 822 – Programa Nacional de Triagem Neonatal (PNTN). Diário Oficial da União 6 jun 2001.
25. Carvalho TM, dos Santos HM, dos Santos IC *et al.* Newborn screening: a national public health programme in Brazil. *J Inherit Metab Dis* 2007;30(4):615-22.
26. Núcleo de Ações e Pesquisa em Apoio Diagnóstico-NUPAD Diagnóstico Situacional do Programa Nacional de Triagem Neonatal nos estados brasileiros: relatório técnico / Núcleo de Ações e Pesquisa em Apoio Diagnóstico – NUPAD, 2013.
27. Secretaria de Atenção a Saúde (Departamento de Atenção Especializada e Temática) – Triagem neonatal biológica: manual técnico / Ministério da Saúde, Secretaria de Atenção à Saúde, Departamento de Atenção Especializada e Temática. Brasília: Ministério da Saúde, 2016.

28. BRASIL. Ministério da Saúde. Secretaria de Atenção a Saúde. Coordenação Geral de Sangue e Hemoderivados - Seminário de Resultados do Diagnóstico Situacional do PNTN. Brasília, Ministério da Saúde, abril de 2013 – Comunicação oral.
29. BRASIL. Ministério da Saúde. Coordenação Geral de Média e Alta Complexidade. Indicadores do PNTN. Disponível em: <htpp://www.portal.saude.gov.br>
30. Grupo Brasileiro de Estudos da Fibrose Cística – Registro Brasileiro de Fibrose Cística -2016 – Disponível em: <htpp://www.portalgbefc.org.br/relatórios-anuais-rebrafc>

TRIAGEM NEONATAL BIOLÓGICA

CAPÍTULO 2

Maura M. Fukujima Goto

O Programa Nacional de Triagem Neonatal foi instituído no âmbito do Sistema Único de Saúde (SUS) por meio da Portaria GM/MS n° 822 em 6 de junho de 2001 (ver descrição da evolução histórica no Capítulo 1) que contempla na atualidade a triagem neonatal biológica para seis doenças: fenilcetonúria, hipotireoidismo congênito, doenças falciformes e outras hemoglobinopatias, fibrose cística, deficiência de biotinidase e hiperplasia adrenal congênita.[1] Este capítulo tratará das questões relacionadas com triagem neonatal biológica.

Desde 2013 há a proposição da triagem neonatal integrada, incluindo os seguintes procedimentos:

1. Triagem neonatal auditiva.
2. Triagem neonatal ocular.
3. Triagem neonatal de doenças cardíacas pela oximetria de pulso.

TRIAGEM NEONATAL AUDITIVA

A triagem auditiva neonatal universal (TANU) é um direito do recém-nascido garantido por uma Lei Federal que tornou obrigatória a realização gratuita do exame de emissões otoacústicas evocadas em todos os hospitais e maternidades, visando à identificação e diagnóstico de deficiência auditiva.[2] Este teste, considerado sensível e específico, identifica indivíduos com possibilidade de terem nascido com alguma deficiência auditiva e que, quando diagnosticados antes do terceiro mês de vida, podem ter melhores prognósticos, considerando-se a plasticidade do sistema nervoso central nesta fase da vida. Conhecido popularmente como teste da orelhinha, deve ser realizado na maternidade, antes da alta da criança, preferencialmente entre 24 e 48 horas de vida. Para que se obtenham melhores resultados, recomenda-se que a triagem auditiva deve ser assegurada no primeiro mês de vida da criança, que o diagnóstico deve ser realizado até o terceiro mês e que a criança deve ser inserida em programas de intervenção até o sexto mês.[3]

TRIAGEM NEONATAL OFTALMOLÓGICA

O teste do reflexo vermelho (TRV), popularmente conhecido como teste do olhinho, é uma ferramenta de rastreamento de alterações que comprometem a transparência dos meios oculares, como: catarata congênita (alteração da transparência do cristalino), glaucoma (alteração da transparência da córnea), toxoplasmose (alteração da transparência do vítreo pela inflamação), retinoblastoma (alteração da transparência do vítreo pelo tumor intraocular), descolamentos de retina tardios, hemorragia vítrea e até mesmo as altas ametropias.

O TRV é realizado utilizando-se um oftalmoscópio direto, a 30 cm do olho do paciente, em sala escurecida. Em caso de TRV alterado ou suspeito, o paciente deve ser encaminhado ao médico oftalmologista para a realização de exames mais específicos. Uma vez detectada qualquer alteração, o lactente deve ser encaminhado para esclarecimento diagnóstico e conduta precoce em unidade especializada. O exame deve ser realizado nas maternidades públicas ou privadas antes da alta do recém-nascido. A recomendação é que o teste do olhinho seja feito pelo pediatra logo ao nascimento. Caso não ocorra, o exame deve ser feito logo na primeira consulta de puericultura e, posteriormente, duas a três vezes ao ano nos primeiros três anos de vida.

TRIAGEM NEONATAL DE DOENÇAS CARDÍACAS

Aproximadamente 1 a 2 de cada 1.000 nascidos vivos pode apresentar cardiopatia congênita crítica,[4,5] sendo que uma parcela em torno de 30% deles recebe alta hospitalar sem o diagnóstico e pode evoluir para choque, hipóxia ou óbito, antes mesmo de receber o tratamento.[6]

A triagem de doenças cardíacas pela oximetria de pulso, conhecida como teste do coraçãozinho, foi incorporada ao PNTN, em 2014. Esse procedimento deve ser realizado antes da alta hospitalar, entre 24 e 48 horas de vida e quando observado qualquer resultado anormal ou suspeito, o recém-nascido deve ser encaminhado para realizar ecocardiograma dentro das próximas 24 horas seguintes.[7]

São consideradas cardiopatias congênitas críticas aquelas onde a apresentação clínica é decorrente do fechamento ou da restrição do canal arterial, como: cardiopatias com fluxo pulmonar dependente do canal arterial (atresia pulmonar), cardiopatias com fluxo sistêmico dependente do canal arterial (síndrome de hipoplasia do coração esquerdo, coartação de aorta), cardiopatias com circulação em paralelo (transposição das grandes artérias).[8]

TRIAGEM NEONATAL BIOLÓGICA

O termo triagem tem sua origem no vocábulo francês *triage* que significa seleção e define, em Saúde Pública, a identificação de indivíduos em risco de desenvolver determinada doença em uma população que se beneficiariam com uma investigação adicional. Ressalta-se a necessidade de que sejam realizados exames confirmatórios específicos para se chegar ao diagnóstico e, sobretudo, que um resultado de triagem normal não exclui por completo a possibilidade da presença de doença (falso-negativo), devendo-se sempre, quando houver a suspeita clínica, considerar sinais e sintomas para prosseguir a investigação.

A triagem neonatal biológica, popularmente conhecida como teste do pezinho, não se restringe somente ao exame, mas envolve um conjunto de ações preventivas na detecção de doenças metabólicas, genéticas, enzimáticas e endócrinas assintomáticas ou pouco sintomáticas no período neonatal e que podem ter seu curso natural modificado com a introdução do tratamento ou de outras intervenções em idade oportuna, reduzindo ou evitando morbimortalidade, incluindo sequelas futuras.

A TNN modificou de forma substancial o curso natural das doenças genéticas e metabólicas e expandiu fortemente o conceito de medicina preventiva. Nos 50 anos de história da TNN, dois grandes marcos históricos permitiram essa condição. Em primeira instância, o rastreamento de novas doenças foi sendo desenvolvido, a partir da técnica de coleta de sangue em papel-filtro, para galactosemia, homocistinúria, doença da urina de xarope do bordo (*maple syrup urine disease*, MSUD), hipotireoidismo congênito, hiperplasia adrenal congênita, doenças falciformes, fibrose cística e deficiência de biotinidase.[6,9]

A TNN e a tecnologia laboratorial tiveram grandes avanços com a introdução da focalização isoelétrica e HPLC (*high-performance liquid chromatography*) para as hemoglobinopatias, dos ensaios enzimáticos para a deficiência de biotinidase e galactosemia, da análise molecular do DNA para a fibrose cística e hemoglobinopatias.

Uma nova era surgiu com a tecnologia do *tandem mass spectrometry* (MS/MS), inaugurando o segundo grande marco. O MS/MS trouxe a possibilidade de diagnóstico de dezenas de doenças simultaneamente ao nascimento, modificando o panorama da TNN no mundo todo. Conhecida como TNN expandida ou ampliada, possibilita o diagnóstico dos erros inatos do metabolismo, como os distúrbios do catabolismo e do transporte de aminoácidos, os distúrbios do ciclo da ureia, os distúrbios da betaoxidação dos ácidos graxos e as acidúrias orgânicas.[6,9]

CRITÉRIOS PARA SELEÇÃO DE DOENÇAS PARA A TRIAGEM NEONATAL

Não há consenso universal quanto às doenças que devem ser inclusas nos programas de TNN. Os critérios utilizados são muito debatidos na atualidade, resultando em programas distintos de TNN nos diferentes países.

A maioria dos países europeus considera um número limitado de doenças, enquanto que, nos EUA,[10] com o método MS/MS amplamente difundido, a recomendação é que cada programa de triagem inclua 34 doenças primárias e 26 doenças secundárias no painel de triagem.[11]

Os programas geralmente consideram o impacto da TNN na redução de sequelas e morbimortalidade. Nesse sentido, um estudo realizado no Boston Children's Hospital demonstrou o efeito positivo em longo prazo da TNN expandida. Apenas 2% dos casos detectados pela TNN expandida tiveram resultados mais graves em neurodesenvolvimento comparados aos 42% daqueles diagnosticados clinicamente. No entanto, o benefício observado não é homogêneo para todas as doenças e esse estudo ressalta que, talvez, o maior impacto seja causado pela introdução da análise das mutações genéticas na confirmação do diagnóstico, um instrumento que se tornou possível mais recentemente, e não pela TNN expandida isoladamente.[12]

A Organização Mundial da Saúde recomenda que os critérios definidos por Wilson e Jungner sejam considerados na elaboração dos programas de triagem neonatal e na seleção de doenças (Quadro 2-1).[12]

Quadro 2-1. Critérios de Wilson e Jungner[12]

1. A condição buscada deve ser um importante problema de saúde

2. Deve haver tratamento eficaz para o paciente e a doença ser bem conhecida

3. Devem estar disponíveis instalações para o diagnóstico e o tratamento

4. Deve haver uma fase precoce identificável na doença a ser triada

5. Deve existir um teste ou exame adequado

6. O teste deve ser aceitável pela população

7. A história natural da doença deve ser bem conhecida

8. Deve haver uma política estabelecida sobre quais pacientes tratar

9. O custo da detecção de um caso (incluindo diagnóstico e tratamento dos pacientes diagnosticados) deve ser economicamente equilibrado quanto aos gastos no cuidado integral

10. A pesquisa de casos novos deve ser um processo contínuo

CRITÉRIOS PARA DETERMINAR A IDADE DE COLETA DA AMOSTRA DE SANGUE

À medida que novas doenças vão sendo incorporadas, aumenta-se a dificuldade para a recomendação quanto à idade ideal de coleta da amostra de sangue para a TNN, uma vez que cada doença tem o seu próprio "*screening window*", período em que ocorre a maior chance de diagnóstico da doença antes do aparecimento dos sintomas e de danos permanentes. Algumas doenças, como a doença da urina de xarope do bordo (MSUD), galactosemia e hiperplasia adrenal congênita, têm um "*screening window*" muito curto, ou seja, são doenças em que os analitos anormais estão presentes nos primeiros dias de vida, em que os sintomas surgem até o final da primeira semana, e o óbito pode ocorrer já na segunda semana quando não diagnosticado.[13] Por outro lado, a homocistinúria não será detectada em amostras de sangue coletadas nas primeiras 24 a 48 horas de vida, considerando-se que o analito, comumente utilizado para triagem, a metionina, eleva-se lentamente nas crianças afetadas e pode não estar aumentada por alguns dias até uma semana.[13] Dessa forma, recomenda-se que, após a seleção das doenças que serão rastreadas, a idade ideal de coleta seja determinada considerando-se as características particulares de cada uma quanto ao analito utilizado e as condições que melhor favoreçam o conjunto.

CRITÉRIOS PARA ESTABELECER PONTOS DE CORTE

Os testes de rastreamento separam pessoas que estão aparentemente bem, mas que apresentam uma doença ou um fator de risco para uma doença, daquelas que não os apresentam (Quadro 2-2).

A sensibilidade é definida como a proporção dos indivíduos com a doença que têm o teste positivo para a doença, e a especificidade é definida como a proporção dos indivíduos sem a doença que têm o teste negativo. Um bom teste de rastreamento deve ter alta sensibilidade para não perder os casos de doença e alta especificidade para reduzir o número de indivíduos com resultados falso-positivos que serão investigados posteriormente sem necessidade.[14] No entanto, essa condição nem sempre é possível, dificultando estabelecer os pontos de corte para um determinado teste. Torna-se, portanto, relevante que os pontos de corte dos testes sejam revistos conforme a experiência e o aprimoramento de cada programa.[15-18]

Quadro 2-2. Possibilidades de Resultados de um Teste

		Doença	
		PRESENTE	AUSENTE
Teste	POSITIVO	Verdadeiro-positivo	Falso-positivo
	NEGATIVO	Falso-negativo	Verdadeiro-negativo

PROGRAMA NACIONAL DE TRIAGEM NEONATAL – TNN BIOLÓGICA

O PNTN em cada estado brasileiro está organizado em quatro setores principais sob a coordenação das Secretarias Estaduais de Saúde: 1. redes municipais de postos de coleta situados em maternidades, nas casas de parto, nas Unidades Básicas de Saúde, nas Casas de Saúde do Índio; 2. serviços de Referência em Triagem Neonatal (SRTN) responsáveis pelo credenciamento de postos de coleta em sua área de abrangência e qualificação permanente dos profissionais de saúde responsáveis pela coleta; responsáveis pelos laboratórios especializados no processamento desses exames, pelo sistema de busca ativa para recoleta, reteste, exames confirmatórios, agendamentos de consultas e monitoramento dos casos detectados. Em cada estado brasileiro há um SRTN, com exceção do estado de São Paulo que está contemplado com três SRTNs no presente; 3. rede assistencial complementar, ambulatorial e hospitalar, responsável pelo cuidado integral das crianças diagnosticadas pelo Programa, incluindo tratamento medicamentoso, fórmulas nutricionais específicas etc. amparados por Protocolos Clínicos e Diretrizes Terapêuticas (PCDT) do Ministério da Saúde; 4. tecnologia de informação estabelecendo fluxo de banco de dados entre SRTN, Secretaria Estadual de Saúde e Ministério da Saúde, com monitoramento epidemiológico e de desempenho do Programa em cada estado, acompanhando indicadores, como percentual de cobertura de nascidos vivos, idade de coleta, idade de inserção na rede assistencial etc.[1]

A organização do fluxo de coleta de amostras de sangue requer vigilância e muitos cuidados especiais para o sucesso da TNN. Recomenda-se que a coleta da primeira amostra seja realizada entre o 3º e o 5º dia de vida por causa das especificidades das doenças rastreadas atualmente no país. A amostra de sangue deve ser coletada com técnica e materiais adequados, o cartão com dados cadastrais deve ser preenchido corretamente, a secagem da amostra deve obedecer às recomendações técnicas, os cartões devem ser armazenados e transportados em recipientes fechados, em local fresco e bem ventilado, sem umidade ou contato com água ou qualquer líquido, e o exame deve ser processado prontamente pelos laboratórios especializados.[1]

Cada um desses procedimentos, se executado com eficiência, contribuirá para reduzir o tempo até o diagnóstico, importante indicador de desempenho do programa.

CONDIÇÕES ESPECIAIS PARA SEREM CONSIDERADAS NA INTERPRETAÇÃO DOS RESULTADOS

Algumas situações clínicas influenciam os resultados de exames e devem ser observadas para tomadas de decisão caso a caso (Quadros 2-3 a 2-6).

Quadro 2-3. Condições Maternas que Afetam a Interpretação dos Exames da TNN

Condição materna	Analito afetado	Resulta no RN	Duração da interferência
Hipertireoidismo tratado com PTU	T4 diminuído TSH aumentado	Hipotireoidismo transitório	1 a 2 semanas, período de excreção do medicamento
Uso inadvertido de iodo radioativo (I^{131}) Antes da 8ª semana de gestação Após a 8ª semana de gestação	T4 diminuído TSH aumentado T4 diminuído TSH aumentado	Hipotireoidismo transitório Hipotireoidismo permanente	Duração desconhecida Por toda a vida
Hipotireoidismo bem controlado	Nenhum	Nenhum	Nenhum
Uso de esteroides: prednisona, dexametasona, betametasona	17OHP diminuída ou dentro dos valores de referência	Supressão da função adrenal fetal Falso-negativo para HAC	Desconhecido Depende da classe do esteroide e da dose
Hiperplasia Adrenal Congênita	17OHP aumentada	Falso-positivo para HAC	Desconhecido Estimado 3-7 dias
Fenilcetonúria ou hiperfenilalaninemia sem controle	FAL aumentada; FAL/Tir dentro valores de referência Falso-positivo PKU	Hiperfenilalaninemia transitória	Entre 12 e 24 horas, caso a criança não tenha PKU
Esteatose hepática gestacional ou síndrome HELLP*	Acilcarnitinas aumentadas	Positivo-verdadeiro	Desconhecido
Deficiência de vitamina B12	Propionil carnitina aumentada	Falso-positivo	Duração depende do tratamento com vitamina B12
Deficiência de carnitina	Carnitina diminuída	Falso-positivo	Desconhecido
Nutrição parenteral	Múltiplos aminoácidos e ácidos graxos aumentados	Falso-positivo	Entre 48 e 72 horas após término da nutrição parenteral
Transfusão de hemácias	Galactose-1-fosfato-uridil-transferase (GALT) normal em criança com galactosemia	Falso-negativo	120 dias após a última transfusão

Fonte: Clinical and Laboratory Standards Institute, 2009.[13]
RN, recém-nascido; PTU, propiltiouracil; HAC, hiperplasia adrenal congênita, FAL, fenilalanina; FAL/Tir, razão fenilalanina/tirosina; PKU, fenilcetonúria.
*Recém-nascidos filhos de mães com esteatose hepática gestacional ou Síndrome HELLP devem ser amplamente investigados, considerando-se o risco estimado entre 20 a 30% de terem defeitos de betaoxidação de ácidos graxos de cadeia longa do tipo hidroxiacil.

Quadro 2-4. Condições do Recém-Nascido que Afetam a Triagem Neonatal

Condição do recém-nascido	Efeito na triagem neonatal	Duração da interferência
Imaturidade do eixo hipotálamo-hipófise-tireoide	T4 diminuído, TSH normal Falso-negativo para hipotireoidismo congênito	Até 6 semanas
Hipotiroxinemia da prematuridade	T4 baixo, TSH normal seguido de elevação Hipotireoidismo transitório	Até 6 semanas
Imaturidade das enzimas hepáticas	Elevação transitória da tirosina, metionina, fenilalanina, galactose	Poucas semanas
Deficiência de iodo	T4 diminuído, TSH aumentado Hipotireoidismo transitório	Até suplementação
Doença aguda	T4 diminuído, TSH aumentado Hipotireoidismo transitório IRT aumentado	Até a recuperação
Hipóxia	IRT aumentado	Até a recuperação
Doença envolvendo fígado	Tirosina, metionina, fenilalanina, galactose aumentadas, eventualmente Acilcarnitinas e IRT aumentados	Até a recuperação
Imaturidade renal	17OHP e aminoácidos aumentados	Até a recuperação
Prematuridade	Biotinidase diminuída inversamente proporcional à idade gestacional	Até completar as 40 semanas gestacionais

Fonte: Clinical and Laboratory Standards Institute, 2009.[13]

Quadro 2-5. Procedimentos e Tratamentos que Podem Afetar os Resultados da Triagem Neonatal de Recém-Nascidos

Tratamento	Efeito na TNN	Duração do Efeito
Nutrição parenteral	Elevação de múltiplos aminoácidos	4 a 24 horas após a descontinuação
Suplementação com carnitina	Elevação das acilcarnitinas pode mascarar os distúrbios de transporte da carnitina	Durante suplementação e semanas subsequentes
Transfusão de hemácias (pré e pós-natal)	Pode resultar falso-negativos para hemoglobinopatias e galactosemia	120 dias após a última transfusão
Suporte vital extracorpóreo	O suporte vital extracorpóreo invalida os resultados de TNN para todos os analitos	Durante a utilização do suporte vital extracorpóreo todos os resultados da TNN ficam inválidos
Dopamina	Falso-negativo para HC por supressão de TSH	Até a interrupção do uso do medicamento
Esteroides	Falso-negativo para HC por supressão de TSH e de T4L Falso-negativo para HAC por supressão de 17OHP	Desconhecido; depende da classe e da dose do esteroide
Exposição ao iodo com povidine ou preparados iodados	HC transitório, TSH aumentado, T4L diminuído	Com descontinuação da exposição tópica, a interferência pode cessar em 2 a 6 semanas dependendo da dose absorvida

Fonte: Clinical and Laboratory Standards Institute, 2009.[13]
HC, hipotireoidismo congênito; HAC, hiperplasia adrenal congênita.

Quadro 2-6. Fatores que Podem Influenciar no Resultado da TNN

Doença	Screening window	Fatores
Hipotireoidismo congênito	12 a 72 horas e 2 a 6 semanas para a segunda amostra	Falso-positivo • Redução fisiológica de T4 com TSH normal por imaturidade do eixo hipotálamo-hipófise-tireoide na prematuridade • Aumento fisiológico do TSH nas primeiras 12-24 horas de vida em todos RNs em resposta vida extrauterina • Uso tópico de iodo na criança ou no seio materno pode suprimir T4 transitoriamente Falso-negativo • Elevação tardia de TSH em crianças afetadas e prematuros Prematuridade com elevação tardia de TSH, uso de suporte vital extracorpóreo
Fenilcetonúria e outras aminoacidopatias		Falso-positivo • Nutrição parenteral, doenças do fígado e imaturidade das enzimas do fígado Falso-negativo • Coleta precoce em poucas horas pós-transfusão ou uso de suporte vital extracorpóreo
Doenças falciformes, betatalassemia, doença da hemoglobina C	Nascimento a 72 horas de vida	Falso-positivo • Alguma variante com significância clínica incerta pode ser encontrada Falso-negativo • Transfusão de hemácias • Suporte vital extracorpóreo • Nem todas as hemoglobinas anômalas podem ser identificadas
Fibrose cística	1 a 7 dias de vida	Falso-positivo • Hipóxia, estresse fisiológico ou respiratório, hipoglicemia • Trissomias 13, 18 e 21, disfunção renal • Heterozigoto para fibrose cística Falso-negativo • Insuficiência pancreática em RN com fibrose cística • Íleo meconial • Formas tardias da fibrose cística
Hiperplasia adrenal congênita	12 a 48 horas e 2 a 4 semanas para segunda amostra	Falso-positivo • Estresse, prematuridade, baixo peso ao nascimento, coleta precoce Falso-negativo • Tratamento materno com esteroides para prevenção de parto prematuro • RN em uso de dexametasona
Deficiência de biotinidase	Nascimento a 72 horas de vida	Falso-positivo • Prematuridade, icterícia Falso-negativo • A enzima é encontrada no soro, portanto transfusão de plasma ou de outros produtos pode afetar os níveis de biotinidase de forma transitória

Fonte: Clinical and Laboratory Standards Institute, 2009.[13]

CONCLUSÕES

A triste constatação de que o PNTN nem sempre está implantado adequadamente em todos estados brasileiros deve ser revisto com seriedade por todos profissionais que atuam em cada etapa do processo, uma vez que se trata de um programa bem estabelecido legalmente e com políticas públicas abrangentes. Temos de trabalhar com firmeza para que a falta de fiscalização ou de auditoria mais efetiva não influencie com tamanho impacto sobre a TNN em cada estado e para que uma criança não seja penalizada com assistências diferentes de acordo com o seu local de nascimento.

O pediatra tem papel fundamental durante as consultas de puericultura quanto à verificação da coleta do teste do pezinho e dos resultados de todos os procedimentos pertinentes para otimização desse programa tão importante.

Enfim, conseguiremos alcançar a visão de saúde como completo bem-estar biopsicossocial para todos os nascidos vivos de nosso país?

REFERÊNCIAS BIBLIOGRÁFICAS

1. Brasil. Ministério da Saúde. Portaria GM/MS nº 822/GM de 06 de junho de 2001. Institui no âmbito do Sistema Único de Saúde o Programa Nacional de Triagem Neonatal.
2. Lei Federal nº 12.303 de 2 de agosto de 2010 que tornou obrigatória a realização gratuita do exame de emissões otoacústicas evocadas em todos os hospitais e maternidades.
3. Winston-Gerson R, Ditty KM. Newborn Hearing Screening. The NCHAM e-book, chapter 2. National Center for Hearing Assessment & Management, Utah State University.
4. Wren C, Reinhardt Z, Khawaja K. Twenty-year trends in diagnosis of life-threatening neonatal cardiovascular malformations. *Arch Dis Child Fetal Neonatal Ed* 2008;93:F33-5.
5. Mellander M, Sunnegardh J. Failure to diagnose critical heart malformations in newborns before discharge—an increasing problem? *Acta Paediatr* 2006;95:407-13.
6. Landau YE, Lichter U, Levy HL. 2014 Genomics in Newborn Screening. *J Pediatr* 2014;16414-19.
7. Brasil. Ministério da Saúde. Portaria NO20 de 10 de junho de 2014.
8. de-Wahl Granelli A, Wennergren M, Sanderberg K et al. Impact of pulse oximetry screening on the detection of duct dependent congenital heart disease: a Swedish prospective screening study in 39821 newborns. *BMJ* 2009;338:3037.
9. Landau YE, Waisbren SE, Chan LMA, Levy HL. Long-term outcome of expanded newborn screening at Boston children's hospital: benefits and challenges in defining true disease. *J Inherit Metab Dis* 2017;40:209-218.
10. Hoffmann GF, Lindner M, Loeber JG. 50 years of newborn screening. *J Inherit Metab Dis* 2014;37:163-4.
11. Advisory Committee on Heritable Disorders in Newborns and children (ACHDNC). Recommended uniform screening panel. 2016. Disponível em https://www.hrsa.gov/advisory-committees/heritable disorders/rusp/index.html Acesso em 30/09/2017.
12. Wilson JM, Jungner YG. Principles and practice of mass screening for disease. *Bol Oficina Sanit Panam* 1968;65(4):281-393.
13. Clinical an Laboratory Standards Institute: Newborn Screening for Preterm, Low Birth Weight and Sick Newborns. Approved Guidelines – I/LA31-A, (2009) v,29, n.24.
14. Fletcher RH, Fletcher SW, Wagner EH. Epidemiologia clínica: elementos essenciais. 2003, 3ª Ed, Porto Alegre: Artmed.
15. Corbetta C, Weber G, Cortinovis F et al. A 7-year experience with low blood TSH cutoff levels for neonatal screening reveals an unsuspected frequency of congenital hypothyroidism. *Clin Endocrinol* 2009;71:739-743.

16. Christensen FC, Mendes-dos-Santos CT, Goto MMF *et al.* Neonatal screening: 9% of children with filter paper thyroid-stimulating hormone levels between 5 and 10 µIU/ml have congenital hypothyroidism. *J Ped* 2017;93(6): 649-654.
17. Farrell PM, White TB, Ren CL *et al.* Diagnosis of Cystic Fibrosis: Consensus Guidelines from the Cystic Fibrosis Foundation. *J Pediatr* 2017;181S:S4-15.
18. Brasil, Secretaria de Estado da Saúde. Resolução SS n° 73 de 29 de julho de 2015. Protocolo Clínico de Diretrizes Terapêuticas e de Diagnóstico Laboratorial da Fibrose Cística do Estado de São Paulo.

FENILCETONÚRIA

CAPÍTULO 3

Paula R. Vargas

A fenilcetonúria (FNC) tem um papel significativo na história dos Erros Inatos do Metabolismo (EIM) pois foi o primeiro deles a ser identificado por um programa de triagem populacional, inaugurando desta forma uma nova era no diagnóstico e no tratamento das doenças genéticas.

A doença é geralmente chamada de fenilcetonúria em razão do acúmulo de fenilcetonas na urina de indivíduos afetados e se caracteriza pela deficiência da enzima hepática fenilalanina hidroxilase (FAL-OH). Esta deficiência enzimática apresenta um amplo espectro de severidade, e diversas classificações são propostas para auxiliar no manuseio clínico: pacientes com deficiência completa apresentam as formas clínicas mais severas, e seus níveis de fenilalanina (FAL) sanguíneos são tipicamente mais elevados.

No Capítulo atual, será feita uma descrição de vários aspectos da doença, como dados históricos, contexto epidemiológico global, análise genética, fisiopatogenia, quadro clínico, alternativas terapêuticas e o forte impacto socioeconômico-cultural advindo de seu diagnóstico precoce. E, diante da publicação recente das Recomendações para Fenilcetonúria para os Estados Unidos (EUA/2014)[1] e para os países da União Europeia (UE/2017),[2] apontar-se-ão as semelhanças e diferenças entre ambos, nos itens relacionados com o diagnóstico, classificação, tratamento e acompanhamento dos pacientes, fornecendo elementos para a discussão e a futura construção das Recomendações para Boas Práticas de Atendimento à Fenilcetonúria no Brasil.

UM POUCO DE HISTÓRIA

A descoberta da FNC se deve à tenacidade de uma jovem mãe norueguesa com dois filhos pequenos (Liv e Dag), que desenvolveram diferentes graus de retardo mental, apesar de haverem nascido perfeitamente normais. A menina Liv, que tinha 6 anos de idade, não conseguia falar mais do que algumas palavras, e o menino Dag não conseguia comer, beber, conversar ou até andar sozinho. Quando Dag tinha um ano de idade, a mãe notou um cheiro estranho na urina do menino e observou o mesmo em sua filha. Em 1934, depois de algum tempo buscando respostas, encontrou o médico e bioquímico norueguês, Dr. Ivar Asbjørn Følling (1888-1973), que, ao realizar testes com a urina das crianças, detectou alta concentração de ácido fenilpirúvico.[3] Descreveu assim um quadro que denominou *imbecillitas phenylpyrouvica*. Følling será para sempre lembrado como o homem que descobriu a doença FNC e como um "pai" do primeiro teste da FNC.

No entanto, levou quase 20 anos após a descoberta do Dr. Følling para que se chegasse ao tratamento do transtorno metabólico da FNC. O pediatra alemão, Horst Bickel (1918-2000), trabalhando com colegas em Birmingham (UK), desenvolveu uma dieta com baixo teor de fenilalanina para o primeiro tratamento da FNC.[4] A dieta restrita em FAL foi desenvolvida, mantendo este aminoácido em quantidade reduzida, para que o crescimento e desenvolvimento dos pacientes ocorressem de forma normal. A dieta melhorava o comportamento daqueles que já tinham a doença e, acreditava-se que preveniria o retardo mental, se fosse iniciada antes de a lesão neurológica ser estabelecida. Todavia, a detecção precoce ainda era um grande problema que precisava ser resolvido.

Finalmente na década de 1960, o americano Robert Guthrie (1916-1995), médico com doutorado em bacteriologia, desenvolveu uma técnica diagnóstica de baixo custo e de fácil execução, que permitiu que a triagem neonatal populacional da FNC se tornasse universal. Guthrie trabalhava para reduzir índices de retardo mental, uma vez que possuía familiares com esta deficiência – a importância de sua técnica tornou-se clara quando os pesquisadores demonstraram que os efeitos destrutivos da FNC, em especial o retardo mental, poderiam ser interrompidos pela introdução precoce do tratamento. Uma picada no calcanhar do bebê e um pedaço de papel de filtro impregnado de sangue revolucionaram a história das doenças genéticas. "Foi uma ideia muito simples, como inventar um alfinete de segurança, mas tornou possível o teste de todos os recém-nascidos antes de deixar a maternidade", disse ele, em 1990.[5] A análise de amostras de sangue seco coletadas em discos de papel de filtro (Técnica de Guthrie) levou à detecção precoce e tratamento da FNC e de várias outras doenças em recém-nascidos, facilitando a prevenção dos efeitos clínicos causados pelas mesmas.

EPIDEMIOLOGIA DA DOENÇA

A prevalência da FNC mostra considerável variação geográfica de acordo com a origem étnica da população estudada (Quadro 3-1).[6] Estima-se que seja 1/10.000 nascidos vivos em média na Europa, mais prevalente em alguns países (Irlanda e Escócia). A prevalência é particularmente alta na Turquia (1/4.000 nascidos vivos) e outros países árabes, onde predominam casamentos consanguíneos. A doença é muito mais rara nas populações finlandesa, africana e japonesa.

Na América Latina a triagem neonatal para FNC é variável, começando em meados dos anos 1970 em poucos países, recentemente em outros e, infelizmente ainda não realizada em certos países. No geral, menos de 30% dos 11,2 milhões de neonatos nascidos anualmente na América Latina são testados para FNC[7] – o que nos permite inferir que a incidência média da doença seja de 1/21.000 nascimentos (variação entre 1/12.473 e 1/51.989). Em muitos dos países latinos, os problemas econômicos e outros problemas mais prementes de saúde se sobrepõem à implantação de programas universais de triagem neonatal. Os dados brasileiros estão incluídos nesta referência, mas podem ser mais bem analisados nas informações contidas no Capítulo 1 – Evolução Histórica da Triagem Neonatal no Brasil.

GENÉTICA

A deficiência da enzima FAL-OH ocorre por um distúrbio de herança autossômica recessiva, em um gene localizado no cromossomo 12 (12q23.1) – consistindo em 13 éxons e 12 introns, cobrindo um total de 100 kb de dados genéticos. Desde o mapeamento do gene realizado, em 1980, por WOO, mais de 1.000 mutações variantes (conforme BIOPKU, banco de dados específico do *locus* FAL-OH, com genótipos de todos os pacientes do mundo) são conhecidas atualmente por estarem associadas à deficiência da enzima.[8] A maioria das variantes (60%) é do tipo *missense*, geralmente resultando em erro de dobramento de proteínas (*folding*), aumento do *turnover* proteico e/ou redução da atividade enzimática.[4]

Quadro 3-1. Incidência da FNC em Diferentes Populações

Regiões	Países	Incidência
Ásia	China	1:17.000
	Coreia	1:41.000
	Japão	1:125.000
Europa	Irlanda	1:4.500
	Escócia	1:5.300
	Dinamarca	1:12.000
	França	1:13.500
	Itália	1:17.000
	Finlândia	1:200.000
América do Norte	EUA (Caucasianos)	1:10.000
	EUA (Afrodescendentes)	1:50.000
	Canadá	1:22.000
Oriente Médio	Irã	1:4.800
	Turquia	1:4.000
Oceania	Austrália	1:10.000

Adaptado de Ashraf El-Metwally et al.[6]

A genotipagem do paciente não é essencial para o diagnóstico de FNC, mas o genótipo pode determinar o grau de disfunção proteica, a atividade residual da enzima e, consequentemente, o fenótipo metabólico.[1] Embora as correlações genótipo-fenótipo sejam imperfeitas, o genótipo é definitivamente o melhor fator preditivo clínico da severidade da deficiência da enzima FAL-OH. Ele pode permitir a predição dos fenótipos bioquímicos e metabólicos dos pacientes, o que pode ser útil para o manejo da doença em recém-nascidos. Além disso, pelo menos em algum grau, a capacidade de resposta a novas alternativas terapêuticas (como a Sapropterina) pode ser prevista ou excluída dependendo do genótipo do paciente.

FISIOPATOGENIA DA NEUROTOXICIDADE

Em decorrência das mutações no gene que codifica a enzima FAL-OH, o aminoácido essencial FAL não pode ser hidroxilado em tirosina (TIR), e suas concentrações em sangue e tecidos aumentam. A lesão neurológica da FNC é secundária a: 1. concentrações aumentadas de FAL; 2. concentrações reduzidas de outros aminoácidos neutros de cadeia longa (ditos LNAA) – especialmente triptofano (TRP) e TIR – dentro do sistema nervoso central (SNC); 3. deficiência dos neurotransmissores dopamina e serotonina; 4. redução da síntese proteica; 5. alterações na morfologia cerebral (substâncias cinzenta e branca – especialmente desmielinização) – (Fig. 3-1).[2]

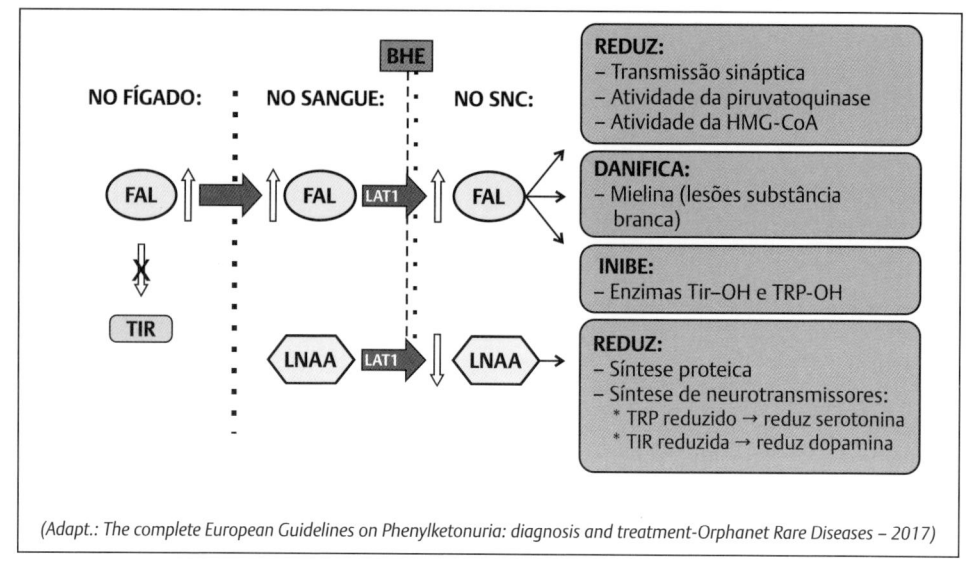

Fig. 3-1. Fisiopatologia da FNC: resumo dos possíveis mecanismos de comprometimento neurocognitivo decorrente de FAL elevada. BHE, Barreira hematoencefálica; LNAA, aminoácidos neutros de cadeia longa; LAT1, transportador de aminácidos na BHE.

A diminuição dos neurotransmissores pode estar relacionada tanto com o efeito da alta concentração de FAL no transporte de aminoácidos (TIR e TRP) pela barreira hematoencefálica (BHE) quanto com uma menor função das enzimas envolvidas (TIR-hidroxilase e TRP-hidroxilase) na síntese dos mesmos.

Além disso, a presença excessiva de FAL e seus metabólitos tóxicos no SNC altera o metabolismo de lipídios, cálcio e glicose, e afeta enzimas antioxidantes (estresse oxidativo).[9] O resultado deste desequilíbrio metabólico é o dano morfológico tanto em substância branca (hipomielinização e gliose astrocítica; desmielinização com *status spongiosus*; degeneração progressiva da substância branca), quanto no córtex cerebral (redução da substância cinzenta, especialmente posterior; interrupção da migração de neurônios e desenvolvimento cortical retardado). Culturas de hipocampo (*in vitro*) de modelos animais de FNC expostos a altas concentrações de FAL demonstraram: alterações da densidade sináptica e comprimento de dendritos, além da redução da arborização dendrítica cortical. Ilustrando a magnitude destes efeitos nocivos, é possível observar, em modelos animais de FNC, uma redução de até 80% de volume cerebral normal.[10]

Adicionalmente, o excesso de fenilalanina no SNC também promove a formação de fibrilas de FAL, de forma dose-dependente, no córtex parietal – achado similar aos depósitos amiloides de doença de Parkinson ou Alzheimer. Estas fibrilas aderem-se às membranas lipídicas e induzem à citotoxicidade e morte celular (apoptose).[11] Além de configurar uma teoria amiloide na neurotoxicidade da FNC, este achado pode representar a chance de novas perspectivas de tratamento farmacológico, à semelhança das doenças neurodegenerativas supracitadas.

As lesões neurotóxicas parecem ocorrer não somente em pacientes não tratados (FAL muito elevada), assim como quando as concentrações de FAL no sangue estão na faixa esperada para a fenilcetonúria tratada precocemente. Assim, se considerarem o conjunto de elementos fisiopatológicos supracitados e a demonstração de lesões neurológicas, mesmo em pacientes precocemente tratados, o conceito atual é o da fisiopatogênese multidirecional da neurotoxicidade na fenilcetonúria.

QUADRO CLÍNICO

Felizmente, nos dias atuais, as manifestações clínicas da fenilcetonúria clássica são raramente observadas nos países onde a triagem neonatal (TN) é uma realidade efetiva, uma vez que permitiu a detecção precoce e o sucesso do tratamento com dieta pobre em fenilalanina.

O bebê fenilcetonúrico nasce com fenótipo normal, sem quadro clínico, pois ainda não houve exposição às proteínas contidas na sua ingesta alimentar. Porém, com alguns dias de vida, algumas crianças podem apresentar choro fácil e irritabilidade (referido às vezes como facilidade para cólicas), eczema e odor característico na urina.

Em pacientes onde o diagnóstico é feito por quadro clínico (pacientes com diagnóstico tardio, sem triagem neonatal) observam-se classicamente graus variados de deficiência mental. Podem apresentar também episódios convulsivos (refratários), sintomas de autismo, distúrbios psiquiátricos (hiperatividade, atitudes destrutivas, auto e heteroagressão, depressão e fobias), dificuldade de linguagem, além de outros achados neurológicos, como tremores e alterações de movimento.

Pacientes com início precoce de tratamento e que perdem o bom controle metabólico durante a infância ou vida adulta podem apresentar manifestações neuropsiquiátricas reversíveis ou irreversíveis. Recentemente tem sido demonstrado que eles podem apresentar: déficits cognitivos (níveis de quociente intelectual [QI] 5 a 7 pontos inferior a seus irmãos normais),[12] alterações em funções executivas, velocidade de processamento lenta, redução do tempo de reação e atenção sustentada, ou mesmo, distúrbios psicológicos-psiquiátricos, como fobias, ataques de pânico, hiperatividade, déficit de atenção e flutuações de humor.

Alterações nos lobos pré-frontais e frontais, decorrentes da depleção de dopamina, ocasionam alterações nos comportamentos social e emocional dos pacientes e nas suas funções executivas (que representam o grupo de habilidades cognitivas necessárias para controlar e regular nossos pensamentos, emoções e ações para que possamos atingir um determinado objetivo). São elas:[12] (a) planejamento de ações; (b) memória operacional; (c) atenção sustentada/alternada; (d) raciocínio; (e) abstração; (f) flexibilidade mental; (g) controle inibitório.

Por causa da melhora proporcionada pelo diagnóstico precoce da triagem neonatal nos últimos anos, a expectativa de vida dos pacientes fenilcetonúricos tem aumentado. Nos pacientes adultos com FNC de diagnóstico precoce, a deterioração da inteligência não parece agravar após a adolescência, porém problemas psiquiátricos e/ou funções executivas deficitárias frequentemente surgem, trazendo-lhes uma pior qualidade de vida apesar da instituição do tratamento precocemente.

A gestação também é um problema especial para mulheres com hiperfenilalaninemia: níveis elevados de FAL são tóxicos ao cérebro do feto em formação, além de outros efeitos teratogênicos, caracterizando a chamada síndrome da FNC materna. Os fetos assim expostos sofrem efeitos físicos e cognitivos, como microcefalia, crescimento fetal reduzido, defeitos cardíacos congênitos, desvios fenotípicos faciais, retardo de crescimento intrauterino (RCIU) e rebaixamento intelectual.[13] A microcefalia é o sinal físico mais frequente (5-18% quando houver bom controle da FAL somente a partir da 10ª semana de gestação, aumentando para 67% se não houver controle em torno da 30ª semana de gestação). Portanto, salienta-se que a observação de microcefalia em recém-nascidos deve ser sempre um sinal de alerta para pesquisar o diagnóstico de fenilcetonúria nas mães.

Na FNC materna, a deficiência intelectual é o achado mais consistente de todos, ocorrendo em mais de 90% das crianças que nascem de mulheres que não apresentam bom controle da FAL na gestação – existe uma correlação linear entre os níveis de FAL e a piora da deficiência mental nos filhos.[14]

Para a prevenção da síndrome da FNC materna, não somente os níveis de FAL sanguíneos devem ser idealmente controlados desde o período pré-conceptivo e durante toda a gestação, como também deve ocorrer uma orientação dietética cuidadosa e adequada – ingestão insuficiente de proteínas e deficiência de vitamina B12 ocasionam efeitos teratogênicos.[13]

DIAGNÓSTICO DA DOENÇA

Tanto as recomendações para os EUA,[1] quanto às publicadas para os países da UE[2] concordam que o diagnóstico da doença deve ser feito pela triagem neonatal. A TN para fenilcetonúria deve ser mandatória e universal e realizada em todos os territórios, mesmo naqueles em que se acredita que não exista alta prevalência da doença (as migrações populacionais são assim consideradas).

Independente da metodologia laboratorial utilizada, a recomendação é de que um programa de triagem neonatal integral ocorra contando com quatro elementos obrigatórios: 1. rede de coleta acessível com cobertura de 100% dos recém-nascidos, idealmente entre 3-5 dias de vida; 2. laboratório qualificado em TN; 3. sistema de busca ativa ágil dos pacientes selecionados; 4. serviço de referência multidisciplinar especializado em triagem neonatal, com conhecimento e experiência nos procedimentos diagnósticos e estratégias de tratamento precoce, para encaminhamento dos bebês positivos ao laboratório, seu acolhimento e orientação às famílias. No Brasil, todos estes elementos foram implantados no SUS em 2001, com o Programa Nacional de Triagem Nacional de Triagem Neonatal (PNTN),[15] garantindo, desta forma, a integralidade do diagnóstico aos pacientes fenilcetonúricos.

Atualmente, muitos países desenvolvidos da Europa e América do Norte utilizam a Espectometria de Massas em Tandem (MS/MS) como metodologia de TN para fenilcetonúria – nestes países, a coleta do papel filtro é idealmente realizada entre 24 e 72 horas após o nascimento. Em países como o Brasil, onde as metodologias laboratoriais da TN são outras, devemos aguardar pelo menos completar 48 h de vida, para que o aporte proteico da dieta ao recém-nascido seja suficiente.

A recomendação europeia afirma que, independente da metodologia escolhida para o diagnóstico, deve ocorrer otimização dos procedimentos:[2] (a) da TN a partir do momento da coleta de sangue, (b) do método escolhido para diagnosticar os níveis elevados de FAL no sangue do bebê; (c) do encaminhamento dos casos selecionados, e que a definição desses procedimentos depende da organização do sistema de saúde de cada país. Afirma também que a questão mais importante é que todas as crianças com um resultado de TN positivo devam ser encaminhadas a um serviço especializado, conforme descrito anteriormente.

A recomendação norte-americana diz que, embora cada laboratório tenha estabelecido seu próprio padrão de corte (*cut-off*),[1] a revisão nos diferentes serviços dos EUA aponta para um nível médio de dosagem de FAL de 130 µmol/L (ou 2 mg/dL) e uma razão FAL:TIR superior a 3. Quando os níveis são superiores a isto, desencadeiam-se novas avaliações, incluindo testes para identificar defeitos da BH4. De preferência dosar FAL, demais aminoácidos e razão FAL:TIR – normalmente as dosagens de FAL subsequentes estão superiores à primeira amostra coletada.

No Brasil, o PNTN (2001) define que o valor de referência da TN para a definição de hiperfenilalaninemia na população normal (*cut-off*) é de FAL superior a 4 mg/dL e que o diagnóstico de fenilcetonúria é feito pela dosagem de FAL com valores superiores a 10 mg/dL em pelo menos duas amostras laboratoriais distintas do mesmo paciente.[15] Diante das novas evidências publicadas recentemente na literatura, sugere-se reavaliar novos padrões de corte para o PNTN/MS.

Para descartar a interpretação de resultados falso-positivos de FNC na triagem neonatal, vale salientar as situações de diagnóstico diferencial das hiperfenilalaninemias, como erro alimentar com excessiva ingestão proteica natural (uso de leite de vaca, por exemplo); situações de prematuridade, de muito baixo peso ao nascimento e da presença de outras morbidades agudas no período neonatal; defeitos no metabolismo da BH4; além da presença de doença hepática associada.

O PNTN sugere que, para descartar as formas variantes de fenilcetonúria, os cofatores da biopterina (BH4) devem ser também determinados – porém infelizmente até hoje estas análises não são realizadas no Brasil. De qualquer forma, salienta-se que a avaliação de alterações da BH4 deva ser considerada em qualquer recém-nascido ou lactente com problemas neurológicos de origem desconhecida – mesmo naqueles sem aumento de FAL ou TN negativa para Fenilcetonúria.[1,2]

Finalmente, indivíduos que não realizaram triagem neonatal e que apresentam atraso cognitivo ou outros sintomas relacionados com fenilcetonúria devem ter aminoácidos plasmáticos analisados.

CLASSIFICAÇÃO DAS HIPERFENILALANINEMIAS

Classicamente no Brasil, desde o lançamento do PNTN reconhecíamos o conceito da existência de três formas de apresentação metabólicas da doença, classificadas de acordo com o percentual inferido de atividade enzimática, conforme os níveis observados de FAL na triagem neonatal (Quadro 3-2):[15,16]

- Fenilcetonúria clássica: quando a atividade da enzima FAL-OH é praticamente inexistente (atividade inferior a 1%) e, consequentemente, os níveis encontrados de FAL maiores que 20 mg/dL.
- Fenilcetonúria leve: quando a atividade da FAL-OH é de 1 a 3% e os níveis de FAL entre 10 a 20 mg/dL.
- Hiperfenilalaninemia transitória ou permanente: quando a atividade da FAL-OH é superior a 3%, os níveis de fenilalanina encontram-se entre 4 e 10 mg/dL, e não deve ser instituída qualquer terapia aos pacientes, pois é considerada uma situação benigna, não ocasionando qualquer sintomatologia clínica.

Quadro 3-2. Classificação das Deficiências da Fenilalanina Hidroxilase Segundo a Atividade Enzimática

	Atividade enzimática	FAL sanguínea	Tratamento
FNC clássica	< 1%	> 20 mg/dL	Sim
FNC leve	1-3%	10-20 mg/dL	Sim
Hiperfenilalaninemia permanente	> 3%	< 10 mg/dL	Não

Adaptado de TREFZ et al., 1985.[16]

Há muitos anos, diversas classificações vêm sendo propostas para auxiliar no manuseio clínico da doença, utilizando critérios como níveis de FAL pré-tratamento, níveis de tolerância à FAL para manter níveis adequados de tratamento, ou mesmo utilizando níveis de sobrecarga de FAL, porém nunca houve consenso sobre a melhor forma de definir os grupos de pacientes.[2] Esses critérios não são de grande valia, uma vez que existe uma grande variedade de pontos de corte laboratoriais e diferentes tempos da triagem neonatal (havendo a possibilidade de que os pacientes iniciem o tratamento antes mesmo de alcançar suas concentrações máximas de FAL). Além disso, a tolerância à FAL é difícil de determinar em razão das condições não padronizadas e discrepâncias entre a ingestão prescrita e a ingestão real de fenilalanina.

Nos EUA, no ano de 2000, o consenso publicado do NIH categorizou todos os pacientes com valores de diagnóstico acima do valor considerado como normal como portadores de hiperfenilalaninemia.[17] A recomendação americana atual recomenda uma unificação de nomenclaturas, e refere-se ao espectro da deficiência de FAL-OH (não especificamente observando os níveis de FAL sanguíneas), embora seja reconhecido que as formas mais severas sejam realmente as classificadas como PKU Clássicas.[1]

Os especialistas europeus em sua recomendação recentemente publicada optaram por uma classificação simplificada, dividindo os pacientes em dois grandes grupos:[2] Grupo 1 (pacientes sem necessidade de tratamento: nível FAL inferior a 360 µmol/L ou 6 mg/dL, que ficam sem tratamento, mas devem ser mantidos com monitorização frequente no 1º ano de vida, para garantir que níveis de FAL se mantenham abaixo disto) e Grupo 2 (pacientes que recebem tratamento – dieta/medicamento/ambos).

No Brasil, as recomendações publicadas pelo MS-PNTN, em 2016, ainda seguem com os mesmos critérios descritos anteriormente e publicados, em 2002.[18] Com as novas evidências publicadas, tanto no consenso americano como no europeu, e seguindo a sugestão referente aos padrões de diagnóstico laboratorial da doença, faz-se necessário reavaliar a classificação vigente da FNC no PNTN.

MANEJO TERAPÊUTICO

Há mais de meio século, um grande diferencial de FNC em relação a inúmeras outras doenças genéticas é a possibilidade de realizar um tratamento que altera positivamente a história natural da doença. Por causa da implantação dos programas de TN e da instituição terapêutica precoce, logo após o nascimento, os fenilcetonúricos têm a possibilidade de colocar-se dentro da faixa normal de capacidade da população em geral, atingem padrões educacionais mais ou menos esperados e levam uma vida independente como adultos.

Em geral, o tratamento utilizado é exclusivamente dietético (a composição da dieta da FNC mudou muito pouco desde que foi instituída nos anos 1950), consistindo na exclusão de alimentos ricos em proteína. Combina-se a restrição proteica dietética com a utilização de substituto proteico isento/restrito em FAL (geralmente misturas de aminoácidos ou hidrolisados de proteínas) que oferecem um mínimo necessário de FAL com a adição dos demais aminoácidos essenciais para permitir crescimento e desenvolvimento normais.

Estas fórmulas de aminoácidos (FA) são consideradas como medicamentos e devem conter as quantidades recomendadas de vitaminas e sais minerais adequadas à faixa etária do paciente, ou seja, devem seguir as recomendações vigentes para cada elemento. São recomendadas para todos os pacientes, em todas as idades, sendo que a quantidade e qualidade (tipo de fórmula) variam conforme a idade e peso dos fenilcetonúricos.[2]

Numa dieta onde haja restrição de proteínas e FAL, surgem alguns limitantes do crescimento normal e das condições de saúde do indivíduo. Por este motivo, a utilização de alimentos com baixos teores de proteínas (como forma de suplementar proteínas, calorias e outros nutrientes) é necessária. Estes alimentos, conhecidos como "*medical foods*", são da mesma forma que as FA, considerados como medicamentos necessários aos pacientes e devem ser fornecidos como tal.

Existe um consenso entre europeus e americanos de que o tratamento deva iniciar o mais precocemente possível, de preferência na primeira semana de vida,[1,2] visando à redução dos níveis plasmáticos de FAL o quanto antes. Os europeus propõem alterações nos programas de TN em alguns de seus países para que o limite de início de tratamento seja idealmente realizado antes de 10 dias de vida. Calcula-se, então, uma intervenção dietética com baixos teores de FAL, mas, dependendo dos valores iniciais, pode-se deixar inclusive numa dieta inicial com isenção de FAL. A amamentação pode ser mantida desde que associada a uso de fórmulas de aminoácidos (FA).

Há unanimidade na literatura de que pacientes com concentrações sanguíneas de FAL no sangue (sem tratamento) superiores a 600 µmol/L (10 mg/dL) devem ser tratados e que, quando estes valores estiverem entre 360-600 µmol/L (6-10 mg/dL), os pacientes devem ser somente monitorizados cuidadosamente até 12 anos de idade. As evidências sobre a evolução clínica dos pacientes 360-600 µmol/L ainda são conflitantes, porém havendo um risco cognitivo potencial, os pacientes devem iniciar o tratamento.[1] Quando os valores estiverem entre 120-360 µmol/L (2-6 mg/dL) não deve haver tratamento, apenas monitorização atenta até pelo menos dois anos de idade, e posterior tomada de decisão para talvez ingressar numa dieta semiqualitativa (limitação proteica). Se não houver tratamento até os dois anos, o paciente deve ser monitorizado frequentemente.

O manejo da dieta da FNC deve ser feito por equipe médico-nutricional experiente: os pacientes devem ser seguidos em serviço especializado e devem realizar monitorização frequente dos níveis de FAL. Na recomendação da UE2, reafirmou-se o que desde 2001 já é preconizado pelo PNTN/MS – todos os pacientes (independente da idade) devem ser tratados em um serviço e laboratório especializados com experiência na doença e com profissionais de saúde mínimos considerados: pediatra metabólico, o nutricionista, o (neuro) psicólogo e o assistente social. É reconhecido que eventualmente se receba o apoio de profissionais externos à equipe principal, e é importante o planejamento da inclusão de um médico metabólico adulto, especificamente treinado, para a transição dos pacientes adultos.

O cálculo da dieta é individualizado, e a grande variação na quantidade de FAL para cada faixa etária reflete a influência de muitos fatores, como atividade residual de FAL-OH, idade do paciente, taxa de crescimento pôndero-estatural etc. Sempre realizar monitorização laboratorial com dosagem dos níveis plasmáticos de FAL – inegavelmente o principal determinante das modificações da dieta proposta. Além disso, os pacientes também devem ter outras análises programadas: hemograma, ferritina, vitaminas A, D e B12, oligoelementos (zinco, selênio, cobre), ácido fólico, aminoacidograma (especialmente TIR) e avaliação da mineralização óssea. Exames de neuroimagem não são uma rotina (somente quando evolução clínica atípica e/ou déficits neurocognitivos inesperados). As avaliações neurocognitivas de rotina devem ser realizadas (o grupo europeu recomenda aos 12 e 18 anos de idade) em todos os pacientes (além disso, a qualquer momento,[2] sempre que houver demanda familiar e/ou do paciente e sempre quando controle metabólico ruim – mais de 50% das dosagens de FAL fora do alvo num período de 6 m).

Nos pacientes onde há um relaxamento da dieta (falta de adesão integral às recomendações terapêuticas) com o avançar da idade podem surgir efeitos adversos neurocognitivos e psiquiátricos, como alterações nas funções executivas, ansiedade, depressão e fobias. Diante disso, é consenso que o paciente mantenha o tratamento por toda sua vida – com as adequações individuais realizadas, respeitando o amplo espectro da deficiência da FAL--OH e as diferentes condições de vida de cada um.[1,2]

As recomendações atuais concordam quase totalmente sobre os níveis de controles laboratoriais de FAL sanguínea durante o tratamento dos pacientes.[1,2] Nos EUA, recomenda-se que durante toda a vida os pacientes mantenham seus níveis entre 120-360 μmol/L (2-6 mg/dL), reduzindo ao mínimo as chances de efeitos deletérios no SNC. Os europeus acreditam que as evidências dos estudos clínicos são insuficientes para provar efeitos deletérios em pacientes com mais de 12 anos de idade e valores de controle superiores a 360 μmol/L (6 mg/dL) – especialmente se bom controle metabólico durante a infância – e usam limites mais flexíveis (120-600 μmol/L = 2-10 mg/dL), conforme ilustra o Quadro 3-3.

A falta de adesão ao tratamento é comum em qualquer doença crônica, e na FNC é muito marcante pois além de tratar-se de uma dieta bastante restritiva que deve ser seguida por toda a vida, os pacientes devem administrar permanentemente as FAs que possuem propriedades organolépticas difíceis (sabor e odor desagradáveis). Uma boa adesão é obtida se houver a construção de uma parceria entre a equipe multidisciplinar e os familiares/cuidadores nos primeiros anos de vida, e posteriormente envolvendo diretamente os pacientes neste trabalho (particularmente os pacientes adolescentes e adultos). A má adesão aumenta proporcionalmente com o avançar da idade dos pacientes – nos EUA muitos pacientes adultos encontram-se sem tratamento ou acompanhamento; contrariamente, alguns grupos europeus demonstram que 45% dos pacientes maiores de 16 anos têm níveis de FAL sanguíneas dentro dos valores desejados de controle metabólico.[13]

Na tentativa de reduzir/suprimir efeitos neurotóxicos deletérios e melhorar adesão ao tratamento, nos últimos anos as modalidades terapêuticas estão sendo expandidas com a inclusão de farmacoterapia na FNC.

Em 2007 foi aprovada pela FDA (em 2009, pela UE) a utilização do dicloridato de sapropterina – forma sintética do cofator BH4 – após a demonstração de que, mesmo que sem que haja a deficiência de BH4, alguns pacientes com atividade enzimática residual respondem ao medicamento (ativação no metabolismo da FAL e TIR). Além disso, uma minoria de pacientes com FNC Clássica também pode-se beneficiar do tratamento com BH4. O mecanismo pelo qual isto acontece ainda não está claro, mas a sapropterina parece agir como uma chaperona farmacológica, melhorando o *folding* da proteína mutante (maior estabilidade).[13] E, pelo fato de atuar como cofator de outras hidroxilases (como TIR-OH, por exemplo), melhora a produção de neurotransmissores e aminas cerebrais, minimizando e/ou suprimindo o risco de efeitos neurocognitivos deletérios. O medicamento pode ser usado com segurança (mínimos efeitos adversos referidos) em pacientes de qualquer idade e em gestantes.

Quadro 3-3. Controle e Duração do Tratamento

	Recomendação americana[1]	Recomendação europeia[2]
FAL sanguínea		
0-12 anos	120-360 μmol/L	120-360 μmol/L
> 12 anos	120-360 μmol/L	**120-600 μmol/L**
Gestantes	120-360 μmol/L	120-360 μmol/L
Duração do tratamento	Toda vida	Toda vida

Adaptado de Vockley J, *et al.*[1] e van Spronsen FJ, *et al.*[2]

Nem todos os pacientes são responsivos à sapropterina (variação de 25-50%, conforme os diferentes estudos)[1] – o genótipo pode ser preditivo da responsividade, mas as correlações genótipo-fenótipo são imperfeitas. Assim, é consenso de que, para todos os pacientes deficientes em FAL-OH, deve ser oferecido o teste da resposta à sapropterina (exceção: pacientes portadores de duas mutações nulas in trans).[1,2] O grau de responsividade será caracterizado pela extensão da melhoria no controle bioquímico. Para tanto, preconiza-se a realização de um teste de resposta, utilizando-se o medicamento na dose de 20 mg/kg/dia, sem consenso atual sobre a duração do mesmo (nos EUA, o teste é feito durante 30 dias e, na Europa, utiliza-se principalmente o teste curto de 72 horas). É assumido pelos diferentes estudos que uma redução de 30% dos valores iniciais de FAL é um valor de responsividade.[14] Para os americanos que utilizam o teste longo de 30 dias, a melhora nos sintomas neuropsiquiátricos ou a elevação na tolerância dietética à FAL, mesmo sem a demonstração de sua redução plasmática também justifica a responsividade e a continuidade da farmacoterapia. Para os pacientes que normalmente conseguem com sua dieta manter-se dentro dos níveis esperados de FAL, o maior benefício com o uso da sapropterina é a elevação da quantidade de proteínas a ser ingerida (aumento da tolerância à FAL), permitindo, por vezes, uma liberalização total ou parcial da dieta.

Outras opções terapêuticas oferecidas em países desenvolvidos:[19] 1. os aminoácidos neutros de cadeia longa (LNAA) que bloqueiam a captação da FAL no intestino e na barreira hematoencefálica (competição pelo transportador LAT1), reduzindo seus níveis elevados no SNC, têm utilização limitada aos pacientes adolescentes e adultos e são contraindicados para gestantes (efeitos ainda desconhecidos no crescimento fetal e desenvolvimento do SNC); 2. o glicomacropeptídeo (GMP), fonte de proteína com redução de FAL derivada do processo de coagulação enzimática do leite (proteína do soro do leite) usada como alternativa de melhor qualidade organoléptica às FAs no tratamento dietético da FNC (melhora a adesão ao tratamento, além de manter níveis reduzidos de FAL e fornecer maior saciedade aos pacientes); 3. a terapia de reposição enzimática usando a enzima Fenilalanina-Amônia-Liase Peguilada (PEG-PAL) foi aprovada pela FDA, em 2018, para uso em pacientes adultos. É usada como injeções diárias subcutâneas e metaboliza a FAL por um mecanismo diferente da FAL-OH (enzima bacteriana que degrada a FAL até ácido transcinâmico, que, conjugado com a glicina, acaba eliminado pelos rins) e, desta forma, teoricamente, seria efetiva em qualquer paciente com hiperfenilalaninemia. Além disso, encontram-se em estudo experimental outras alternativas terapêuticas, como terapia gênica, transplante de hepatócitos, RNA-terapia, probióticos modificados e hemoterapia, porém requerem ainda um desenvolvimento maior e sua validação para permitir futuro uso na rotina clínica. De qualquer forma, mesmo com o progresso de novas técnicas, acredita-se que para o futuro para todos os pacientes de FNC definir-se-á o conceito da terapia combinada: agentes dietéticos e farmacológicos associados.

Concluindo, a melhora da triagem neonatal nos últimos anos trouxe maior expectativa de vida aos pacientes fenilcetonúricos, e embora a dieta restrita/precoce seja eficaz na prevenção do dano cerebral, a recuperação dos danos não é plenamente alcançada com a terapia atual (busca-se ainda o conhecimento completo da fisiopatologia cerebral da FNC). O grau de adesão ao tratamento reduz muito com o avançar da idade, e assim a qualidade de vida do paciente piora. Dito isso, acreditamos que em nosso país devemos implementar ações que garantam que as ações definidas pelo PNTN/MS sejam cumpridas: laboratório de triagem neonatal com qualidade e atuante para cada estado brasileiro, garantia do atendimento multidisciplinar a todos os pacientes e suas famílias e do fornecimento regular e contínuo dos insumos terapêuticos necessários, além do fomento à discussão e futura reconstrução das recomendações para boas práticas de atendimento à Fenilcetonúria no Brasil.

REFERÊNCIAS BIBLIOGRÁFICAS

1. Vockley J, Andersson HC, Antshel KM et al. Phenylalanine hydroxylase deficiency: diagnosis and management guideline. *Geneti Med* 2014;16(2):188-200.
2. Wegberg AMJ, MacDonald A, Ahring K et al. The complete European guidelines on phenylketonuria: diagnosis and treatment. *Orphanet J Rare Dis* 2017;12(162):3-56.
3. Centerwall AS, Centerwall WR. The discovery of phenylketonuria: the story of a young couple, two retarded children, and a scientist. *Pediatrics* 2000;105(1):89-103.
4. Blau N, Shen N, Carducci C. Molecular genetics and diagnosis of phenylketonuria: state of the art. *Expert Rev Mol Diagn* 2014;14(6):655-71.
5. Koch JH. Robert Guthrie: The PKU Story. *Crusade against Mental Retardation* 1997. Hope Publisihng House.
6. El-Metwally A, Al-Ahaidib LA, Sunqurah AA et al. The Prevalence of Phenylketonuria in Arab Countries, Turkey, and Iran: *A Systematic Review – BioMed Research International* 2018 (Article ID 7697210).
7. Borrajo GJ. Newborn screening in Latin America at the beginning of the 21st century. *J Inherit Metab Dis* 2007;30(4):466-81.
8. Blau N, Yue WW, Perez B. Phenylalanine hydroxylase gene locus-specific database. Disponível em: www.biopku.org/home/pah.asp [Último acesso 30/julho/2018].
9. Schuck PF, Malgarin F, Cararo JH et al. Phenylketonuria Pathophysiology. *On The Role Of Metabolic Alterations – Aging and Disease* 2015 Oct;6(5):390-399.
10. Schlegel G, Scholz R, Ullrich K et al. Phenylketonuria: Direct And Indirect Effects Of Phenylalanine. *Exp Neurol* 2016;281:28-36.
11. Adler-Abramovich L, Vaks L, Carny O et al. Phenylalanine assembly into toxic fibrils suggests amyloid etiology in phenylketonuria. *Nat Chem Biol* 2012;8:701-6.
12. Christ SE, Huijbregts SC, de Sonneville LM, White DA Executive function in early-treated phenylketonuria: profile and underlying mechanisms. *Mol Genet Metab* 2010; 99(Suppl 1):S22–32
13. Feillet F, Spronsen FJ, Macdonald A et al. Challenges and Pitfalls in the Management of Phenylketonuria. *Pediatrics* 2010.
14. Blau N, Spronsen FJ, Levy HL. Phenylketonuria. *Lancet* 2010;376:1417-1427.
15. Ministério da Saúde. Portaria GM/n°. 822 - Programa Nacional de Triagem Neonatal (PNTN). Diário Oficial da União 2001; 7 jun.
16. Trefz FK. Differential diagnosis and significance of various hyperphenylalaninemias. International Symposium. Heidelberg, Stuttgart 1985:86.
17. National Institutes of Health. Phenylketonuria (PKU): Screening and management. NIH consensus statement (2000). *Pediatrics* 2001;108:972-82.
18. Secretaria de Atenção a Saúde (Departamento de Atenção Especializada e Temática) – Triagem neonatal biológica: manual técnico / Ministério da Saúde, Secretaria de Atenção a Saúde, Departamento de Atenção Especializada e Temática. Brasília: Ministério da Saúde, 2016.
19. Hafid NA, Christodoulous J. Phenylketonuria: a review of current and future treatments. *Translational Pediatrics* 2015;4(4):304-17.

HIPOTIREOIDISMO CONGÊNITO

Marcia Maria Costa Giacon Giusti

INTRODUÇÃO

O hipotireoidismo congênito (HC) é definido como deficiência do hormônio tireoidiano presente ao nascimento. Representa uma das causas evitáveis de deficiência mental.[1,2] Realizar o diagnóstico e iniciar o tratamento precocemente são fatores imprescindíveis para prevenir as sequelas da doença. O diagnóstico do hipotireoidismo congênito é possível pela triagem neonatal, método simples e prático, permitindo o início precoce do tratamento.[3]

Os hormônios tireoidianos desempenham papel importante em vários tecidos do organismo e são primordiais para o crescimento, maturação óssea e organogênese do sistema nervoso central nos períodos fetal, neonatal e primeiros anos de vida da criança. Assim, a insuficiência do hormônio tireoidiano pode causar atraso no crescimento, alterações neurológicas importantes e deficiência mental irreversível. É preconizado que o início do tratamento deve ocorrer dentro das duas primeiras semanas de vida.[3,4]

O HC apresenta uma incidência entre 1:2.000 a 1:4.000 nascidos vivos e afeta duas vezes mais o sexo feminino. Considerando as crianças com síndrome de Down, há um risco 35 vezes maior de HC comparado à população.[1,2]

ETIOLOGIA

O HC pode ser clinicamente dividido entre formas permanente e transitória. O HC permanente se refere à deficiência irreversível e definitiva do hormônio da tireoide que requer tratamento durante toda vida. O HC transitório representa uma deficiência temporária do hormônio tireoidiano, descoberta ao nascimento, mas que evolui com restabelecimento espontâneo da função tireoidiana nos primeiros anos de vida da criança.[1,5]

A causa mais frequente do HC permanente é a disgenesia da tireoide, que resulta no defeito da formação glandular durante a embriogênese, e representa 85% das causas. Este grupo compreende a ectopia (30-45%), agenesia (35-45%) e hipoplasia da tireoide (5%). As causas precisas destas alterações não estão claras, embora já foram descritas mutações em fatores de transcrição que regulam o desenvolvimento da tireoide, como TTF-2, NKX2-1 (conhecido como TTF-1) e PAX-8. Contudo, apenas 2% das disgenesias da tireoide apresentam estas mutações genéticas.[6]

Outra causa de HC permanente é o defeito hereditário na síntese do hormônio tireoidiano, chamado disormonogênese, e representa 15% dos casos. Este defeito apresenta herança autossômica recessiva, sendo necessário o aconselhamento genético dos pais, com risco de 25% de acometimento para a próxima gestação. A forma mais comum de disormonogênese é decorrente do defeito na atividade da tireoperoxidase, interferindo na organificação do iodeto e consequente produção dos hormônios tireoidianos.[7]

Causas incomuns de HC incluem defeitos no transporte de hormônios tireoidianos, como mutações no gene MCT8, resistência aos hormônios tireoidianos, resistência ao TSH e hipotireoidismo central.[1,8]

O hipotireoidismo central pode ocorrer em razão da deficiência isolada de TSH ou, mais comumente, do hipopituitarismo, levando também à deficiência de outros hormônios hipofisários. Apresenta ocorrência rara, em torno de 1:25.000 a 1:100.000 nascidos vivos. Podem estar envolvidas mutações de alguns genes, como HESX1, LHX4, PIT-1 e PROP1.[9]

A forma transitória do HC pode ocorrer por ingestão excessiva ou insuficiente de iodo pela mãe; ingestão de drogas antitireoidianas pela mãe (mãe com hipertireoidismo); passagem transplacentária de anticorpos maternos que bloqueiam o receptor de TSH (considerar este diagnóstico quando a mãe apresentar um histórico de mais de um filho com hipotireoidismo transitório detectado pela triagem neonatal, sendo que esses anticorpos desaparecem da circulação da criança por volta de 1 a 3 meses após o nascimento); e, por fim, mutações em heterozigose nos genes DOUXA1 e DOUXA2.[1,10,11]

DIAGNÓSTICO CLÍNICO

A maioria das crianças com hipotireoidismo congênito apresenta pouca ou nenhuma manifestação clínica da doença ao nascimento, pois o feto apresenta certa proteção por causa da transferência placentária de hormônio tireoidiano materno para a circulação fetal, além do aumento fisiológico, na circulação fetal, dos níveis de iodotironina deiodinase, enzima responsável pela conversão de T4 em T3. Assim, a observação clínica limita o diagnóstico do HC, já que o quadro clínico se instala lentamente, e a maior parte das manifestações é inespecífica. Somente 5% das crianças são diagnosticadas clinicamente no período neonatal.[1] Neste período, pode haver icterícia prolongada, letargia, hipoatividade, extremidades frias, choro rouco, hipotonia muscular, sucção débil, obstipação intestinal, hipotermia, bradicardia, anemia, sonolência, pele seca, *livedo reticularis*, hérnia umbilical, alargamento de fontanelas anterior e posterior, mixedema e macroglossia. As crianças maiores podem apresentar baixa estatura, atraso na dentição, retardo na maturação óssea, pele seca e sem elasticidade, atraso de desenvolvimento neuropsicomotor e deficiência mental. Nos casos de disormoniogênese, pode haver bócio palpável ao nascimento. Na avaliação do núcleo da epífise distal do fêmur, à ultrassonografia, pode evidenciar atraso no aparecimento do núcleo, refletindo a severidade do hipotireoidismo na vida fetal.[12-15]

Crianças com HC apresentam um risco maior de malformações (10 *vs.* 3% nas crianças normais), principalmente afetando o coração, mas também malformação dos rins e tratos urinário, gastrointestinal e sistema esquelético. Problemas de audição ocorrem em aproximadamente 20% das crianças com HC.[1]

COLETA PARA A TRIAGEM NEONATAL

A coleta de sangue em papel filtro deve ser realizada 48 horas após o nascimento até o 5º dia de vida, em recém-nascidos a termo, preferencialmente antes da alta da maternidade, evitando assim atraso num possível diagnóstico. Porém, quando há alta precoce (antes de 48 horas de vida), a coleta de material para a triagem neonatal pode ocorrer fora do período ideal (antes das 48 horas de vida), gerando a um aumento no número de reconvocados em razão dos resultados falso-positivos. Isto se dá porque os níveis de TSH sofrem elevações fisiológicas transitórias logo após o parto, levando a resultados falso-positivos para a triagem do HC.[1,10,12]

Nas crianças criticamente doentes e recém-nascidos prematuros, a recomendação é que a coleta seja realizada 48 horas após o nascimento, até o 5º dia de vida e repetida uma segunda amostra com 28 dias de vida, ou no momento da alta hospitalar, o que ocorrer primeiro. Caso haja necessidade de transfusão de sangue total, realizar a coleta de material para a triagem neonatal antes da transfusão.[10]

O processo da triagem neonatal é composto por várias etapas, sendo que cada uma deverá ter um padrão de tempo a ser respeitado para garantir o início de tratamento em tempo hábil a fim de alcançar o objetivo principal da triagem neonatal, que é a prevenção da deficiência mental.[3]

DIAGNÓSTICO LABORATORIAL

Há várias estratégias para a realização da triagem neonatal, como determinação de TSH; determinação de T4; determinação de TSH e T4 simultaneamente, e determinação de T4 seguido de TSH, caso o T4 estiver abaixo do percentil 10.[1]

A dosagem de TSH tem maior especificidade em relação à dosagem isolada de T4. A determinação simultânea de TSH e T4 tem alta sensibilidade, mas leva à reconvocação de um número alto de falso-positivos.[11]

Quando se adota a medida isolada de TSH como método de triagem, os casos de hipotireoidismo central e elevação tardia de TSH (comum em crianças com baixo peso ao nascimento e prematuras) podem não ser detectados.[1]

No Brasil, o Programa Nacional de Triagem Neonatal (PNTN) preconiza a triagem neonatal realizada pela dosagem de TSH em amostra de sangue coletada em papel filtro. Os programas de triagem neonatal devem cumprir alguns critérios em relação às doenças triadas, como baixo percentual de reconvocações ou falso-positivos e reduzido número de falso-negativos (perdas de casos).[1,3]

O valor de TSH, em sangue total, adotado pelo Programa Nacional de Triagem Neonatal é de 10 mµI/mL. Todas as crianças que apresentarem resultados alterados de TSH em papel filtro devem ser seguidas pela dosagem de T4 (total e livre) e TSH, em amostra de sangue venoso, obtida o mais breve possível, para confirmação diagnóstica. O ponto de corte é muito debatido na literatura, inclusive varia entre os Serviços de Referência em Triagem Neonatal no Brasil, sendo que vários deles já utilizam valores de TSH inferiores ao proposto pelo PNTN.[1,3,10]

Os níveis de TSH, em soro, acima de 10 µUI/mL, com T4 ou T4 livre normal ou baixo confirmam o diagnóstico de hipotireoidismo, e estas crianças já devem ter o tratamento iniciado.[10]

Alguns estudos propõem que valores de TSH, em soro, entre 6 a 10 µUI/mL, acompanhados de T4 ou T4 livre normal, devem ser seguidos com cautela, e os exames repetidos 1 a 2 semanas após. Se o TSH permanecer discretamente elevado durante o primeiro mês de vida, mesmo com o T4 ou T4 livre normal, alguns pesquisadores sugerem tratamento e reavaliar o caso aos 3 anos de idade.[16,17]

DIAGNÓSTICO ETIOLÓGICO

Considerando que a maior parte das causas de HC é a forma primária, está indicada a realização de ultrassonografia ou cintilografia da tireoide. Lembrar que a realização desses exames não deve postergar o início da terapia de reposição hormonal. Assim, a determinação da causa do hipotireoidismo deve ser realizada após os 3 anos de vida da criança, quando a suspensão da Levotiroxina pode ser feita de forma segura e a investigação complementada.[1,4,18]

A ultrassonografia de tireoide é o exame inicial de investigação do diagnóstico etiológico. Quando a tireoide se apresenta em sua topografia habitual, a agenesia e ectopia de tireoide são excluídas como causas. Como a ultrassonografia de tireoide é menos sensível que a cintilografia para a detecção de ectopia de tireoide, este segundo exame se torna bem útil para os casos de ectopia. A vantagem da ultrassonografia é não haver exposição à radiação e apresentar menor custo.[18]

A dosagem de tireoglobulina tem uma utilidade particular para o diagnóstico etiológico. Quando se associa a sua mensuração à realização de ultrassonografia de tireoide, pode haver a distinção entre agenesia e ectopia de tireoide, pois, neste último caso, a tireoglobulina e T4 serão mensuráveis associados à ausência de tecido tireoidiano em sua localização normal.[1,10,18]

TRATAMENTO

A Levotiroxina é a medicação de escolha para o tratamento do HC, administrada em dose única diária. É preconizado o uso de comprimidos de Levotiroxina, uma vez que não existam soluções líquidas do hormônio aprovadas. Nas crianças que não conseguem ingerir o comprimido, este pode ser macerado e dissolvido com pequena quantidade de água.[4]

A dose inicial de Levotiroxina preconizada é de 10 a 15 mcg/kg/dia (Quadro 4-1). O tratamento inicial do hipotireoidismo congênito, com doses elevadas de Levotiroxina, proporciona normalização rápida dos exames de função tireoidiana sem acarretar risco aos pacientes.[4,19,20] Estudos mostram que, após iniciada medicação, os valores de T4 ou T4 livre se normalizam em 3 dias, e os valores de TSH em 2 a 4 semanas.[21]

A dose do Levotiroxina deve ser ajustada periodicamente de acordo com os controles laboratoriais.[4]

O tratamento deve ser controlado clínico-laboratorialmente por meio da determinação das concentrações plasmáticas de TSH e T4 livre ou total. Seu objetivo é assegurar o crescimento e desenvolvimento adequados, mantendo os valores de TSH dentro dos valores de referência (entre 0,5-2,0 mμ/L) e T4 total e T4 livre na metade superior da normalidade para o método (T4 = 10-16 ng/dL; T4 livre = 1,4-2,3 ng/dL).[3,4,22]

Quadro 4-1. Dose de Levotiroxina

Idade	Dose de levotiroxina (mcg/kg/dia)
0-28 dias	10-15
1-6 meses	7-10
7-11 meses	6-8
1-5 anos	4-6
6-12 anos	3-5
13-20 anos	3-4
> 20 anos	1-2

A frequência de monitorização laboratorial deve ocorrer inicialmente duas a quatro semanas após o início de tratamento; a cada 1-2 meses nos primeiros 6 meses de vida; a cada 3-4 meses dos 6 meses aos 3 anos de vida; a cada 6-12 meses após os 3 anos de vida. Após qualquer mudança na dose, realizar controles laboratoriais em quatro semanas após.[4,21]

Na suspeita de hipotireoidismo transitório, o tratamento deverá ser suspenso aos 3 anos de idade, por um período de 30 a 40 dias, com o objetivo de reavaliar a função tireoidiana. Esses casos incluem pacientes sem etiologia definida por exame de imagem (especialmente se for demonstrada tireoide normal à ultrassonografia), pacientes com quadros clínico e laboratorial ao diagnóstico duvidosos e pacientes que não precisaram de aumento de dose de tiroxina durante o acompanhamento.[10,23]

PROGNÓSTICO

Há uma relação inversamente proporcional entre a idade de diagnóstico e tratamento e o quociente de inteligência (QI) das crianças com HC. Aquelas identificadas pelos programas de triagem neonatal, nas primeiras semanas de vida, apresentam desenvolvimento cognitivo normal. Considera-se idade ideal para início precoce de tratamento 14 dias de vida, evitando assim o impacto negativo de formas graves do HC sobre a criança, como ocorre na agenesia de tireoide e formas graves de disormonogênese.[3,15]

Assim, o prognóstico do paciente depende dos fatores a seguir: idade de início do tratamento, gravidade da doença (baixa concentração inicial de T4, atraso da maturação óssea no recém-nascido), adesão ao tratamento, concentrações séricas de T4 no primeiro ano de vida e variação de dose de Levotiroxina.[3,15]

REFERÊNCIAS BIBLIOGRÁFICAS

1. Maciel LMZ, Kimur ET, Nogueira CR et al. Hipotireoidismo congênito: recomendações do Departamento de Tireóide da Sociedade Brasileira de Endocrinologia e Metabolismo. *Arq Bras Endocrinol Metab* 2013;57(3):184-92
2. Corbetta C, Weber G, Cortinovis F et al. A 7-year experience with low blood TSH cutoff levels for neonatal screening reveals an unsuspected frequency of congenital hypothyroidism. *Clin Endocrinol* (OXF) 2009;71(5):739-45.
3. Nascimento ML. Situação atual da triagem neonatal para hipotireoidismo congênito: críticas e prespectivas. *Arq Bra Endocrinol Metal* 2011;55(8):528-33
4. American Academy of Pediatrics, Rose, SR; American Thyroid Association, Brown, RS; Lawson Wilkins Pediatric Endocrine Society and the Section on Endocrinology and Committee on Genetics, and the Public Health Committee. Update of Newborn Screening and Therapy for Congenital Hypothyroidism. *Pediatrics* 2006;117:2290-303.
5. Ford GA, Denniston S, Sesser D et al. Transient versus permanent congenital hypothyroidism after the age of 3 years in infants detected on the first versus second newborn screening test in Oregon, USA. *Horm Res Paediatr* 2016;86:169-177.
6. Park SM, Chatterjee VK. Genetics of congenital hypothyroidism. *J Med Genet* 2005;42(5):379-89.
7. Cangul H, Aycan Z, Olivera-Nappa A et al. Thyroid dyshormonogenesis is mainly caused TPO mutations in consanguineous community. *Clin Endocrinol* (OXF) 2013 Aug;79(2):275-81.
8. Olateju TO, Vanderpump MPJ. Thyroid hormone resistance. *Ann Clin Biochem* 2006;43:431-40.
9. Persani L. Clinical review: central hypothyroidism: pathogenic, diagnostic, and therapeutic challenges. *J Clin Endocrinol Metab* 2012;97(9):3068-78.
10. Nagasaki K, Minamitani K, Anzo M et al. Guidelines for Mass Screening of Congenital Hypothyroidism (2014 revision). *Clin Pediatr Endocrinol* 2015;24(3):107-133.

11. Korzeniewski SJ, Grigorescu V, Kleyn M *et al*. Transient hypothyroidism at 3-year follow-up among cases of congenital hypothyroidism detected by newborn screening. *J Pediatr* 2013;162(1):177-82.
12. Nascimento ML, Rabello FH, Ohira M *et al*. Programa de triagem neonatal para hipotireoidismo congênito em Santa Catarina, Brasil: avaliação etiológica no primeiro atendimento. *Arq Bra Endocrinol Metal* 2010;56(9):627-32.
13. Léger J, Olivieri A, Donaldson M *et al*. European Society for Paediatric Endocrinology Consensus Guidelines on Screening, Diagnosis and Management of Congenital Hypothyroidism. *Horm Res Paediatr* 2014;81:80-103.
14. Gruters A, Krude H. Update on the management of congenital hypothyroidism. *Horm Res* 2007;68(Suppl 5):107-11.
15. Jacob H, Peters C. Screening diagnosis and management of congenital hypothyroidism: European Society for Paediatric Endocrinology Consensus Guideline. *Arch Dis Child Educ Pract Ed* published online March 16, 2015.
16. LaFranchi SH. Approach to the diagnosis and treatment of neonatal hypothyroidism. *J Clin Endocrinol Metab* 2011;96(10):2959-67.
17. Larson C, Hermos R, Delaney A *et al*. Risk factors associated with delayed thyrotropin elevations in congenital hypothyroidism. *J Pediatr* 2003;143(5):587-91.
18. Ohnishi H, Sato H, Noda H *et al*. Color Doppler ultrasonography: diagnosis of ectopic thyroid gland in patients wiyh congenital hypothyroidism caused by thyroid dysgenesis. *J Clin Endocrinol Metabol* 2003;88(11):5145-9.
19. Bongers-Schokking JJ, Koot HM, Wiersma D *et al*. Influence of timing and dose of thyroid hormone replacement on development in infants with congenital hypothyroidism. *J Pediatr* 2000;136(3):292-7.
20. LaFranchi SH, Austin J. How should we be treating children with congenital hypothyroidism? *J Pediatric Endocrinol Metab* 2007;20(5):559-78.
21. Selva KA, Mandel SH, Rien L *et al*. Initial treatment dose of L-thyroxine in congenital hypothyroidism. *J Pediatr* 2002;141(6):786-92.
22. Smith L. Updated AAP Guidelines on newborn screening and therapy for congenital hypothyroidism. *Am Fam Physician* 2007;76(3):439-44.
23. Olivieri A, Corbetta C, Weber G *et al*. Congenital hypothyroidism due of defects of thyroid development and mild increase of TSH at screening: data from the Italian Nacional Registry of Infants with Congenital hypothyroidism. *J Clin Endocrinol Metab* 2013;98(4):1403-08.

ACOMPANHAMENTO MULTIPROFISSIONAL DE INDIVÍDUOS COM HEMOGLOBINOPATIAS

Silvia Regina Brandalise

INTRODUÇÃO

A hemoglobina é um tetrâmero composto de duas globinas alfa e duas cadeias de globina não alfa, trabalhando em conjunto com o heme, para o transporte do oxigênio no sangue. A hemoglobina normal do adulto (HbA) é designada alfa2 beta2. A hemoglobina variante é derivada de anormalidades genéticas, afetando o gene da globina-alfa (HBA1 ou HBA2) ou os genes estruturais da globina-beta (éxons). As alterações qualitativas correspondem a substituições de aminoácidos, resultando nas hemoglobinopatias.

As hemoglobinopatias representam um grupo de doenças hereditárias em que ocorre a produção da molécula anormal da hemoglobina. A doença falciforme (DF) é uma destas doenças sanguíneas causada por uma hemoglobina anormal que danifica e deforma os glóbulos vermelhos. As hemácias anormais se quebram, causando a anemia, e obstruem os vasos sanguíneos, levando a episódios recorrentes de forte dor e dano isquêmico de múltiplos órgãos.

A talassemia é um outro tipo de doença sanguínea que é causada por um defeito no gene que ajuda a controlar a produção das cadeias da globina, que formam a molécula da hemoglobina. Há dois tipos principais da talassemia: 1. a alfatalassemia que ocorre quando um gene ou genes relacionados com a proteína alfaglobina faltam ou são mutados; 2. betatalassemia ocorre quando um gene da betaglobina é mutado, assim afetando a produção da proteína betaglobina.

CUIDADO INTEGRAL

A ação integral aos portadores de doença falciforme e outras hemoglobinopatias inclui a preservação da saúde com medidas profiláticas, educação dos pais, suporte psicossocial e avaliação médica periódica com monitoramento do desenvolvimento de dano orgânico crônico. O cuidado apropriado também provê o manuseio das intercorrências agudas, num serviço onde o conhecimento sobre a doença falciforme esteja disponível e onde os médicos tenham rápido acesso às informações básicas sobre o paciente, incluindo resultados dos exames físicos prévios, dados laboratoriais e radiografias.

Em razão de os eventos agudos nos pacientes com doença falciforme poderem evoluir rapidamente ameaçando a vida, é essencial que os pacientes tenham acesso livre aos profissionais que tenham a experiência necessária, para prontamente reconhecer e tratar sinais e sintomas potencialmente catastróficos. Tal cuidado não somente reduz a morbidade e mortalidade, mas também pode reduzir os custos médicos, ao prevenir algumas manifestações da doença e por limitar a gravidade ou sequelas. Muitas das complicações agudas podem ser resolvidas com segurança, em base ambulatorial, assim reduzindo a necessidade de internação. A oferta de Leito-Dia a estes pacientes em muito auxilia nos cuidados ambulatoriais mais demorados, como controle da analgesia e transfusões.

Durante a infância e na adolescência, a educação sobre a doença falciforme é intensamente direcionada ao paciente, como também à sua família, com a expectativa de que o adolescente passará a conhecer a sua doença e o seu manuseio. Aconselhamento sobre a educação superior e escolhas vocacionais deverão ser realísticas, todavia, evitando a subestimação do potencial do paciente. A transição do cuidado pediátrico para os profissionais e instituições de adulto pode ser traumática e requer uma discussão prévia, preparo e planejamento. Este é um frequente problema a ser enfrentado.

TRIAGEM NEONATAL

A identificação pela triagem neonatal dos lactentes portadores da doença falciforme provê oportunidades para intervenções educacionais e médicas, que significativamente reduzem a morbidade e mortalidade destes pacientes durante a infância e a adolescência.

As hemoglobinopatias, especificamente HbSS, HbS/Betatalassemia e HbSC, foram incluídas na triagem neonatal, com base na morbidade associada à doença falciforme. Sintomas variam de anemia à dor severa e crises vaso-oclusivas, eventualmente afetando múltiplos órgãos, com uma crônica deterioração orgânica. A detecção precoce da doença falciforme reduz o risco de infecção invasiva pelo *Streptococcus pneumoniae*, por meio da profilaxia com penicilina. Adicionalmente, o diagnóstico precoce da doença falciforme, antes do aparecimento dos sintomas ou das complicações, permite aos profissionais de saúde educar a família sobre a doença e oferecer orientação antecipatória, num contexto de um cuidado integral para a criança.

Nos países desenvolvidos, embora a sobrevida em crianças tenha melhorado substancialmente através dos anos, com a implementação da triagem neonatal, a profilaxia com penicilina, vacinação, transfusões e hidroxiureia (HU), a média de sobrevida para os adultos é de 67 anos, desde que acompanhados em Centros de Cuidados Abrangentes, que incluam o período de transição do final da adolescência para a vida adulta.[1] Esta expectativa de vida, nos países desenvolvidos, é ao redor de 20 anos abaixo daquela esperada para a população em geral.[2]

Apesar do progresso alcançado nos últimos 20 anos no tratamento da doença falciforme, as taxas de mortalidade em crianças e adolescentes portadores desta doença no Brasil são significativamente maiores que aquelas registradas em período equiparável de tempo, em países desenvolvidos.[3] Recente publicação reportou uma taxa de mortalidade de 10,48% em pacientes brasileiros portadores da doença falciforme com < 18 anos de idade no período de 1998-2012,[4] que se contrapõe aos dados de mortalidade de 2,6% para os pacientes americanos com < 20 anos de idade, acompanhados no período de 1999-2009 e de 1,1% de mortalidade em crianças diagnosticadas na triagem neonatal de Nova York entre 2000 a 2009.[5,6] No Centro de Referência em Campinas (SP), considerando o mesmo período de 1998-2012, a taxa de mortalidade para os jovens com menos de 18 anos de idade foi de 1,22% (7/573) (dados não publicados).

Este panorama nacional reforça a necessidade do cuidado multiprofissional abrangente. Com este foco, a elaboração de uma Caderneta *"Passaporte para a Saúde"* para cada portador da doença falciforme, contendo todos seus dados clínicos, exames laboratoriais e de imagem, anteriormente mencionados, é uma demanda atual de alta relevância.

COMO COMUNICAR O RESULTADO DO TESTE DO PEZINHO?

A doença falciforme representa um grupo de doenças herdadas que são causadas pela HbS, decorrente da mutação no gene da globina-beta. Baixos níveis da HbS (< 0,7 MoM) permitem detectar a associação entre HbS e outras mutações do gene da betaglobina (p. ex., Hb Hope, Beta$_0$ Talassemia etc.). Uma proporção HbA/HbS < 0,5 distingue os portadores sadios, daqueles com S/Beta$^+$ Talassemia. Esta precisão da triagem para cada nível de Hb foi recentemente estabelecida.[7]

O diagnóstico neonatal de um distúrbio genético da hemoglobina gera muitas questões aos pais e familiares, acerca dos desenvolvimentos físico e psicológico deste recém-nascido. Sempre surge a questão: porque esta doença ocorreu com o meu filho ou minha filha? Sentimentos de culpa emergem quando os pais tomam conhecimento do caráter hereditário da doença. Ambos transmitiram o gene da hemoglobina anormal. O primeiro objetivo da triagem neonatal para detectar os neonatos afetados pela doença falciforme é permitir a sua precoce inserção em um programa específico de acompanhamento.

A doença falciforme causa uma morbidade de múltiplos sistemas e um risco aumentado de mortalidade, iniciando nos primeiros anos de vida. Está claramente estabelecido nos países desenvolvidos que a precoce implementação de terapias preventivas, dramaticamente, melhoraram a sobrevida de crianças com doença falciforme.[8] Infelizmente, no Brasil, as taxas de mortalidade em crianças com doença falciforme abaixo de 5 anos de idade não diminuíram após a introdução da triagem neonatal e dos cuidados abrangentes.[9] No Rio de Janeiro, a mortalidade em crianças portadoras de doença falciforme com < 5 anos foi de 14,3% para meninos e 33,3% para meninas no período de 1998 a 2012, ou seja, significando 8,9 e 25,6 vezes maiores que o esperado no Brasil para esta faixa etária em meninos e meninas, respectivamente (UNICEF).[10]

No Centro de Referência em Campinas (SP), para o mesmo período de 1998 a 2012, a taxa de mortalidade para as crianças portadoras de DF com < 5 anos de idade foi de zero (dados não publicados).

Frequentemente, cabe ao profissional da enfermagem dar este diagnóstico e esclarecimentos sobre a doença. Utilizando-se de folhetos ou livretos explicativos,[11] o casal se depara com várias informações sobre um novo mundo: o da doença genética.

ACOMPANHAMENTO PARA OS PACIENTES COM HEMOGLOBINOPATIAS

A doença falciforme é a doença genética mais comum, identificada na triagem neonatal. Enquanto que o acompanhamento para aqueles com doença falciforme tem uma clara finalidade, o propósito do acompanhamento para aqueles pacientes portadores de outras hemoglobinopatias é menos claro, embora tenha o mesmo potencial de problemas. O Ministério da Saúde (Portaria Conjunta Nº 05, de 19 de fevereiro de 2018) delineia um protocolo clínico e diretrizes terapêuticas da doença falciforme a serem seguidos pelas Unidades Básicas de Saúde (UBS) e Centros de Referência no país (http://portalms.saude.gov.br/protocolos-e-diretrizes).

Imunização e Medicações Profiláticas

Duas diferentes vacinas antipneumocócicas estão licenciadas, uma nova vacina antipneumocócica conjugada 7-valente (PCV7) e a vacina polissacarídeo 23 (PPV23). Quatro doses da PCV7 são atualmente recomendadas para todos os lactentes e todas as crianças com < 2 anos de idade. Por causa da diferente cobertura dos sorotipos, as crianças com doença falciforme deverão receber ambas as vacinas, mas sempre com mais de 2 meses de intervalo. É também recomendada a vacinação contra o meningococo e *Hemofilus Influenza*. Profilaxia com Penicilina é preconizada a partir dos 2 meses de idade até os 5 anos (125 mg Pen V 2x/dia < 3 anos; 250 mg VO > 3 anos). É internacionalmente controvertido o uso profilático do ácido fólico.

Uso da Hidroxiureia

Um dos maiores avanços no cuidado aos portadores da doença foi a introdução do uso da hidroxiureia. Estudos multicêntricos de Charache S *et al.* e de Wang WC *et al.* definitivamente comprovaram a eficácia e a segurança desta terapia em adultos e crianças.[12,13] O Protocolo Clínico do Ministério da Saúde define o uso da hidroxiureia a partir dos 3 anos de idade e com um dos seguintes critérios: mais de 3 eventos dolorosos que exigem tratamento médico, mais de um episódio de síndrome torácica aguda, AVE ou Ataque Isquêmico transitório prévio, episódio grave ou recorrente de priapismo ou Hb < 6 g/dL em 3 ocasiões. Todavia, o uso da Hidroxiureia em crianças não sintomáticas ainda é tema de discussão na literatura.[14]

A aprovação pela FDA da hidroxiureia para os pacientes pediátricos (2 a 18 anos de idade), para reduzir os episódios de dor, foi com base nos dados de segurança e eficácia do Estudo Europeu de Coorte na Doença Falciforme (ESCORT-HU) com 405 pacientes portadores da DF na faixa etária entre 2-18 anos.[15] A dose inicial recomendada foi de 20 mg/kg/dia. A HU aumentou a HbF em 141 pacientes. Após 12 meses da terapia, houve redução dos episódios vaso-oclusivos, de síndrome torácica aguda, hospitalizações e de transfusões sanguíneas. Interessante observar que a bula da Hydrea no Brasil, aprovada pela ANVISA em 06/04/2015, informa equivocadamente, que *"a segurança e a eficácia da Hydrea em crianças não foram estabelecidas"*.

Vale ressaltar que a dose igual ou inferior a 30 mg/kg/dia da hidroxiureia em pacientes pediátricos não produz concentrações plasmáticas genotóxicas.[16] Com os avanços do tratamento, que levaram a um aumento da sobrevida dos portadores da doença falciforme, à uma redução da morbidade associada e consequente melhora da qualidade de vida, os temas reprodutivos ganharam prioridade na comunidade com a doença falciforme. Uma recente revisão sistemática da literatura analisou os fatores associados à infertilidade na doença falciforme e avaliou a evidência que a hidroxiureia possa ser causa contribuinte para a infertilidade.[17] Há várias razões para se ter menor fertilidade e fecundidade nos portadores da doença falciforme em relação à população em geral, principalmente em homen, por causa da ocorrência de hipogonadismo primário, infarto testicular (clínico ou subclínico), alterações da espermatogênese e disfunção erétil secundária ao priapismo. Muito menos conhecida é a prevalência da infertilidade em mulheres com esta doença.

Consequentemente, a fertilidade e a taxa de fecundidade para os portadores da doença falciforme devem ser interpretadas com cuidado, pois os estudos publicados representam primariamente relatos de casos isolados ou pequenas séries de casos.[17] É importante lembrar que a infertilidade é definida em termos de um casal e não em relação a um indivíduo. Para o homem com DF, nenhum estudo sistemático foi realizado para definir a taxa da infertilidade. De forma similar, não há dados sólidos em recentes revisões da literatura sobre a taxa de fecundidade para casais em que o homem é portador da DF.[18]

A despeito de fortes evidências de que a terapia com hidroxiureia é benéfica para crianças e adultos com doença falciforme, os pacientes e suas famílias apresentam reservas sobre o seu uso, em parte por causa de preocupações sobre a fertilidade, particularmente nos homens.[17,18] Estudos em modelos animais comprovaram que a HU diminui a espermatogênese. Contudo, em humanos, a evidência é limitada.

Embora possa existir um atraso na maturação sexual de 1,5 a 2 anos em média, ocorrendo em adolescentes e adultos jovens com doença falciforme, a maturação sexual com o passar do tempo atinge a normalidade. Temas sobre a maturação sexual nos pacientes portadores da doença falciforme e métodos de contracepção para as mulheres, com a preocupação de se evitar complicações trombóticas e mais crises dolorosas, foram amplamente abordados em revisão recente da literatura.[17]

Além da Hidroxiureia

Recente publicação sobre alternativas terapêuticas além da hidroxiureia traz novos horizontes para investigações futuras.[19]

Apesar de a FDA ter aprovado o uso da hidroxiureia para reduzir a frequência dos episódios oclusivos, a doença falciforme continua a ser tratada primariamente com analgésicos para o alívio da dor. Entretanto, a elucidação dos múltiplos mecanismos fisiopatológicos, levando à oclusão e dano tecidual na doença falciforme, atualmente resultou num expressivo esforço para identificar novas modalidades de tratamento que pudessem prevenir ou melhorar as consequências da expressão da HbS em suas múltiplas combinações e, consequentemente, reduzir as manifestações centrais da doença vaso-oclusiva. Prevenir ou melhorar as consequências da doença.[19]

Vários estudos recentes são extremamente encorajadores.[19-22] É razoável esperar que em breve teremos novos tratamentos para a doença falciforme. O desenvolvimento de novas drogas, ou de novas aplicações de drogas previamente usadas em outras condições, está sendo feito com o alvo terapêutico direcionado para a adesão celular (inibidores da selectina, heparinas, propanolol e surfactantes), vias inflamatórias (estatinas e redução dos leucotrienos), produção da HbF, polimerização da Hb e drogas que inibem a falcização, coagulação e ativação plaquetária (anticoagulantes, antagonistas da Vitamina K, Inibidores da trombina e fator X). Outros elementos fisiopatológicos que podem também nortear novas terapias incluem o papel dos neutrófilos, das plaquetas e da inflamação,[23] assim como a desregulação da ativação dos mastócitos e o desbalanço dos seus mediadores pró-inflamatórios contribuem para a inflamação mantida.[24] Olhando para o futuro, está sendo desenhada uma possível abordagem terapêutica multialvo.

O papel do **transplante de medula óssea** na doença falciforme, como único tratamento curativo, merece reflexões quanto à sua indicação em crianças jovens, preferencialmente pré-escolares.[22] A discussão da indicação clínica da realização do transplante aparentado HLA-idêntico se baseia na morbidade de uma doença crônica *versus* as complicações relacionadas com o transplante, incluindo a mortalidade. Recente publicação sobre 846 crianças com idade média de 8,3 anos, transplantadas em 106 centros, mostrou uma sobrevida global em 5 anos de 95% para os pacientes transplantados com menos de 16 anos de idade. Neste grupo, a sobrevida em 5 anos livre da *doença enxerto versus hospedeiro* (GVHD) foi de 86%. Para os pacientes com idade acima de 16 anos, a sobrevida global em 5 anos foi de 81%, e a sobrevida livre de GVHD foi de 77%.[25] Entretanto, na visão dos autores é também importante estudar os efeitos tardios pós-transplante e desenvolver estudos prospectivos comparando pacientes que realizam o transplante *versus* àqueles que recebem somente os cuidados de suporte.

O transplante da medula óssea é o único tratamento que possibilita a cura na doença falciforme. Atualmente, é aceitável como opção de tratamento, utilizando-se um doador HLA-idêntico, preferencialmente aparentado, somente para as crianças com forma grave da doença falciforme. Em geral, a expectativa de sobrevida pós-transplante é > 95% e a sobrevida livre de eventos > 85%. Ainda é controverso o papel do transplante de medula óssea para as crianças com formas menos severas da doença. Recente recomendação internacional preconizou que sejam realizados grandes estudos prospectivos, para ajudar a determinar se o transplante de medula óssea é um tratamento benéfico para crianças com formas menos severas da doença falciforme.[26]

A primeira tentativa de usar a **terapia gênica** em pacientes com hemoglobinopatias foi feita na França, nos anos 2000.[27] Dos três pacientes com betatalassemia tratados, um ficou independente de transfusões por 7 anos depois da intervenção. Todavia, o sucesso não foi alcançado nos outros dois indivíduos. A abordagem que envolvia a aquisição da capacidade de expressar por parte das células-tronco hematopoiéticas o produto de um gene da betaglobina, que inibe sua polimerização, não alcançou sucesso em dois outros pacientes. Modificações na estratégia de alteração gênica foram realizadas desde então, sobretudo incluindo o pré-condicionamento mieloablativo antes da infusão das células modificadas, o que resultou em múltiplos estudos de fase 1/2 ainda em curso.[28-30] Um deles (NCT02151526) incluiu o primeiro paciente com doença falciforme que ficou assintomático por 15 meses depois da intervenção.[29] Há diferentes estratégias em fase experimental, entre elas ressaltam aquelas que objetivam recriar a persistência da Hb fetal para tratar a doença falciforme e a betatalassemia.[31,32]

Tratando e Prevenindo Problemas

Atualmente, não há número suficiente de profissionais de saúde com o conhecimento abrangente e *expertise* para tratar o paciente com doença falciforme. A dor imprevisível e frequentemente de natureza persistente e outras complicações associadas criam um difícil desafio ao profissional de saúde, especialmente para aqueles não familiarizados em tratar pessoas com esta enfermidade.

Sinais e sintomas da doença falciforme que todo profissional que atua em emergência deve reconhecer como de alerta:

1. Temperatura > 38,5ºC.
2. Dor refratária ao tratamento domiciliar.
3. Sintomas de desconforto respiratório.
4. Dor abdominal aguda, distensão e/ou aumento agudo do baço.
5. Qualquer sinal ou sintoma neurológico – mesmo que transitório.
6. Significativo aumento da palidez, fadiga e/ou letargia.
7. Episódio de priapismo persistente > 3-4 h sem resolução.
8. Significativo vômito ou diarreia.

Eventos agudos, caracterizados por qualquer dos itens mencionados anteriormente, podem rapidamente ameaçar a vida do paciente. Assim, é essencial que os mesmos tenham acesso imediato aos profissionais/instituições em sua comunidade.

INDICAÇÕES PARA PROCURAR UM SERVIÇO DE EMERGÊNCIA

Os pacientes e familiares devem procurar urgente avaliação médica nas seguintes condições:

- Febre > 38 ºC.
- Dor torácica.
- Respiração mais curta.

- Maior cansaço.
- Aumento do abdome.
- Dor de cabeça incomum.
- Fraqueza súbita ou perda da sensibilidade em um membro.
- Dor que não cede com tratamento domiciliar.
- Priapismo (ereção dolorosa).
- Súbita alteração da visão.

HOSPITAL-DIA PARA OS PORTADORES DA DOENÇA FALCIFORME
Centros especializados onde os pacientes podem ter tratamento endovenoso para episódios agudos de dor – mostraram reduzir as hospitalizações e reduzir a duração das crises.[33]

Frequentemente, médicos e enfermeiros são céticos em relação à dor dos pacientes e em prescrever ou administrar medicação antiálgica, embora a adicção aos narcóticos não seja mais comum em pessoas com doença falciforme que na população em geral.

QUANDO SURGE A ADOLESCÊNCIA
Uma estratégia para melhorar o cuidado é aumentar o acesso ao médico da família ou a um médico "**Clínico-Pediatra**", que pode cuidar dos pacientes desde o nascimento até a vida adulta.

Nas UBS existe o desconforto em prescrever narcóticos, além dos médicos frequentemente se sentirem não confortáveis em prescrever a hidroxiureia, uma medicação que mostrou reduzir as crises dolorosas e salvar vidas dos portadores da doença falciforme.

A depressão é aproximadamente cinco vezes mais prevalente em pacientes com doença falciforme que na população em geral, e está significativamente associada à pior qualidade de vida, com comprometimento da saúde mental e física.[34]

TERAPIAS COMPLEMENTARES
Com a acupuntura ocorre a possibilidade de prover alívio instantâneo ao paciente. Massagens, Reike ou manipulação osteopática têm sido utilizadas nos pacientes com dor crônica, como modalidades complementares da Medicina, com resultados animadores.

REFERÊNCIAS BIBLIOGRÁFICAS
1. Gardner K, Douiri A, Drasar E et al. Survival in adults with sickle cell disease in high-income setting. *Blood* 2016;128(10):1436-8.
2. Lanzkron S, Carroll CP, Haywood C Jr. Mortality rates and age death from sickle cell disease: U.S., 1979-2005. *Public Health Rep.* 2013;128(2):110-6.
3. Arduini GA, Rodrigues LP, Trovó de Marqui, AB. Mortality by sickle cell disease in Brazil. *Rev Bras de Hematologia e Hemoterapia* 2017;39:52-6.
4. Lobo CLC, Nascimento EMD, Jesus LJC et al. Mortality in children, adolescentes and adults with sickle cell anemia in Rio de Janeiro, Brazil. *Hematol Transfus Cell Ther* 2018;40(1):37-42.
5. Hamideh D, Alvarez O. Sickle cell disease related mortality in the United States (1999-2009). *Pediatric Blood Cancer* 2013;60(9):1482-6.
6. Wang Y, Liu G, Caggana M et al. Mortality of New York children with sickle cell disease identified through newborn screening. *Genet Med* 2015;17:452-9.
7. Allaf B, Patin F, Elion J, Couque N. New approach to accurate interpretation of sickle cell disease newborn screening by applying multiple of median cutoofs and ratios. *Pediatr Blood Cancer* 2018 May 21;e27230.
8. Kmietowicz Z. Screening for sickle cell disease and thalassaemia daving lives. *BMJ* 2004;329 (7457):69.

9. Sabarense AP, Lima GO, Silva LM, Viana MB. Survival of children with sickle cell disease in the comprehensive newborn screening programme in Minas Gerais Brazil. *Paediatr Int Child Health* 2015.
10. You D, Bastian P, Wu J, Wardlaw T. *Levels and trends in child mortality*. Report 2013. New Youk: United Nations Children's Fund; 2013.
11. Lewis H, Brandalise SR, Rodrigues CCM. *Esperança e Destino*. Jr. Hilton Publishing, Chicago, 2013.
12. Charache S, Terrin ML, Moore RD *et al*. Effect of hydroxyurea on the frequency of painful crises in sickle cell anemia, Investigators of the multicenter study of hydroxyurea in sickle cell anemia. *N Engl J Med* 1995;332(20):1317-22.
13. Wang WC, Ware RE, Miller ST *et al*. Hydroxycarbamide in very Young children with sickle-cell anemia: a multicenter randomized, controlled trial (BABY HUG). *Lancet* 2011;377(9778):1663-72.
14. Kassin AA, De Baun MR. The case for and against initiating either hydroxyurea therapy, blood transfusion therapy or hematopoietic stem cell transplant in asymptomatic children with sickle cell disease. *Expert Opin Pharmacother* 2014;15(3):325-36.
15. ESMO. Rare Disease Report, March 15, 2018; European Society for Medical Oncology press release, January 5, 2018.
16. Rodriguez A, Duez P, Dedeken L *et al*. Hydroxyurea (hydroxycarbamide) genotoxicity in pediatric patients with sickle cell disease. *Ped Blood and Cancer* 2018 Jul;65(7) Je27022.
17. Smith-Whitley K. Reproductive issues in sickle cell disease. *Blood* 2014 December 4;124(24):3538-3543.
18. De Baun MR. Hydroxyurea therapy contributes to infertility in adult men with sickle cell disease: a review. *Expert Rev Hematol* 2014 Dec;7(6):767-73.
19. Telen MJ. Beyond hydroxyurea:new and old drugs in the pipeline for sickle cell disease. *Blood* 2016; 127 (7):810-819.
20. Brandalise SR *et al*. Low dose methotrexate in sickle cell disease: a pilot study with rationale borrowed from rheumatoid arthritis. *Exp Hematol Oncol* 2017;6:18.
21. Hoppe C *et al*. Simvastatin reduces vaso-occlusive pain in sickle cell anaemia: a pilot efficacy trial. *Br J Haematol* 2017;177(4):620-629.
22. Angelucci E, Matthes-Martin S, Baronciani D *et al*. Hematopoetic stem cell transplantation in thalassemia major and sickle cell disease: indications and management recommendations from an international expert panel. *Haematologica* 2014;99(5):811-820.
23. Zhang D, Xu C, Manwani D, Frenette PS. Neutrophils, platelets, and inflammatory pathways at the nexus of sickle cell disease patophysiology. *Blood* 2016;127:801-9.
24. Afrin LB. Mast Cell Activation Syndrome as a significant commorbidity in sickle cell disease. *Am J Med Sci* 2014;348(6):460-4.
25. Gluckman E, Cappelli B, Bernaudin F *et al*. Sickle cell disease: an international survey of results of HLA-identical sibling hematopoietic stem cell transplantation. *Blood* 2017;(129):1548-56.
26. Nickel RS, Hendrickson JE, Haight AE. The ethics of a proposed study of hematopoietic stem cell transplant for children with "less severe" sickle cell disease. *Blood* 2014;124(6):861-6.
27. Pawliuk R *et al*. Correction of sickle cell disease in transgenic mouse models by gene therapy. *Scienca* 2001;294(5550):2368-71.
28. Negre O *et al*. Gene therapy of the Beta-hemoglobinopathies by lentiviral transfer of the Beta A(T87Q)-globin gene. *Hum Gene Ther* 2016;27(2):148-165.
29. Ribell J-A *et al*. Gene therapy in a patient with sickle cell disease. *N Engl J Med* 2017; 376 (9): 848-55.

30. Kanter J et al. Interim results from a phase 1/2 clinical study of lentiglobin gene therapy for severe sickle cell disease. *Blood* 2017;130(Suppl 1):527. LP-527.
31. Thompson AA, Walters MC, Kwiatkowski J et al. Gene therapy in patients with transfusion-dependent Beta-Talassemia. *N Engl J Med* 2018 Apr 19;378(16):1479-93.
32. Lin MI, Paik EJ, Mishra BP et al. Re-Creating Hereditary Persistence of Fetal Hemoglobin (HPFH) to treat sickle cell disease (SCD) and Beta-Thalassemia. *Blood* 2016;128(22):4708.
33. Marcus EN. A common problem few women want to talk about: Fibroids cause more than just pain. Washington Post, 2017 Jan (cited Jan 18) Available from: https://www.washingtonpost.com/national/health-science/a-common-problem-few-women-want-to-talk-about-fibroids-cause-more-than-just-pain/2014/03/24/f4318330-a3ca-11e3-a5fa-55f0c77bf39c_story.html?utm_term=.e74b2a431071
34. Adam SS, Flahiff CM, Kamble S et al. Depression, quality of life, and medical resource utilization in sickle cell disease. *Blood Advances* 2017;1(23):1983-92.

FIBROSE CÍSTICA: EPIDEMIOLOGIA E ASPECTOS CLÍNICOS

Antonio Fernando Ribeiro
Aline C. Gonçalves

INTRODUÇÃO

Fibrose cística (FC) é uma doença genética autossômica recessiva, multissistêmica e progressiva, complexa com muitas variantes genéticas e clínicas.[1,2]

A ausência ou diminuição da função de uma proteína de membrana no transporte iônico (de cloreto e bicarbonato) nas células epiteliais das vias aeríferas, glândulas salivares, sudoríparas, do pâncreas, intestino e aparelho reprodutor, resulta em secreções mucosas espessas e viscosas, que causam obstrução dos ductos e canalículos glandulares.[3-5] O grau de alteração do transporte iônico em um paciente com FC é determinado pelas variantes herdadas, que são distribuídas em sete classes de acordo com o defeito qualitativo e/ou quantitativo da proteína CFTR.[6-8]

O CFTR (*Cystic Fibrosis Transmembrane Regulator*), gene da FC, contém aproximadamente 250 quilobases de DNA genômico, com 27 éxons. Este gene tem como função codificar um RNAm de 6,5 quilobases, que transcreve uma proteína transmembrana reguladora de transporte iônico (CFTR).[9,10] De acordo com *Cystic fibrosis mutation database* (2018) são conhecidas atualmente mais de 2.000 variantes do gene CFTR listadas no banco de dados CFTR2.[11]

As classes das variantes herdadas, bem como a heterogeneidade alélica, associada à ação de genes modificadores e fatores ambientais, resultam numa expressão fenotípica variada, com quadro clínico polimorfo e multissistêmico de gravidade variável.[2,6,7]

EPIDEMIOLOGIA

Mais incidente na etnia caucasiana (1:3.000 nascidos vivos), tem sido descrita com menor incidência em todas as etnias (1:90.000). Cerca de 80 mil indivíduos com FC estão atualmente registrados na Europa e América do Norte. No Brasil 3.800 estavam incluídos no Registro Brasileiro de Fibrose REBRAFC, em 2015 (Quadro 6-1), sendo que desses 1.027 (1:12.195) pertencentes ao estado de São Paulo, seguido de Minas Gerais (n = 427), Rio Grande do Sul (n = 408), Bahia (n = 406), Rio de Janeiro (n = 262), Paraná (n = 231), Santa Catarina (n = 182), Pará (n = 140) e Espírito Santo (n = 125).[12-15]

Talvez esses números estejam subestimados, pois alguns estados brasileiros não possuem centros especializados de referência em FC, o que dificulta o diagnóstico, mais ainda o registro dos pacientes.[12,16,17]

Ademais, o reconhecimento das formas leves da doença com a implantação da TNN e novas ações terapêuticas que possibilitam minimizar a sintomatologia e as complicações da doença, contribuindo com o aumento da sobrevida na FC e melhor qualidade de vida (Quadro 6-2).[2,12]

No Brasil a média de vida de pacientes cadastrados no REBRAFC é de 12 anos de idade, com sobrevida mediana de 43,8 anos. Os 73,3% dos pacientes com FC no Brasil têm menos de 18 anos de idade.[12] Na população norte-americana, a sobrevida mediana esperada para um indivíduo nascido com FC, em 2016, é de 47,7 anos, sendo que 51,6% desses pacientes têm 18 anos de idade ou mais.[18]

Quadro 6-1. Distribuição dos Pacientes com Diagnóstico de FC no Brasil

Pacientes	2010	2011	2012	2013	2014	2015
Inseridos no REBRAFC(n)	1.798	2.182	2.669	2.924	3.511	3.857
Óbitos (n)	8		25	30	129	56
Total de diagnósticos (n)	274	230	229	243	234	163
Diagnosticados pela TNN (n)	98	98	106	125	148	86

TNN, triagem neonatal.
Fonte: Registro Brasileiro de Fibrose Cística (REBRAFC).[12]

Quadro 6-2. Idade, Internações e Frequência da Variante F508del em Pacientes com Diagnóstico de FC, de Acordo com o REBRAFC 2015

Variáveis	2010	2011	2012	2013	2014	2015
Idade (média/desvio-padrão [anos])	12,88-10,92	13,18	13,49-11,01	13,87-11,81	13,67-11,24	14,25-11,95
Idade ao óbito (média/desvio-padrão [anos])	17,94-12,03		20,58-11,14	19,10-11,31	19,8-10,15	20,20-10,57
Idade diagnóstica (média/desvio-padrão [anos])	5,91-10,10	5,33	5,71-9,85	5,74-9,96	5,55-9,94	5,82-10,54
Internações (n)	338		386	437	509	600
F508del/F508del (%/n)	27/805		27/1.134	27	25/1.604	26/1.760
F508del/outras (%/n)	44/805		42/1.134	42	44/1.604	45/1.760

Fonte: Registro Brasileiro de Fibrose Cística (REBRAFC).[12]

DIAGNÓSTICO
Triagem Neonatal e Diagnóstico da FC
Crossley *et al.* (1979) demonstraram o aumento do tripsinogênio imunorreativo (IRT), no sangue de neonatos com FC,[19] isto contribuiu para a criação de um protocolo para a triagem neonatal (TNN) para FC, que é realizado em um número cada vez maior de países, contribuindo para o diagnóstico precoce, antes mesmo de manifestações clínicas. A dosagem do IRT (primeira coleta IRT-1) é feita no sangue coletado para o teste do pezinho, tem uma sensibilidade alta, mas uma especificidade baixa, que é condição para elevado número de resultados falsos positivos, (valores superiores ao ponto de corte, para a maioria dos estados estabeleceram-se valores > 70 ng/dL), minimizado pela realização de uma segunda amostra (IRT-2) que identifica os recém-nascidos com maiores possibilidades de terem ou evoluírem com clínica de FC (IRT-2 > 70 ng/dL), mas estes valores estabelecidos como referência para os resultados das IRTs não são de consenso universal.[20,21]

Embora a TNN tenha grande valor para orientar o diagnóstico e as intervenções terapêuticas mais precoces, ela não confirma, nem exclui de forma definitiva o diagnóstico, sendo necessária a realização de testes confirmatórios.[22,23]

Teste do Suor
O teste padrão ouro para o diagnóstico da FC é a determinação dos eletrólitos no suor (Teste do Suor), sendo esta análise já utilizada há mais de 50.[24,25] A interpretação do teste deve ser correlacionada com o contexto clínico.[26]

Quando a concentração de cloreto do suor é: 1. maior/igual a 60 mmol/L é considerado positivo o diagnóstico de FC; 2. menor que 30 mmol/L é considerado improvável o diagnóstico; 3. entre 30-60 mmol/L são considerados intermediários (não confirmam, mas também não descartam o diagnóstico) devendo ser repetido. Para confirmação diagnóstica (Fig. 6-1), em alguns casos podem ser necessários testes adicionais (diferença de potencial nasal, biópsia retal, teste da saliva) ou análise genética. São aceitos intervalos de referência universais para cloretos no suor, sendo aplicáveis a todos os pacientes, independente de gênero ou idade.[27,28]

Além da FC há outras doenças em que a concentração de cloreto e sódio no suor pode ser superior a 60 mEq/L tais como: insuficiência adrenal, anorexia nervosa, dermatite atópica, doença celíaca, hipoparatireoidismo familial, hipotireoidismo, desnutrição, Pseudo-hipoaldosterismo, displasia ectodérmica, síndrome de klinefelter, disfunção autonômica, colestase familiar, disfunção autonômica, síndrome de Mauriac, hipogamaglobulinemia, mucopolissaridose tipo I, doença de armazenamento de glicogênio tipo I (doença de Von Gierke).[29]

Outros Testes para Diagnóstico da FC
A análise genética (sequenciamento do *CFTR*) e testes utilizando eletrofisiologia para avaliar a função da proteína CFTR são métodos complementares e recomendados para as raras condições de dúvidas no diagnóstico de FC.[27,30,31] O diagnóstico fica confirmado se ambos os alelos possuírem mutações causadoras de FC. Quando o diagnóstico de FC não for definido, deve-se considerar como distúrbio relacionado com CRMS (síndrome metabólica relacionada com o CFTR)/CFSPID (triagem positiva e diagnóstico inconclusivo) ou CFTR-RD (distúrbios relacionados com o *CFTR*).[32,33]

Considerando que o custo do sequenciamento genético é alto, a pesquisa genética fica restrita, em geral, somente para as mutações mais frequentes, de forma que nem sempre

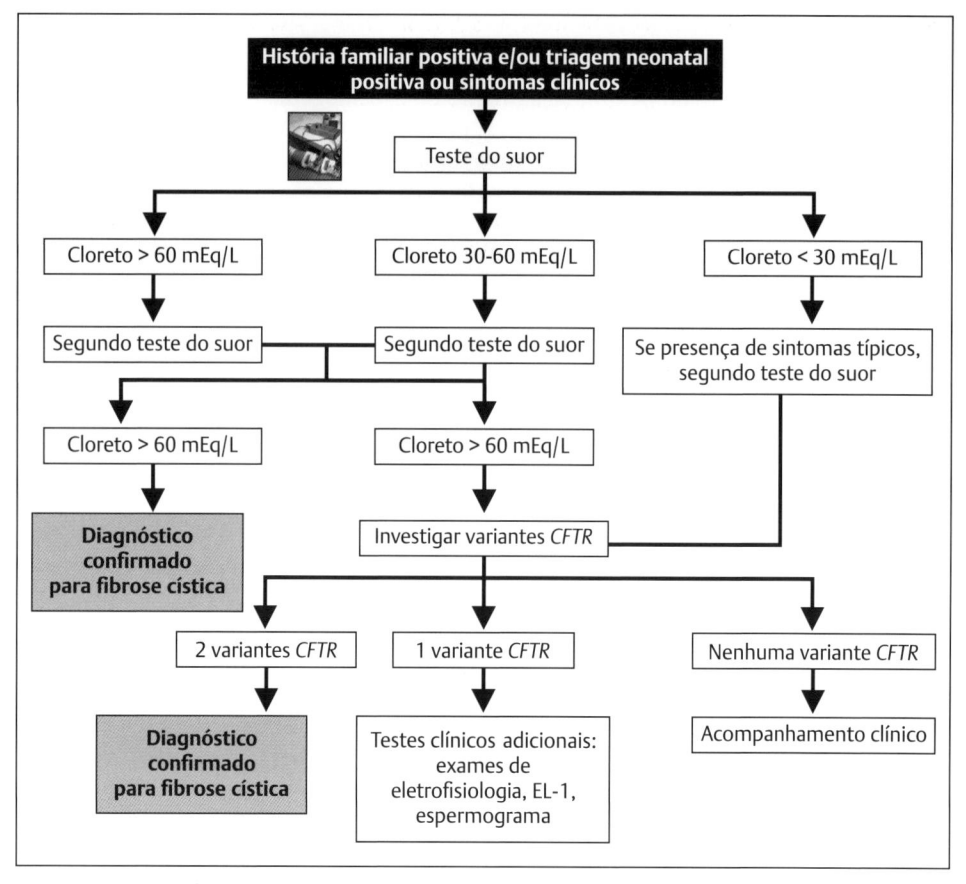

```
                 História familiar positiva e/ou triagem neonatal
                           positiva ou sintomas clínicos
                                      ↓
                                Teste do suor
                                      ↓
      ┌───────────────────────────────┼───────────────────────────────┐
      ↓                               ↓                               ↓
 Cloreto > 60 mEq/L            Cloreto 30-60 mEq/L            Cloreto < 30 mEq/L
      ↓                               ↓                               ↓
 Segundo teste do suor ──────  Segundo teste do suor          Se presença de sintomas típicos,
                                                              segundo teste do suor
      ↓                               ↓
 Cloreto > 60 mEq/L            Cloreto > 60 mEq/L
      ↓                               ↓
   Diagnóstico                 Investigar variantes CFTR
   confirmado
 para fibrose cística
                        ┌──────────────┼──────────────┐
                        ↓              ↓              ↓
                  2 variantes CFTR  1 variante CFTR  Nenhuma variante CFTR
                        ↓              ↓              ↓
                   Diagnóstico    Testes clínicos    Acompanhamento clínico
                   confirmado     adicionais:
                para fibrose cística  exames de
                                  eletrofisiologia, EL-1,
                                  espermograma
```

Fig. 6-1. Descrição das etapas para confirmação do diagnóstico da FC.

é possível identificar as variantes envolvidas.[11] Além da avaliação clínica, história familiar, teste do suor, pesquisa de variante genética, testes de eletrofisiologia como diferença de potencial nasal (DPN), medida da corrente intestinal (IBM) por biópsias retais e evaporimetria podem ser realizados, embora estes métodos não estejam disponíveis na prática clínica, apenas em alguns centros.[27,31]

MANIFESTAÇÕES CLÍNICAS DA FC

As manifestações clínicas (Quadro 6-3) da FC são: 1. infecção pulmonar crônica com inflamação, levando à deterioração progressiva da função do pulmão (95% dos pacientes), 2. azoospermia (mais de 90%), 3. insuficiência pancreática (80%), 4. diabetes relacionada com a FC (20%), 5. íleo meconial em recém-nascidos (17%) e 6. doença obstrutiva do trato biliar (15 a 20% dos pacientes). Também há má digestão e má absorção de gorduras, proteínas e em menor proporção de hidrato de carbono. As fezes são esteatorreicas, volumosas, pálidas e de odor característico.[3,34,35]

Quadro 6-3. Manifestações Clínicas da Fibrose Cística de Acordo com a Faixa Etária

Faixa etária	Órgão	Manifestações clínicas
Recém-nascidos	Pulmonar	Atelectasia e hiperinsuflação
	Gastrointestinal	Íleo meconial, peritonite meconial, retardo na eliminação do mecônio, obstrução intestinal, desidratações hiponatrêmica, hipocalêmica e hipoclorêmica
	Outros	Distúrbios de coagulação por fatores K-dependentes. Icterícia prolongada (colestase)
Lactentes	Pulmonar	Síndrome do lactente chiador, pneumonias de repetição, atelectasia e/ou hiperinsuflação pulmonar
	Gastrointestinal	Esteatorreia, prolapso retal
	Nutricional	Desnutrição, baixo ganho ponderal
Pré-escolares e Escolares	Pulmonar	Pneumonia de repetição, tosse crônica, sinusopatia crônica, atelectasia ou hiperinsuflação pulmonar, bronquiectasia hemoptise, hipertensão pulmonar, *cor pulmonale*
	Gastrointestinal	Obstrução intestinal, esteatorreia, prolapso retal, insuficiência pancreática, hipertensão portal, cirrose hepática
	Nutricional	Desnutrição, baixo ganho ponderal, hipovitaminose A, D ou E
	Outras	Baqueteamento digital
Adolescentes e Jovens adultos	Pulmonar	Pneumonias de repetição, tosse crônica, sinusopatia crônica, bronquiectasias, atelectasia, hiperinsuflação pulmonar, hipertensão pulmonar, *cor pulmonale*
	Gastrointestinal	Esteatorreia, hipertensão portal, prolapso retal, insuficiência pancreática, pancreatite, cirrose hepática
	Nutricional	Desnutrição, baixo ganho ponderal, hipovitaminose A, D e E
	Outras	Diabetes relacionada com FC, osteopenia, infertilidade

TRATAMENTO DA FC

Os fundamentos do manejo dos pacientes com FC, que permitiram aumento da sobrevida e melhor qualidade de vida nas últimas décadas, foram:

1. Visitas trimestrais em Centros Especializados Multidisciplinares de Referência em Fibrose Cística.
2. Diagnóstico precoce (triagem neonatal).
3. Preservação de um bom estado nutricional (educação e terapia nutricional).
4. Terapia de reposição enzimática frente à evidência, ou diagnóstico da insuficiência pancreática (IP) (enzimas pancreáticas fornecidas por **farmácia de alto custo**).
5. Tratamento intensivo da doença respiratória e suas exacerbações e complicações. Com antibióticos orais, parenterais, inalatórios (**farmácia de alto custo**) broncodilatadores, anti-inflamatórios, viscolíticos (**farmácia de alto custo**).
6. Fisioterapia respiratória diária.
7. Prevenção e tratamento dos transtornos emocionais.
8. Aconselhamento genético.

PROGNÓSTICO DA FC

Atualmente com o surgimento de medicamentos com ação corretora, potencializadora e moduladora sobre a proteína CFTR, inicia-se uma nova era terapêutica para os pacientes com FC. São pequenas moléculas que atuam na região intracelular, modulando a CFTR e restaurando o transporte eletrolítico.[1,36] Pesquisas sobre a ação destes moduladores da proteína CFTR têm mostrado eficácia principalmente para determinadas mutações, trazendo perspectivas muito animadoras para um tratamento personalizado, com um controle mais efetivo das complicações da doença e possibilidade de cura em futuro próximo.[2]

REFERÊNCIAS BIBLIOGRÁFICAS

1. O'Sullivan BP, Freedman SD. Cystic fibrosis. *Lancet* 2009;373(9678):1891-904.
2. Burgener EB, Moss RB. Cystic fibrosis transmembrane conductance regulator modulators: precision medicine in cystic fibrosis. *Curr Opin Pediatr* 2018;30(3):372-7.
3. Kaplan E, Shwachman H, Perlmutter AD et al. Reproductive failure in males with cystic fibrosis. *N Engl J Med* 1968;79(2):65-9.
4. Quinton PM. Cystic fibrosis: a disease in electrolyte transport. *FASEB J* 1990;4:2709-17.
5. Catalán MA, Nakamoto T, Gonzalez-Begne M et al. Cftr and ENaC ion channels mediate NaCl absorption in the mouse submandibular gland. *J Physiol* 2010;588(Pt 4):713-24.
6. Moskowitz SM, Chmiel JF, Sternen DL et al. Clinical practice and genetic counseling for cystic fibrosis and CFTR-related disorders. *Genet Med* 2008;10(12):851-68.
7. Sheridan MB, HefferonTW, Wang N et al. *CFTR* transcription defects in pancreatic sufficient cystic fibrosis patients with only one mutation in the coding region of *CFTR*. *J Med Genet* 2011;48:235-41.
8. Marson FAL, Bertuzzo CS, Ribeiro JD. Classification of CFTR mutation classes. *Lancet Respir Med* 2016;4:e37-e38.
9. Mishra A, Greaves R, Massie J. The limitations of sweat electrolyte reference intervals for the diagnosis of cystic fibrosis: a systematic review. *Clin Biochem Rev* 2007;28:60-76.
10. Rogan MP, Stoltz DA, Hornick DB. Cystic fibrosis transmembrane conductance regulator intracellular processing, trafficking, and opportunities for Mutation-specific treatment. *Chest* 2011;139:1480-90.

11. Cystic Fibrosis Mutation Database [homepage on the Internet]. Toronto: Cystic Fibrosis Consortium [accessed in 2018 Set 03]. Available from: http://www.genet.sickkids.on.ca/cftr/StatisticsPage.html.
12. Brazilian Cystic Fibrosis Registry Report 2015. REBRAFC 2015. Disponível em: http://portalgbefc.org.br/wp-content/uploads/2016/11/Registro2015_Ingles_v05.pdf
13. Raskin S, Philips III JA, Krishnamani MRS et al. DNA analysis of cystic fibrosis in Brazil by direct PCR amplification from Guthrie cards. *Am J Med Genet* 1993;46:665-9.
14. Ribeiro JD, Ribeiro MAGO, Ribeiro AF. Controversies in cystic fibrosis – from pediatrician to specialist. *J Pediatric* 2002;78(Supl.2):S171-S18.
15. Riordan JR. CFTR function and prospects for therapy. *Annu Rev Biochem* 2008;77:701-26.
16. Jackson AD, Goss CH. Epidemiology of CF: How registries can be used to advance our understanding of the CF population. *J Cyst Fibros* 2018;297-305.
17. Nunes LM et al. A new insight into CFTR allele frequency in Brazil through next generation sequencing. *Pediatr Pulmonol* 2017;52(10):1300-5.
18. Cystic Fibrosis Foundation. 2016-patient-registry-annual-data-report.pdf [Internet] Bethesda, Maryland. Available at: https://www.cff.org/Research/Researcher-Resources/Patient-Registry/2016-Patient-Registry-Annual-Data-Report.pdf. [Accessed 3 January 2018].
19. Crossley JR, Elliott RB, Smith PA. Dried-blood spot screening for cystic fibrosis in newborn. *Lancet* 1979;3:472-4.
20. Farrell PM, Rosenstein BJ, White TB et al. Guidelines for Diagnosis of Cystic Fibrosis in Newborns through Older Adults: Cystic Fibrosis Foundation Consensus Report. *J Pediatr* 2008;153:S4-S14.
21. Seliger VI, Rodman D, Van Goor F, Schmelz A, Mueller P. The predictive potential of the sweat chloride test in cystic fibrosis patients with the G551D mutation. *J Cyst Fibros* 2013;12:706-13.
22. Santos et al., Santos GP, Domingos MT et al. Neonatal cystic fibrosis screening program in the state of Paraná: evaluation 30 months after implementation [Article in Portuguese]. *J Pediatr* 2005;81(3):240-4.
23. Smyth AR, Bell SC, Bojcin S et al. European Cystic Fibrosis Society Standards of Care: Best Practice guidelines. *J Cyst Fibros* 2014;13 Suppl 1:S23-42.
24. Gibson LE, Cooke RE. A test for concentration of electrolytes in sweat in cystic fibrosis of the pancreas utilizing pilocarpine by iontophoresis. *Pediatrics* 1959; 23(3):545-9.
25. Legrys VA, Burritt MF, Gibson LE et al. Sweat Testing: sample collection and quantitative analysis: aroved guideline. National committee for Clinical laboratory Standards. Publication No C34-A2. 1994. Villanova, Pa.
26. Farrell PM, White TB, Derichs N et al. Cystic Fibrosis Diagnostic Challenges over 4 Decades: Historical Perspectives and Lessons learned. *J Pediatr* 2017a;181S:S16-26.
27. Farrell PM, White TB, Ren CL et al. Diagnosis of Cystic Fibrosis: Consensus Guidelines from the Cystic Fibrosis Foundation. *J Pediatr* 2017b;181S:S4-15.
28. Gonçalves AC, Marson FAL, Mendonça RMH et al. Chloride and sodium ion concentrations in saliva and sweat as a method to diagnose cystic fibrosis. *J Pediatr* 2018; pii: S0021-7557(17)31053-7.
29. Welsh M, Tsui LC, Boat TF, et al. *The metabolic and molecular bases of inherited disease*. 7.ed. New York, McGraw-Hill, 1995. p. 3799-877.
30. Sosnay PR, Salinas DB, White TB et al. Applying cystic fibrosis transmembrane conductance regulator genetics and CFTR2 data to facilitate diagnoses. *J Pediatr* 2017a;181S:S27-32.
31. Castelani C, Assael BM. Cystic fibrosis: a clinical view. *Cellular and Molecular life Sciences* 2017; 74:129-140.

32. Sosnay PR, White TB, Farrell PM *et al*. Diagnosis of cystic fibrosis in nonscreened populations. *J Pediatr* 2017b;181S:S52-7.
33. Ren CL, Borowitz DS, Gonska T *et al*.Cystic fibrosis transmembrane conductance regulator-related metabolic syndrome and cystic fibrosis screen positive, inconclusive diagnosis. *J Pediatr* 2017;181S:S45-51.
34. Sólis MSN, Torres JFM, Martínez IM, Sellés FP. Lung transplantation and the development of diabetes mellitus in adult pacients whith cystic fibrosis. *Arch Bronconeumol.* 2007 Feb;43(2):86-91.
35. Park RW, Grand RJ. Gastrointestinal manifestations of cystic fibrosis: a review. *Gastroenterol* 1981;81:1143-61.
36. Rowe SM, Daines C, Ringshausen FC, *et al*. Tezacaftor-Ivacaftor in Residual-Function Heterozygotes with Cystic Fibrosis. *N Engl J Med* 2017;377(21):2024-35.

HIPERPLASIA ADRENAL CONGÊNITA POR DEFICIÊNCIA DA 21-HIDROXILASE – INTERPRETANDO UM TESTE POSITIVO

Mirela Costa de Miranda
Giselle Y. Hayashi
Tania A. S. S. Bachega

INTRODUÇÃO

A hiperplasia adrenal congênita (HAC) é o termo utilizado para um conjunto de doenças com herança autossômica recessiva, que resultam da deficiência de uma das enzimas responsáveis pela síntese de cortisol. Em populações caucasianas, 90 a 95% dos casos ocorrem por deficiência da enzima 21-hidroxilase (21OH).[1-3] A HAC-21OH é causada pela presença de mutações no gene *CYP21A2*, que resultam em diferentes comprometimentos da atividade enzimática e ocasionam um espectro de formas clínicas com diferentes gravidades.

As manifestações clínicas estão correlacionadas com o grau de deficiência enzimática e tradicionalmente são classificadas em dois grandes grupos: **forma clássica**, com manifestações ao nascimento e **forma não clássica**, cujos sintomas se iniciam tardiamente, podendo ser na infância, puberdade ou vida adulta, mas com complicações muito menos graves do que na forma clássica. A forma clássica é subdividida em perdedora de sal (PS) e virilizante simples (VS), sendo estas as formas de interesse da triagem neonatal.[1,2]

Na forma VS, os pacientes são carreadores de mutações que resultam em 3-7% de atividade enzimática residual em homozigose ou em heterozigose composta com as mutações que causam comprometimento total da atividade.[4] Caracteriza-se no sexo feminino por virilização pré-natal da genitália externa, variando desde clitoromegalia isolada à fusão completa das pregas urogenitais, podendo ter aparência semelhante à genitália masculina normal.[5] Ocorre também virilização pós-natal em ambos os sexos, com aumento progressivo do clitóris/pênis, aparecimento precoce dos pelos pubianos, incremento da velocidade de crescimento, porém com fechamento epifisário precoce, resultando em baixa estatura final.[1,2]

A forma PS compreende 70-75% dos casos da forma clássica. Estes pacientes são carreadores de mutações que resultam em comprometimento total ou quase total da atividade enzimática (atividade < 2%).[4] Uma vez que a 21OH também seja essencial para a síntese de mineralocorticoide, este comprometimento na síntese de aldosterona resulta em perda de peso seguida de desidratação hiponatrêmica nas primeiras semanas de vida e potencial evolução para choque hipovolêmico e óbito. As manifestações hiperandrogênicas vistas na forma VS também ocorrem na forma PS.[1,2]

A incidência das formas clássicas da HAC-21OH varia de acordo com a população estudada, sendo de 1:10.000 a 1:15.000 nascimentos na maioria das populações caucasianas.[6] Trabalhos recentes na população brasileira demonstraram que a HAC também possui frequência elevada em nosso meio, ocorrendo em ~ 1:10.000 nascimentos.[7,8]

O diagnóstico clínico do recém-nascido do sexo feminino com as formas clássicas pode ser suspeitado pela presença da virilização da genitália externa. Já nos recém-nascidos do sexo masculino os sinais clínicos estão ausentes ou pouco evidentes e, na ausência de triagem neonatal, o diagnóstico só é realizado com a crise de desidratação hiponatrêmica nos primeiros dias de vida na forma PS ou na infância pela investigação de puberdade precoce na forma VS.

A deficiência da 21OH resulta em acúmulo dos esteroides precursores da síntese de cortisol, principalmente a 17OH-progesterona (17OHP), que tem sido utilizada no diagnóstico hormonal, estando muito elevada nas formas clássicas; andrógenos, como androstenediona e testosterona, também encontram-se elevados.[2,4]

TRIAGEM NEONATAL

No Brasil, o Estado de Goiás foi o primeiro a implantar a triagem neonatal para a HAC, com verbas do próprio Estado, sendo seguido por Santa Catarina. Desde 1997, aproximadamente 2 milhões de neonatos foram triados no primeiro programa. Alguns Estados, como Minas Gerais e São Paulo, implementaram projetos pilotos e, em dezembro de 2012, o Ministério da Saúde anunciou a inclusão da HAC no Programa Nacional de Triagem Neonatal (PNTN), que foi implantada inicialmente em nove Estados.[9]

Apesar de todos os Estados supracitados terem observado a eficiência diagnóstica da triagem, sobretudo para a forma PS, um de seus grandes problemas é a frequência elevada de resultados falso-positivos (RFPs).[4,10] Considerando que em países desenvolvidos, de forma geral, a HAC é adequadamente diagnosticada sem a triagem neonatal, diversos estudos não consideraram esta triagem custo-efetiva.[11] Entretanto, dados de 210 pacientes da casuística do Hospital das Clínicas de São Paulo (dados não publicados), cujo diagnóstico foi feito por meios clínicos, demonstram proporção menor de pacientes com a forma perdedora de sal, bem como do sexo masculino, o que sugere perda do diagnóstico por óbito no período neonatal no nosso meio. Além disso, uma parcela significativa dos pacientes possui diagnóstico tardio, com a presença de comorbidades, como puberdade precoce, necessitando da adição de medicações de alto custo para bloquear a puberdade e recuperar o potencial de altura final.

Teste de Triagem no Papel-Filtro

O processo de triagem consiste na coleta do sangue em cartões de papel-filtro por meio de punção no calcanhar, idealmente entre dois a cinco dias após o nascimento. É então realizada a dosagem da 17OHP nas amostras e determinados os limites de convocação: a) de rotina para repetição em papel-filtro (resultados moderadamente alterados) e b) de emergência (resultados muito elevados) para consulta médica imediata e coleta de testes confirmatórios séricos.

As técnicas disponíveis para a dosagem da 17OHP neonatal incluem radioimunoensaio (RIA), testes imunoenzimáticos *-enzyme-linked immuno absorbent assay* (ELISA) e testes imunofluorimétricos (FIA). O RIA foi o primeiro método desenvolvido, mas como o ELISA, tem sido quase que completamente substituído pelo imunofluorimétrico *dissociation--enhanced, lanthanide fluorescence immunoassay* (DELFIA®), altamente automatizado.[12]

Os RFPs são o principal desafio na otimização da triagem neonatal da HAC, aproximadamente 70% são decorrentes da prematuridade e/ou baixo peso ao nascer. Outras causas incluem doenças intercorrentes e especificidades metodológicas do ensaio.[4,6,13,14]

Protocolos que consideram a variação fisiológica dos valores da 17OHP neonatal, ajustando os seus valores de corte para idade gestacional e/ou peso ao nascer, são apontados como alternativas para diminuição da taxa de RFP.[15-17] Tendo em conta que no Brasil a ultrassonografia obstétrica não é realizada rotineiramente para se aferir a idade gestacional, tem-se adotado a padronização dos valores de referência da 17OHP de acordo com o peso ao nascimento (< 1.500 g, 1.500-2.000 g, 2.001-2.500 g e > 2.500 g).[8] O ajuste dos valores de 17OHP neonatal para a idade na coleta da amostra pode reduzir ainda mais as taxas de convocações.[18]

Adicionalmente, sabe-se que coletas antes de 24-48 horas de vida podem contribuir para a ocorrência de resultados falso-negativos (RFNs).[19] A administração de glicocorticoides à mãe no periparto ou ao recém-nascido previamente à coleta da amostra neonatal são fatores que também contribuem para RFNs; o rastreio para HAC deve ainda ser recomendado, mas o uso da medicação deve ser registrado. Transfusão sanguínea também se correlaciona com RFN, nesta situação a amostra neonatal deve ser obtida antes ou no mínimo 5 dias após.[20,21]

Em estudo realizado pelo HCFMUSP em parceria com a APAE-SP foram estabelecidos os percentis dos valores de referência da 17OHP no papel-filtro para a população brasileira, de acordo com o peso ao nascimento e tempo de vida na coleta (Quadro 6-1). Na maior parte dos Estados é utilizado o percentil 99, enquanto que no Estado de São Paulo já foi assumido o percentil 99,5 como o de melhor acurácia, minimizando a taxa de RFP.[8] Mais recentemente, tem-se observado que a utilização do percentil 99,8 foi capaz de aumentar o valor preditivo do teste, sem incorrer na presença de RFN (Quadro 7-1).[18]

Os valores abaixo do ponto de corte são considerados normais. Valores acima de 2 vezes o ponto de corte são considerados altamente suspeitos e receberão convocação de emergência. Valores moderadamente elevados (acima do ponto de corte, mas menor do que seu dobro) terão a dosagem no papel-filtro repetida, e os critérios de avaliação serão os mesmos da primeira amostra. Se o novo exame não apresentar valores normais, o recém-nascido deverá ser encaminhado para consulta médica e mantido em acompanhamento até que haja uma definição diagnóstica ou a normalização da 17OHP sérica.[22,23]

Quadro 7-1. Percentis dos Valores de Referência da 17OHP Neonatal (ng/mL) de Acordo com o Peso ao Nascimento e Tempo de Vida na Coleta – (Valores em Soro de Equivalência)

Peso ao nascimento (g)	48 e 72 horas		> 72 horas	
	P 99,5	P 99,8	P 99,5	P 99,8
< 1.500	110	120	147	173
1.501-2.000	56	71	69	90
2.000-2.500	32	39	48	66
> 2.500	17	20	20	25

P, percentil.

Testes Confirmatórios no Soro

São utilizadas as dosagens da 17OHP, cortisol, androstenediona, testosterona, sódio e potássio. A coleta rápida e o envio imediato das amostras para o laboratório de triagem neonatal visam a permitir tempo hábil para realização do diagnóstico e tratamento precoce dos afetados com a forma PS.[23] Diferentes metodologias são utilizadas na dosagem sérica da 17OHP, destacando-se o radioimunoensaio (RIA) e a cromatografia líquida acoplada à espectrometria de massas em *tandem* (LC-MS/MS). Esta última metodologia tem a vantagem de dosar simultaneamente mais de um composto esteroide, além de possuir maior especificidade e menor interferência das reações cruzadas entre diferentes analitos.[4]

Embora o padrão ouro para o diagnóstico hormonal da HAC seja a dosagem da 17OHP no teste de estímulo com ACTH sintético, recém-nascidos afetados pela forma clássica possuem valores basais muito elevados da 17OHP. Em estudo realizado pelo HCFMUSP e APAE-SP observou-se que a média dos valores da 17OHP sérica na forma PS foi de 130,5 ng/mL e variou de 36,6 a 51,8 ng/mL em 3 casos com a forma VS. Valores da 17OHP de recém-nascidos normais são menores do que 3 ng/mL quando dosados por LC-MS/MS e menores do que 5 ng/mL por RIA.[18]

Entretanto, 7 a 17% dos casos com RFP em papel-filtro ainda não apresentam normalização da 17OHP no teste confirmatório sérico. Estes recém-nascidos assintomáticos e que permanecem com resultados alterados no teste confirmatório necessitarão de acompanhamentos clínico e laboratorial até que haja definição diagnóstica ou normalização da 17OHP sérica.[17,24] Este procedimento eleva os custos para o sistema de saúde e causa ansiedade às famílias, o que evidencia a necessidade da padronização de testes confirmatórios com maior especificidade.

Testes Confirmatórios Moleculares

Além dos métodos hormonais, a pesquisa de mutações no gene *CYP21A2* também tem sido proposta como teste confirmatório, em análise de amostras de DNA do sangue periférico ou do papel-filtro.[24,25] A ideia é se utilizar a análise genética baseando-se no fato de que 90-95% dos recém-nascidos afetados são heterozigotos compostos ou homozigotos para um número limitado de mutações de ponto, deleções e rearranjos gênicos. Em nossa experiência, em paciente com o diagnóstico hormonal da forma clássica, identificam-se mutações em ambos os alelos em 100% dos casos.[26] Porém, ressaltamos que a biologia molecular não é essencial na confirmação diagnóstica dos recém-nascidos sintomáticos e com testes hormonais claramente alterados; sua maior utilidade seria em descartar a doença em pacientes assintomáticos com valores persistentemente elevados, diminuindo o tempo de acompanhamento desnecessário. Um exemplo prático são os casos de recém-nascidos do sexo masculino assintomáticos com valores moderadamente elevados, em que a biologia molecular seria importante para diferenciá-los entre portadores da forma virilizante simples, forma não clássica ou de RFP. Em estudo prévio, observou-se que alguns dos casos falso-positivos demoraram de 6 a 12 meses para normalizarem os valores de 17OHP sérica, o que eleva o custo da triagem e causa grande estresse às famílias.[24]

Este teste genético já foi avaliado em estudo conjunto do HCFMUSP com o Serviço de Referência em Triagem Neonatal APAE-Anápolis, em que foi verificada a alta eficácia deste método. A pesquisa das mutações foi capaz de confirmar o diagnóstico neonatal em 21 dos 23 recém-nascidos afetados, predizendo a gravidade da forma clínica. Os outros 2 recém-nascidos com testes positivos para HAC, mas sem a identificação de mutações no gene *CYP21A2*, constataram na reavaliação que eram portadores de outra deficiência enzimática, da 11β-hidroxilase. No mesmo estudo, em outros 19 recém-nascidos assintomáticos e com elevação persistente da 17OHP sérica, a análise molecular identificou genótipo que predizia a forma virilizante simples em três meninos e da forma não clássica em dois meninos, que por causa da idade precoce ainda não apresentavam manifestações clínicas evidentes. Nos demais 14/19 recém-nascidos assintomáticos, por não apresentarem diagnóstico molecular da HAC-21OH, foi possível interromper o acompanhamento clínico.[24]

CONSIDERAÇÕES FINAIS

Nos países que realizam rotineiramente a triagem neonatal para a HAC foi observado que o diagnóstico precoce é capaz de evitar a alta morbidade e mortalidade, características da doença. O principal desafio à triagem para HAC é a determinação de um ponto de corte para a 17OHP que resulte em adequado custo/benefício. A utilização de diferentes valores de referência, conforme a idade gestacional ou peso ao nascimento e tempo de vida na coleta, são estratégias frequentemente adotadas para se tornar viável o processo de triagem, promovendo redução da taxa de RFP.

Para se atingir o objetivo da triagem neonatal, todo o processo deve ser realizado de forma rápida a fim de que o tratamento seja iniciado o mais precocemente possível. Para isto é necessário o trabalho conjunto do laboratório de triagem, rede complementar e ambulatório especializado. O paciente com HAC deve ter acompanhamento por uma equipe multiprofissional especializada, envolvendo pediatras, endocrinologistas, cirurgiões, psicólogos e enfermeiros.

REFERÊNCIAS BIBLIOGRÁFICAS

1. Speiser PW, White PC. Congenital Adrenal Hyperplasia. *N Engl J Med* 2003;349:776-88.
2. White PC, Bachega TA. Congenital adrenal hyperplasia due to 21 hydroxylase deficiency: from birth to adulthood. *Semin Reprod Med* 2012;30:400-9.
3. Merke DP, Bornstein SR. Congenital adrenal hyperplasia. *Lancet* 2005;365:2125-36.
4. Speiser PW, Azziz R, Baskin LS *et al*. Congenital adrenal hyperplasia due to steroid 21-hydroxylase deficiency: an Endocrine Society clinical practice guideline. *J Clin Endocrinol Metab* 2010;95:4133-60.
5. Prader A. [Genital findings in the female pseudo-hermaphroditism of the congenital adrenogenital syndrome; morphology, frequency, development and heredity of the different genital forms]. *Helv Paediatr Acta* 1954;9:231-48.
6. Pang SY, Wallace MA, Hofman L *et al*. Worldwide experience in newborn screening for classical congenital adrenal hyperplasia due to 21-hydroxylase deficiency. *Pediatrics* 1988;81:866-74.
7. Silveira EL, dos Santos EP, Bachega TA *et al*. The actual incidence of congenital adrenal hyperplasia in Brazil may not be as high as inferred--an estimate based on a public neonatal screening program in the state of Goiás. *J Pediatr Endocrinol Metab* 2008;21:455-60.
8. Hayashi G, Faure C, Brondi MF *et al*. Weight-adjusted neonatal 17OH-progesterone cutoff levels improve the efficiency of newborn screening for congenital adrenal hyperplasia. *Arq Bras Endocrinol Metabol* 2011;55:632-7.
9. Brasil. Ministério da Saúde. Portaria N 2.829 Inclui a Fase IV no Programa Nacional de Triagem Neonatal (PNTN), instituído pela Portaria nº 822/GM/MS, de 6 de junho de 2001. Diário Oficial da União, Brasil.
10. Gidlöf S, Wedell A, Guthenberg C *et al*. Nationwide neonatal screening for congenital adrenal hyperplasia in sweden: a 26-year longitudinal prospective population-based study. *JAMA Pediatr* 2014;168:567-74.

11. Grosse SD, Van Vliet G. How many deaths can be prevented by newborn screening for congenital adrenal hyperplasia? *Horm Res* 2007;67:284-91.
12. Gonzalez RR, Mäentausta O, Solyom J, Vihko R. Direct solid-phase time-resolved fluoroimmunoassay of 17 alpha-hydroxyprogesterone in serum and dried blood spots on filter paper. *Clin Chem* 1990;36:1667-72.
13. Thompson R, Seargeant L, Winter JS. Screening for congenital adrenal hyperplasia: distribution of 17 alpha-hydroxyprogesterone concentrations in neonatal blood spot specimens. *J Pediatr* 1989;114:400-4.
14. Hingre RV, Gross SJ, Hingre KS *et al.* Adrenal steroidogenesis in very low birth weight preterm infants. *J Clin Endocrinol Metab* 1994;78:266-70.
15. Van der Kamp HJ, Oudshoorn CG, Elvers BH *et al.* Cutoff levels of 17-alpha-hydroxyprogesterone in neonatal screening for congenital adrenal hyperplasia should be based on gestational age rather than on birth weight. *J Clin Endocrinol Metab* 2005;90:3904-7.
16. Allen DB, Hoffman GL, Fitzpatrick P *et al.* Improved precision of newborn screening for congenital adrenal hyperplasia using weight-adjusted criteria for 17-hydroxyprogesterone levels. *J Pediatr* 1997;130:128-33.
17. White PC. Optimizing newborn screening for congenital adrenal hyperplasia. *J Pediatr* 2013;163:10-2.
18. Hayashi GY, Carvalho DF, de Miranda MC *et al.* Neonatal 17-hydroxyprogesterone levels adjusted according to age at sample collection and birth-weight improve the efficacy of congenital adrenal hyperplasia newborn screening. *Clin Endocrinol (Oxf)* 2017;86(4):480-7.
19. Dorr H, Odenwald B, Nennstiel-Ratzel U. Early of children with classic congenital hyperplasia due to 21-hydroxylase deficiency by newborn screening. *Int J Neonatal Screen* 2015:36-44.
20. Gatelais F, Berthelot J, Beringue F *et al.* Effect of single and multiple courses of prenatal corticosteroids on 17-hydroxyprogesterone levels: implication for neonatal screening of congenital adrenal hyperplasia. *Pediatr Res* 2004;56:701-5.
21. Votava F, Török D, Kovács J *et al.* Estimation of the false-negative rate in newborn screening for congenital adrenal hyperplasia. *Eur J Endocrinol* 2005;152:869-74.
22. Barra CB, Silva IN, Pezzuti IL. Neonatal screening for congenital adrenal hyperplasia. *Rev Assoc Med Bras* 2012;58:459-64.
23. Araújo J, Goldbeck A. *Triagem neonatal: hiperplasia adrenal congênita*. Ministério da Saúde, Secretaria de Atenção à Saúde, Departamento de Atenção Especializada e Temática. Brasília: Ministério da Saúde, p. 44, 2015.
24. Silveira EL, Elnecave RH, dos Santos EP *et al.* Molecular analysis of CYP21A2 can optimize the follow-up of positive results in newborn screening for congenital adrenal hyperplasia. *Clin Genet* 2009;76:503-10.
25. Sarafoglou K, Lorentz CP, Otten N *et al.* Molecular testing in congenital adrenal hyperplasia due to 21α-hydroxylase deficiency in the era of newborn screening. *Clin Genet* 2012;82:64-70.
26. Carvalho DF, Miranda MC, Gomes LG *et al.* Molecular CYP21A2 Diagnosis in 480 Brazilian Patients with Congenital Adrenal Hyperplasia Before Newborn Screening Introduction. *Eur J Endocrinol* 2016;175(2):107-16.

DEFICIÊNCIA DE BIOTINIDASE

CAPÍTULO 8

Denise Christofolini
Flavia Balbo Piazzon

A deficiência de biotinidase (DB – OMIM #253260) é uma condição autossômica recessiva causada pela deficiência da enzima biotinidase, que catalisa a clivagem da biotina a partir de proteínas advindas da dieta ou da reciclagem da biotina endógena.[1] A biotina é uma vitamina (vitamina H também conhecida como B7) que participa da síntese de ácidos graxos, do catabolismo de aminoácidos e da glicogenólise.[2]

Indivíduos com deficiência profunda da enzima possuem menos do que 10% da atividade normal da enzima, enquanto que os indivíduos com deficiência parcial possuem entre 10 e 30% da atividade normal da enzima.[3]

A incidência mundial da DB estimada por Wolf (1991)[4] é de 1:60.089 (de 1:49.500 a 1:73.100) nascimentos, considerando os pacientes com deficiências parcial e profunda da enzima. No entanto, após programas de triagem neonatal em vários países como Brasil, EUA, Alemanha e Grécia, foi visto que a incidência pode variar e que estava subestimada, sendo então de 1:4.500 a 62.500 recém-nascidos.[5] Em um estudo conduzido no Rio Grande do Sul, com 225.136 recém-nascidos, foram identificadas 36 crianças com atividade enzimática menor que 30%. Destas, 21 realizaram a análise molecular e em 14 delas observaram 2 mutações do gene *BTD*. Nenhuma das famílias era consanguínea. Considerou-se a incidência aproximada de 1:9.000 nascidos com deficiências parcial e profunda da enzima.[6]

As características clínicas da deficiência profunda da enzima quando não tratada são hipotonia, letargia, convulsões, ataxia, atrofia óptica, perda de audição e deficiência intelectual, que podem evoluir para coma ou morte. Os primeiros achados são *rash* de pele eczematoso (semelhante à dermatite atópica), perda de cílios e sobrancelhas até alopecia total, além de conjuntivite. Podem ser observados problemas respiratórios, como hiperventilação, estridor laríngeo e apneia. Além disso, pacientes não tratados podem desenvolver acidose, cetose e hiperamonemia. É polêmico se pacientes com deficiência parcial da enzima podem apresentar qualquer tipo de sintoma e espera-se que estes sejam mais amenos. Os sintomas da doença podem ser prevenidos (casos provenientes da triagem neonatal) ou parcialmente revertidos (casos de diagnóstico tardio ou sintomáticos) pela administração de doses formuladas em cápsulas de biotina.[3]

O primeiro rastreamento para DB aconteceu na Virgínia (EUA), em 1984.[1] O diagnóstico definitivo de deficiência de biotinidase é determinado pela dosagem da enzima biotinidase no plasma ou no soro, que permite a classificação dos pacientes com deficiência de biotinidase profunda ou parcial, de acordo com a média de atividade da enzima.

RASTREAMENTO DA DEFICIÊNCIA DE BIOTINIDASE

A Resolução SS – 122, de 21 de novembro de 2013, instituiu no estado de São Paulo a Fase IV do Programa Nacional de Triagem Neonatal (PNTN), incluindo a deficiência da biotinidase (DB) e a hiperplasia adrenal congênita (HAC) no teste do pezinho.[7]

Por ser a deficiência de biotinidase (DB) uma doença tratável, o diagnóstico pré-sintomático é extremamente importante. Considerando-se a frequência da doença, gravidade de sintomas e possibilidade terapêutica plena, a DB já era incluída em programas de triagem neonatal pelo mundo e foi introduzida no PNTN, em 2013, cujo protocolo nacional está disponível em http://portalms.saude.gov.br/protocolos-e-diretrizes e o protocolo do estado de São Paulo em https://pt.calameo.com/read/0013472523ab42f99fa4d.[8,9]

Diagnóstico Laboratorial

Nos programas de triagem neonatal, o diagnóstico pré-sintomático permite tratamento precoce e prevenção de sequelas. Para a triagem neonatal, o sangue é coletado e impregnado em cartões de papel-filtro, em que é possível aferir a atividade de biotinidase por meio de um ensaio colorimétrico qualitativo que utiliza o biotinil-p-aminobenzoato como substrato.[10] Os resultados da triagem neonatal, quando indicativos de DB (parcial ou profunda), devem ser posteriormente confirmados pela dosagem da atividade da enzima no plasma.[10,11]

Para o diagnóstico definitivo de DB é necessária a confirmação laboratorial, que deve ser realizada por medida da atividade enzimática em plasma feita por método colorimétrico ou fluorimétrico. Pacientes já em tratamento com biotina podem realizar normalmente o confirmatório no plasma, uma vez que a vitamina não interfere no resultado da dosagem enzimática.[12]

Com base no nível da atividade de biotinidase, os pacientes são classificados em três grupos principais:

- Pacientes com atividade normal: pelo menos mais de 30% da média da atividade sérica normal de biotinidase (em relação ao controle do padrão laboratorial). Alguns laboratórios separam um grupo de nível de heterozigotos ou variação da normalidade, como é o caso de APAE de São Paulo.
- Pacientes com DB parcial: entre 10-30% da média da atividade sérica normal de biotinidase (em relação ao controle do padrão laboratorial).
- Pacientes com DB profunda: menos de 10% da média da atividade sérica normal de biotinidase (em relação ao controle do padrão laboratorial).

Na análise dos resultados, é importante atentar para fatores responsáveis por resultados de testes falso-positivos (como prematuridade, doença hepática, icterícia e fatores ambientais e técnicos – sendo necessários cuidados com a coleta, a conservação da amostra, o tempo de processamento, o transporte etc.) e falso-negativos (como uso de sulfonamidas e transfusão de hemoderivados).

Biologia Molecular

O teste de dosagem enzimática, utilizado para confirmar os resultados obtidos no teste de triagem neonatal, está sujeito a fatores interferentes que podem produzir resultados falsamente baixos (falso-positivos), como a labilidade da enzima ao calor, a presença de icterícia, a prematuridade e o peso do bebê ao nascer.

A análise molecular, por sua vez, permite a confirmação dos achados bioquímicos por meio da investigação de mutações no gene *BTD* (Gene ID # 609019). Este gene está localizado no cromossomo 3q25[13] e possui quatro éxons pequenos, sendo apenas 3 codificantes, contendo 79 pb, 265 pb, 150 pb e 1502 pb, respectivamente e produz uma proteína com 543 aminoácidos.[14] A análise por sequenciamento já permitiu identificar mais de 150 diferentes mutações neste gene.[3,15]

Por se tratar de uma doença autossômica recessiva, devem ser encontradas duas variantes raras (patogênicas ou provavelmente patogênicas) no gene *BTD* para confirmar a deficiência da enzima biotinidase. Estas variantes podem ser idênticas (homozigose) ou diferentes (heterozigose composta). Diferentes variantes patogênicas podem resultar em níveis variados da atividade da enzima.[16]

A variante mais frequentemente observada em diferentes populações é a substituição de uma Guanina (G) por uma Citosina (C) na posição 1330 do c.DNA, promovendo a substituição do aminoácido ácido aspártico (Asp ou D) no códon 444 por uma histidina (His ou H) na enzima. Esta variante também é descrita como p.Asp424His, p.Asp444His mais conhecida como D444H. É observada em heterozigose em 3% da população em geral e foi encontrada em homozigose em 198 entre cerca de 138.000 indivíduos da população mundial.[17] É considerada uma variante frequente e que não levaria à queda de mais de 25% da enzima, se combinada com outra variante patogênica, por isso é considerada mais amena, como um polimorfismo. Em heterozigose causa discreta diminuição na atividade enzimática. Em homozigose resulta na diminuição de cerca de 48% da atividade normal da enzima,[18,19] não compatível com deficiência de biotinidase. No entanto, está associada à deficiência de biotinidase quando associada a uma variante patogênica no outro alelo do gene (em *trans*), resultando num fenótipo de deficiência parcial da enzima mais branda.[18] Além disso, quando a mutação D444H é observada no mesmo alelo (em *cis*) que a mutação A171T forma-se o haplótipo p.A171T:D444H, que resulta em deficiência profunda de biotinidase quando observado em homozigose ou quando combinado com outro alelo de deficiência profunda da enzima (heterozigose composta).[20]

As demais variantes são encontradas em menor frequência na população mundial e podem variar entre os países. Em um estudo conduzido no Brasil sobre o perfil genético de 38 pacientes com redução da atividade de biotinidase no exame bioquímico foram observadas 17 variantes diferentes no gene *BTD*. As variantes mais comuns foram p.D444H, observada em 50% dos casos, p.D252G (c.755 A > G) observada em 9,4% dos casos, e o haplótipo p.[A171T;D444H] em 5,4% dos casos.[21] Os autores também propõem um quadro interessante para a compreensão do perfil de deficiência de biotinidase associado à mutação encontrada (correlação genótipo-fenótipo), replicada no Quadro 8-1.

Vale ressaltar que no trabalho de Borsatto *et al.* (2014)[21] nenhuma mutação no gene *BTD* foi observada em três pacientes, demonstrando que a associação entre o genótipo *BTD* e a deficiência de biotinidase não é absoluta. Outros estudos da literatura também observaram esta discrepância, que pode ser atribuída à labilidade da enzima ou ainda a alterações em outras regiões do gene.

Anualmente novas mutações no gene *BTD* são reportadas em pacientes com deficiência de biotinidase. Regularmente, listas atualizadas das variantes que alteram a atividade da enzima e variantes de significado clínico incerto identificadas ao redor do mundo são disponibilizadas em bancos de dados públicos, como o ARUP, do departamento de patologia da Universidade de Utah, e o banco de dados LOVD, na área destinada ao gene *BTD* (www.arup.utah.edu/database/btd/btd_welcome.php e www.LOVD.nl/BTD).[22] Tais bancos

Quadro 8-1. Base Molecular da Deficiência de Biotinidase (DB)

Indivíduos com DB		Indivíduos não afetados			
DB profunda	DB parcial	≈ Hz	Hz	≈ N	N
Alelo de deficiência profunda	Alelo de deficiência profunda	p.D444H	Alelo de deficiência profunda	p.D444H	Alelo normal
+	+	+	+	+	+
Alelo de deficiência profunda	p.D444H	p.D444H	Alelo normal	Alelo normal	Alelo normal

≈ Hz, semelhante ao heterozigoto (Hz); ≈ N, atividade quase normal da enzima.
Modificado de Borsatto et al., 2014.[21]

de dados são ferramentas úteis no estabelecimento da correlação genótipo-fenótipo dos pacientes com deficiência de biotinidase.

CONCLUSÕES FINAIS

Por causa de interferentes na dosagem enzimática da biotinidase, muitas vezes o exame bioquímico acaba sendo imperfeito, não reproduzindo em diferentes amostras do mesmo paciente. É neste contexto que a biologia molecular pode ajudar, principalmente os casos de deficiência parcial com valores limítrofes para a normalidade (alguns consideram nível de heterozigoto), sendo identificada a p.D444H em homozigose é possível suspender a biotina e dar alta ao paciente sem medicação.

Küry et al.,[22] atualizaram as doses terapêuticas de biotina, sendo 5 mg para a DB parcial e 10 mg para DB profunda, deixando 20 mg para raros casos sem qualquer comprometimento clínico.

Na conclusão do estudo de Wiltink et al.,[5] há uma das informações mais importantes e corajosas em relação à triagem neonatal para deficiência de biotinidase; foi encontrada uma incidência de DB parcial e profunda de 1:8.200 recém-nascidos, no entanto, apenas 7% destes tinham deficiência profunda, a inclusão de DB no programa holandês de triagem neonatal levou à detecção de um grande número de falso-positivos e casos parcialmente deficientes sem necessidade de tratamento, como o exemplo da p.D444H em homozigose. O grupo recomenda, portanto, a diminuição do *cut-off* para 15%, em vez de 30% atual, para assim evitar a referência de casos desnecessários, enquanto todos os recém-nascidos com DB profunda, que estão em risco de desenvolver sintomas, seriam detectados. Acreditamos que este seja um modelo interessante para o futuro da triagem neonatal da deficiência de biotinidase também no Brasil.

REFERÊNCIAS BIBLIOGRÁFICAS

1. Wolf B, Grier RE, Secor McVoy JR, Heard GS. Biotinidase deficiency: a novel vitamin recycling defect. *J Inherit Metab Dis* 1985;8:53-58.
2. Bonjour JP. Biotin in man's nutrition and therapy - a review. *Int J Vitam Nutr Res* 1977;47(2):107-18.
3. Wolf B. Biotinidase deficiency and our champagne legacy. *Gene* 2016;589:142-50.
4. Wolf B. Worldwide survey of neonatal screening for biotinidase deficiency. *J Inherit Metab Dis* 1991;14(6):923-7.

5. Wiltink RC, Kruijshaar ME, van Minkelen R *et al.* Neonatal screening for profound biotinidase deficiency in the Netherlands: consequences and considerations. *Eur J Hum Genet* 2016; 24(10):1424-29.
6. Neto EC, Schulte J, Rubim R *et al.* Newborn screening for biotinidase deficiency in Brazil: biochemical and molecular characterizations. *Braz J Med Biol Res* 2004 Mar; 37(3):295-299.
7. São Paulo. Resolução SS – 122, de 21 de novembro de 2013. Diário Oficial do estado de São Paulo, Poder Executivo, São Paulo, SP, 22 nov. 2013.
8. Ministério da Saúde. http://portalms.saude.gov.br/protocolos-e-diretrizes. Acesso em: 12/10/2018.
9. https://pt.calameo.com/read/0013472523ab42f99fa4d. Acesso em: 12/10/2018.
10. Wastell H, Dale G, Bartlett K. A sensitive fluorimetric rate for biotinidase using a new derivative of biotin, biotinyl-6-aminoquinoline. *Anal Biochem* 1984;140(1):69-73.
11. Heard GS, Secor McVoy JR, Wolf B. A screening method for biotinidase deficiency in newborns. *Clin Chem* 1982;30:125-7
12. Wolf B. Clinical issues and frequent questions about biotinidase deficiency. *Mol Genet Metab* 2010;100:6-13.
13. Cole H, Weremowicz S, Morton CC, Wolf B. Localization of serum biotinidase (BTD) to human chromosome 3 in band p25. *Genomics* 1994; 22:662-3.
14. Knight HC, Reynolds TR, Meyers GA *et al.* Structure of the human biotinidase gene. *Mamm Genome* 1998;9:327-330.
15. Pindolia K, Jordan M, Wolf B. Analysis of mutations causing biotinidase deficiency. *Hum Mutat* 2010;31:983-991.
16. Procter M, Wolf B, Crockett DK, Mao R. The Biotinidase Gene Variants Registry: A Paradigm Public Database. *G3* (Bethesda) 2013;3(4):727-31.
17. Genome Aggregation Database: GnomAD Browser. http://gnomad.broadinstitute.org/variant/3-15686693-G-C.
18. Swango KL, Demirkol M, Hüner G *et al.* Partial biotinidase deficiency is usually due to the D444H mutation in the biotinidase gene. *Hum Genet* 1998;102(5):571-5.
19. Canda E, Yazici H, Er E *et al.* Single center experience of biotinidase deficiency: 259 patients and six novel mutations. *J Pediatr Endocrinol Metab* 2018.
20. Hymes J, Stanley CM, Wolf B. Mutations in BTD causing biotinidase deficiency. *Hum Mutat* 2001;18:375-81.
21. Borsatto T, Sperb-Ludwig F, Pinto LL *et al.* Biotinidase deficiency: clinical and genetic studies of 38 Brazilian patients. *BMC Med Genet* 2014;15:96.
22. Küry S, Ramaekers V, Bézieau S, Wolf B. Clinical utility gene card for: Biotinidase deficiency-update 2015. *Eur J Hum Genet* 2016;24(7).

CENTROS ESPECIALIZADOS DE REFERÊNCIA EM FIBROSE CÍSTICA – UM MODELO DO CUIDADO INTEGRAL PARA DOENÇAS RARAS

CAPÍTULO 9

Carmela Maggiuzzo Grindler

Em 2010, recebemos a incumbência da Secretaria de Estado da Saúde de São Paulo (SESSP), de organizarmos a implantação da Fase III do Programa Nacional de Triagem Neonatal (PNTN) – pesquisa da fibrose cística (FC), no teste do pezinho. As variáveis da equação, apresentadas a nós para atendermos a essa demanda, eram as seguintes:

1º) Prazo curto para o cumprimento da ordem judicial, produto da Ação Civil Pública do Ministério Público Federal movida contra a SESSP, em que o estado foi intimado a implantar a Fase III do PNTN, num prazo máximo de 90 dias. O dia "d" limite para o cumprimento da ordem judicial era 06 de fevereiro de 2010;

2º) No cenário do laboratório do teste do pezinho, tínhamos habilitados pelo Ministério da Saúde sete Serviços de Referência de Triagem Neonatal – Laboratórios do Teste do Pezinho – SRTN no PNTN, que atuavam de modo não integrado, desde 2001, quando o Ministério da Saúde lançou o programa nacional – Portaria MS/GM nº 822 de 06 de junho de 2001, o estado de São Paulo não definiu um profissional para exercer a coordenação estadual deste programa. Os SRTNs respondiam diretamente à Coordenação Nacional do PNTN-MS. Em 2010, um dos SRTNs-SP já estava com um processo de descredenciamento no PNTN, em andamento. Esse descredenciamento já havia sido solicitado pelo gestor municipal desse prestador de serviço do SUS, junto à SESSP;

3º) Tínhamos necessidade de criar um Protocolo do Diagnóstico Laboratorial para pesquisa de FC no teste do pezinho unificado, para ser executado por todos os SRTNs-SP, levando em conta que:
   a. nascem anualmente, em média, 600.000 crianças vivas/ano/no estado de São Paulo. Essa média de nascimentos é produto de uma série histórica sequencial de 15 anos de nascimentos;
   b. em 2008, a SESSP havia encomendado uma pesquisa para viabilizar um protocolo de diagnóstico de FC na triagem neonatal (TNN), levando em conta os resultados obtidos com a dosagem do IRT/papel-filtro, realizado em dois tempos. Nessa pesquisa foram pareados 30.000 resultados com a dosagem de dois IRTs – Tripsinogênio Imunorreativo/papel-filtro, dentro do primeiro mês de vida das crianças (primeira coleta 3º dia de vida e segunda coleta 16º dia de vida). Ela foi capitaneada pelo SRTN da Faculdade de Medicina da USP de Ribeirão Preto, com a participação de todos os SRTNs-SP. Sendo que o PNTN-MS só repassaria para o estado de São Paulo o custeio pela realização de um IRT/criança, no SUS;
   c. as justificativas para validarmos o estudo/USP Ribeirão Preto eram que: a sensibilidade do teste do pezinho com a dosagem de um IRT é ao redor de 95%, porém a especificidade é baixa, variando de 32 a 74%, dependendo dos níveis de corte

estipulados pelos laboratórios para a dosagem quantitativa do IRT. Com a dosagem de um IRT apenas, teríamos um número muito alto de resultados falso-positivos, cerca de 90% dos exames, com uma segunda dosagem do IRT, o número de resultados falso-positivos diminuiria para 10%. Isto era muito importante para estabelecermos a quantidade e viabilizarmos a realização do exame confirmatório – teste do suor;
d. os SRTNs não tinham qualquer *expertise* na realização do teste do suor, utilizando o método ouro preconizado na literatura: a dosagem do cloro no suor e a coleta do suor pelo método de Gibson e Cooke;
e. o PNTN – Fase III preconiza a pesquisa para a FC no teste do pezinho, porém os Serviços Ambulatoriais do SRTN estavam desobrigados a realizarem o tratamento, seguimento e acompanhamento das crianças doentes;
f. ao validarmos esse algoritmo, teríamos como desafio fazer com que essa informação chegasse aos pais/responsáveis pelo bebê com primeiro IRT positivo, pois o bebê teria que realizar uma segunda coleta do teste do pezinho e se o IRT desse novamente positivo seria realizado o teste do suor e só depois dessa sequência de procedimentos, o bebê suspeito de ser doente seria encaminhado aos serviços de referência especializado em FC para a confirmação ou/não desse diagnóstico. Além de conquistarmos a confiança dos pais sobre a importância desses procedimentos na triagem neonatal, ainda teríamos que capacitar os profissionais dos Serviços de Busca Ativa dos SRTNs, para promoverem essa ação, dentro dos prazos preconizados pelo algoritmo do diagnóstico neonatal;
g. não menos importante, teríamos que tornar de conhecimento público todas essas ações, envolvendo as secretarias municipais de saúde dos 645 municípios do estado de São Paulo, os articuladores do Programa Saúde da Criança das secretarias municipais, médicos pediatras, neonatologistas, médicos obstetras, profissionais que fazem partos e berçários, médicos das unidades básicas da saúde, médicos e todos os profissionais do programa saúde da família, profissionais do SUS e da Saúde Suplementar.

As soluções tomadas pela SESSP, para atendermos a essa demanda, foram as seguintes:

1º) Publicação da Resolução SS nº2, publicada no Diário Oficial no dia 09 de janeiro de 2010, nos nomeando como Coordenadora estadual do PNTN, lotada na Coordenadoria de Planejamento da SESSP. Já havíamos organizado uma força-tarefa, composta por todos os profissionais da sede da SES e dos 17 Departamentos Regionais da Saúde (DRS)/sedes regionais da SESSP, que tinham governabilidade para efetivar essa ação. Essa força-tarefa já estava trabalhando de modo integrado e hierarquizado, desde novembro de 2009;

2º) Identificamos no estado de São Paulo, onde as pessoas com FC faziam tratamento, seguimento e acompanhamento e eram internadas, quando necessitavam desse procedimento, pelo http://sigtap.datasus.gov.br/tabela-unificada/app/sec/inicio.jsp, a plataforma informatizada, local onde é registrado pelos prestadores de serviços do SUS, o laudo médico para procedimentos de alta complexidade (APAC) e a AIH (Autorização de Internação Hospitalar), compondo um produto, denominado no SUS de relatório de produtividade dos serviços habilitados, diagnóstico situacional ou mapa da assistência ao usuário do SUS;

3º) Convocamos todos os Coordenadores Responsáveis pelos SRTNs-SP, apresentado o plano de ação organizado pela força-tarefa, com todos os problemas equacionados e já determinando quais eram as tarefas escalonadas, que eles deveriam desenvolver em cada SRTN. Aceitamos e abrigamos as novas sugestões de cada serviço, respeitando as necessidades de ajustamentos locorregionais de seus territórios de cobertura. Mas, insistimos no cumprimento dos prazos preestabelecidos para cada ação, reforçando as metas a serem atingidas por todos;
4º) Designamos, com a aceitação do responsável por ele, outro SRTN-SP para cobrir temporariamente o território, ao qual o SRTN em processo de descredenciamento no PNTN era o titular, para não deixar de fora nenhuma criança sem a coleta do teste do pezinho, nascida no território original do serviço descredenciado;
5º) Convidamos todos os Médicos Especialistas em FC, responsáveis pelos serviços identificados no mapeamento do território para uma reunião na SESSP, cuja pauta foi apresentar a estratégia para a implantação da FC na TNN. Também solicitamos, com pronta adesão de todos eles, uma assessoria para organizamos um Protocolo estadual do diagnóstico clínico, seguimento e acompanhamento de FC conjunto com Protocolo de Diagnóstico de FC na TNN.

Esse protocolo de FC seria o "protocolo-guia" para a organização de uma Rede Temática de Atenção Integral à Saúde à Pessoa com FC, onde seria estabelecido o fluxo de assistência que se iniciaria nas Maternidades Públicas e da Saúde Suplementar, Unidades Básicas de Saúde, serviços onde já eram coletados o teste do pezinho (Origem) desde 2001; os laboratórios do teste do pezinho e os serviços de busca ativa dos SRTNs; os Centros Especializados de Referência de FC – CERFC SP (Destino), contemplando a realização do teste confirmatório – teste do suor de modo padronizado, em todos os CERFCs e a assistência das Farmácias de Medicamentos Especiais da SESSP;
6º) A Resolução SS nº 24 de 04 de fevereiro de 2010, publicada no Diário Oficial do Estado de São Paulo (DOE), estabeleceu o Programa estadual de Atenção à Saúde à Pessoa com FC, cumprindo o prazo judicial. Desde 06 de fevereiro de 2010, todas as crianças, nascidas no estado de São Paulo, realizam a pesquisa de FC no teste do pezinho;
7º) A Resolução SS – 198 de 1 outubro de 2010, publicada no DOU, estabeleceu os Centros Especializados de Referência de Fibrose Cística (CERFC) para o diagnóstico, seguimento e acompanhamento das crianças selecionadas pelo Programa Nacional de Triagem Neonatal do SUS SP, como suspeitas de terem fibrose cística (FC).

A Resolução SS – 49, de 22 de maio, 2015, institui Grupo de Trabalho para a atualização do Protocolo de Diretrizes do Diagnóstico, Seguimento e Acompanhamento à Pessoa com Fibrose Cística – Fase III do Programa Nacional de Triagem Neonatal do estado de São Paulo. Oficializando esses profissionais como assessores e parceiros desse programa, resgatando um compromisso da SESSP, feito em 2010, que a urgência de 2010 não nos permitiu efetivar essa ação. Todos os profissionais desse grupo têm acesso direto Coordenação do PNTN-SP. Criamos, assim, uma via de comunicação de mão dupla, garantindo a qualidade e a sustentabilidade desse programa no estado de São Paulo.

Posteriormente, em 2015, o mesmo Grupo de trabalho – composto pelos técnicos e responsáveis pelo laboratório do teste do pezinho, Médicos Especialistas em FC responsáveis pelos CERF-SP, Coordenação estadual do PNTN, já realizou uma atualização do Protocolo de diagnóstico, tratamento e acompanhamento de FC, no estado de São Paulo, publicada no DOE – Resolução SS nº 73, 29 de julho de 2015.

A Resolução SS – 01, de 07 de janeiro de 2016, ampliou o número de CERF no estado de São Paulo, além dos sete que habilitamos, em 2010, incluímos mais um serviço, que preenchia os critérios estabelecidos pela Resolução SS – 198, para atender crianças com FC, ligado à Coordenação estadual do PNTN – SP, no território do ABC Paulista.

A Resolução SS – 39, de 3 de maio de 2016, habilitou o primeiro Centro Especializado de Referência de Fibrose Cística Adulto - CERFC – Adulto, para o diagnóstico tardio de Fibrose Cística – FC, e seguimento e acompanhamento dos pacientes selecionados pelo Programa Nacional de Triagem Neonatal do Sistema Único de Saúde na idade adulta no Estado de São Paulo.

Nos Quadros 9-1 a 9-3 enumeramos os pré-requisitos, que nortearam a habilitação dos CERFC SP. São eles requisitos estruturais para a implantação – centros especializados de referência em fibrose cística (FC) – CERFC.

Quadro 9-1. Pré-Requisitos Fundamentais

Critérios mínimos para seguimento, acompanhamento e tratamento de 50 pacientes cadastrados	Área de atendimento ambulatorial com capacidade de realizar 4 consultas/ano/paciente
	Unidade de Internação Hospitalar com capacidade de 1 leito para cada 50 pacientes, com a possiblidade de isolamento respiratório adequado para pacientes portadores de *Burkholderia cepacia*, *Pseudomonas aeruginosa* multirresistente e *Staphylococcus aureos* oxacilinorresistente
	Setor de Emergência disponível para atendimento 24 horas por dia, em livre demanda
	Unidade de terapia intensiva, 1 leito/50 pacientes
	Acesso a um programa de Oxigenoterapia domiciliar
Equipe multiprofissional básica disponível para 4 horas de trabalho/dia	Médico (2) – (1) pneumologista pediátrico + (1) pediatra geral
	Assistente social (1)
	Psicólogo (1)
	Enfermeira (1)
	Fisioterapeuta com treinamento em FC (2)
	Nutricionista (1)
Equipe médica multidisciplinar alcançável	Microbiologista (1)
	Gastroenterologista (1)
	Cardiologista (1)
	Otorrinolaringologista (1)
	Neurologista (1)
	Nefrologista (1)

Continua.

Quadro 9-1. *(Continuação.)* Pré-Requisitos Fundamentais

Vinculação ao Programa Nacional de Triagem Neonatal	
Equipe médica multidisciplinar alcançável	Endocrinologista (1)
	Cirurgião pediátrico (1) e/ou cirurgião geral (1) capacitados para atender as complicações mais frequentes da FC; são elas: íleo meconial; intussuscepção intestinal, hematêmese e hemoptise
	Broncoendoscopista com capacitação para lavagem broncoalveolar (BAL) e manejo de broncomucoceles
	Cirurgião para passagem de cateter venoso central (*portcath*) e enfermeira para cateter de inserção periférica (PIC)
	Endoscopista para realização de gastrostomia endoscópica percutânea (*bottom*) em associação com a equipe de cirurgia do CERFEC
	Ginecologistas e Obstetras capacitados para atender pessoas com FC
	Farmacêutico habilitado para atender as necessidades dos tratamentos medicamentosos, principalmente, antibióticos
Serviços para realização de exames complementares	Serviço de radiologia para raios X simples e contrastado, tomografia pulmonar e ultrassonografias
	Laboratório de função pulmonar e oximetria
	Vínculo com o laboratório de triagem neonatal: para realização do exame confirmatório para FC – dosagem de eletrólitos no suor (iontoforese da pilocarpina método de Gibson e Cooke) – realizando um mínimo de 300 testes/ano com controle de qualidade externo
	Laboratório de bioquímica para realizar todas as principais dosagens bioquímicas, assim como: hemograma, provas de função hepática e renal, níveis séricos de IgG, IgA, IgM e IgE, glicemia e teste de tolerância à glicose
	Laboratório de microbiologia capaz de realizar a identificação de *Pseudomonas aeruginosa*, *Burkholderia cepacia* com meio específico, *Staphylococcus aureos* (MRSA), níveis séricos de Vancomicina, Amicacina, Gentamicina e Tobramicina
	Comissão de controle de infecção hospitalar operante e ativa no controle da infecção cruzada entre pacientes portadores de FC
	Registro de pacientes em banco de dados informatizado
	Tomografia computadorizada de alta resolução para estudo de embolização de artérias pulmonares, cintilografia óssea, ecografia hepática e cintilografia pulmonar
	Laboratório de genética para identificação das mutações genéticas
	Laboratório de imunologia para IgE contra específica para *Aspergillus*
	Laboratório para pesquisa de micobactérias atípicas

Quadro 9-2. Apoios Necessários e Alcançáveis nas Redes Regionais de Atenção à Saúde

Equipe médica multidisciplinar alcançável	Pneumologista de adultos para atender pacientes com diagnóstico tardio ou maiores de 17 anos completos, integrantes das redes dos CERFC estaduais
	Geneticista clínico para realizar o procedimento do aconselhamento genético e promoção do planejamento reprodutivo individual e familiar responsável
	Cirurgião torácico para realização de lobectomia e atendimento de hemoptise maciça e pneumotórax
Vinculação ao Programa de Transplante Pulmonar e Hepático	Acesso/vínculo aos serviços de transplantes pulmonar e hepático
	Serviço capacitado para seguimento, acompanhamento e tratamento de pacientes transplantados

Quadro 9-3. Apoios Desejáveis Necessários e Alcançáveis nas Redes Regionais de Atenção à Saúde

Profissionais	Profissionais da atenção básica capacitados para triar pessoas com FC, com manifestações clínicas de início tardio
Serviços para realização de exames complementares	Laboratórios para a realização de testes de função pancreática
	Pesquisa de elastase fecal – dosagem de gordura fecal (Van der Kamer)
	Laboratórios com tecnologia para a realização de função pulmonar em lactentes
	Laboratórios para medidas dos níveis séricos de vitaminas A e E
	Laboratório para a dosagem de anticorpos antipseudomonas aeruginosa
	Identificação genomovares* da *Burkholderia cepacia*
Outros	Programa de Educação Continuada: para os profissionais da atenção básica, assistência secundária e terciária que atendam pessoas com FC, fora do CERFC
	Associação direta ou indireta com hospitais universitários e de ensino
	Desenvolvimento de pesquisas clínicas em busca da amortização da morbidade, diminuição da mortalidade, melhora da qualidade de vida e cura

*Qualquer cepa de um organismo, que é geneticamente diferente de outra, embora nenhuma diferença fenotípica seja identificável pelos exames laboratoriais não genéticos.

A Resolução SS – 80, de 20 de setembro de 2017, institui Grupo de Trabalho para promover a atualização do Protocolo Nutricional para Pessoas com Fibrose Cística do Programa Nacional de Triagem Neonatal no Estado de São Paulo. O protocolo nutricional inicial havia sido criado em 2011. Esse protocolo também é consultado pelos profissionais pela Assistência Farmacêutica, para a licitação e compra dos suplementos alimentares para FC.

Todas as resoluções do PNTN SP, publicada em DOE, são encaminhadas aos Conselhos de Classe dos Profissionais de Saúde, assim como todas as Associações de Profissionais e Médicos Especialistas, cujo trabalho profissional tenha uma interface com ações e protocolos estabelecidos, solicitando a divulgação delas, a todos os seus associados.

O respeito às decisões assumidas e pactuadas entre todos os profissionais integrantes dessa agenda de trabalho é o modelo operacional, que deverá ser seguido e reproduzido, para a implantação de Rede de Atenção Integral na Saúde às Pessoas com Doenças Raras – Portaria MS/GM nº199, de 31 de janeiro de 2014, principalmente aquelas patologias, que têm a mesma natureza da FC: doença rara, de origens genética e hereditária, congênita, crônica e incurável. Mas que, se essas pessoas receberem, o diagnóstico precoce, tratamento ideal, oportuno e adequado, somado à assistência continuada de um "time de profissionais de Saúde" com a *expertise*, dos que hoje integram os CERFC SP, eles terão uma maior sobrevida, com mais qualidade de vida, menos internações hospitalares, menos morbidades e mais inclusão social. O produto final da somatória dessa estratégia de gestão em Saúde Pública é a racionalização do financiamento governamental do SUS, garantindo o cumprimento do direto constitucional à saúde de todos os cidadãos que vivem no Brasil, permitindo à sustentabilidade e viabilidade do SUS aumentado a qualidade da prestação de seus serviços, a todos os seus usuários.

BIBLIOGRAFIA

Brasília; Brasil. Ministério da Saúde; 2 ed., ampl; ago. 2004. 127 p. Livroilus, tab.(A. Normas e Manuais Técnicos).

Ministério da Saúde. Secretaria de Atenção à Saúde. Departamento de Atenção Especializada. Coordenação-Geral de Média Complexidade Ambulatorial. http: // pesquisa.bvsalud.org/bvsms/resource/pt/mis-401. -

Manual de normas técnicas e rotinas operacionais do Programa Nacional de Triagem Neonatal/ Technical Rules and Operational Routines Manual of the Neonatal Screening National Program/ Manual de Normas Técnicas y de Procedimientos Operacionales del Programa Nacional de Tamizaje Neonata

Rodrigues R. *Estudo piloto para a implantação da triagem da fibrose cística no Estado de São Paulo* [Masters Thesis]. Ribeirão Preto: Faculdade de Medicina de Ribeirão Preto, Universidade de São Paulo; 2008.

Rodrigues R et al. Cystic fibrosis and neonatal screening. *Cad. Saúde Pública* [online] 2008;24(suppl.4) [cited 2012-07-11]:s475-s484.

PERSPECTIVAS DA TRIAGEM NEONATAL EM CURTO, MÉDIO E LONGO PRAZOS

CAPÍTULO 10

Clement L. Ren
Traduzido por Maura M. Fukujima Goto

INTRODUÇÃO

A fibrose cística (FC) é uma doença autossômica recessiva causada por mutações no gene que codifica a proteína reguladora da condutância transmembrana (*Cystic Fibrosis Transmembrane Condutance Regulator*, CFTR).[1] O conceito da triagem neonatal (TNN) da FC foi desenvolvido nos anos 1970, quando houve reconhecimento de que o diagnóstico precoce da FC estaria associado a melhor prognóstico.[2,3] No entanto, as tentativas iniciais da TNN da FC usando marcadores, como a albumina meconial, não foram bem-sucedidas. Somente após o conhecimento de que o tripsinogênio imunorreativo (*immunoreactive trypsinogen*, IRT) medido nos primeiros dias de vida seria um marcador sensível, é que a TNN da FC pôde ser implantada nos programas públicos de saúde.[4] Embora a sensibilidade do IRT para detectar a FC seja bastante alta, não é um exame com boa especificidade. Portanto, para reduzir o número de falso-positivos, inclui-se uma segunda etapa na maioria dos algoritmos de TNN da FC que consiste em nova dosagem de IRT em 2 a 4 semanas, pesquisa de DNA para mutações de CFTR ou a combinação de dosagem de IRT e pesquisa de DNA para mutações de CFTR.[2] Independente do segundo passo empregado, o diagnóstico de FC deve, em última análise, ser confirmado pela medida do cloreto no suor (teste do suor). Um resumo dos algoritmos IRT/IRT e IRT/DNA é mostrado na Figura 10-1.

A despeito do desenvolvimento de métodos sensíveis e específicos que poderiam ser aplicados em nível populacional para diagnosticar a FC nos primeiros meses de vida, a incerteza sobre os benefícios da TNN da FC limitou sua implementação.[5,6] Entretanto, a referência do Projeto de TNN da FC de Wisconsin, um ensaio randomizado realizado no estado norte-americano de Wisconsin, forneceu evidências convincentes e sólidas de que crianças diagnosticadas com FC por meio da TNN tiveram melhores resultados nutricionais e cognitivos em comparação àquelas diagnosticadas clinicamente.[7,8] Análises epidemiológicas subsequentes demonstraram que o diagnóstico por meio da TNN também está associado à melhora da sobrevida.[9]

A demonstração da crescente evidência sobre os benefícios da TNN da FC levou à sua implementação nos Estados Unidos e em vários países ao redor do mundo.[10] No entanto, ainda permanecem os desafios e as questões de como alcançar seus benefícios máximos.

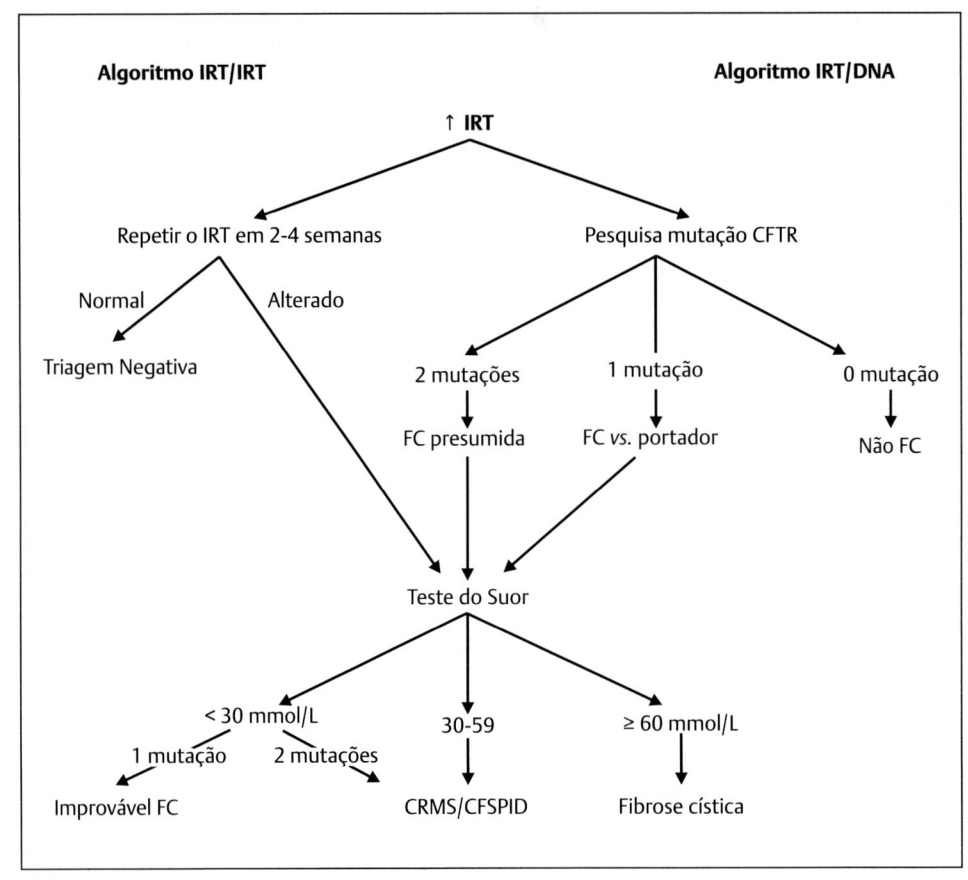

```
                              ↑ IRT
        Algoritmo IRT/IRT                    Algoritmo IRT/DNA
              ↙                        ↘
   Repetir o IRT em 2-4 semanas    Pesquisa mutação CFTR
      ↙           ↘                 ↙        ↓         ↘
   Normal      Alterado        2 mutações  1 mutação   0 mutação
     ↓            ↓                ↓          ↓           ↓
 Triagem                       FC presumida FC vs.     Não FC
 Negativa                                   portador

                         Teste do Suor
                    ↙        ↓         ↘
              < 30 mmol/L   30-59    ≥ 60 mmol/L
          1 mutação 2 mutações
              ↓                ↓           ↓
         Improvável FC    CRMS/CFSPID  Fibrose cística
```

Fig. 10-1. Algoritmos de TNN FC. IRT/IRT é mostrado à esquerda e IRT/DNA é mostrado à direita. Lactentes com 2 mutações do CFTR ainda exigem teste de suor para confirmar o diagnóstico de FC. Se 1 ou 2 das mutações não são claramente causadoras de FC e o suor de Cl é < 30, então a criança é diagnosticada como CRMS/CFSPID.

PERSPECTIVA DE CURTO PRAZO NA TNN DA FC

A TNN fornece o potencial para diagnosticar a FC logo após o nascimento, mas, para que um programa seja bem-sucedido é necessário um sistema que leve à avaliação imediata de um bebê com um exame de triagem positivo e ao seu diagnóstico preciso. Em curto prazo, essas duas questões continuam a representar desafios.

A TNN é geralmente realizada no estado ou na província por um laboratório público, mas a avaliação de crianças com triagem positiva é geralmente realizada por um centro especializado em FC. Um bom sistema de comunicação entre o laboratório de TNN e o centro especializado em FC é essencial na redução dos atrasos na investigação de bebês positivos da TNN da FC e, há evidências de que isso não está consistentemente presente em todos os estados. Dados do registro de paciente da *Cystic Fibrosis Foundation* (*Cystic Fibrosis Foundation Patient Registy,* CFFPR) demonstraram uma grande variação no tempo de realização do teste de suor após TNN positiva para FC nos EUA (SA McColley, comunicação pessoal). Para solucionar este problema, a CFF (*Cystic Fibrosis Foundation*) estabeleceu um consórcio de melhoria da qualidade da TNN da FC (*Quality Improvement Consortium*, QIC) para desenvolver iniciativas de melhoria da qualidade (QI) que reduzirão o tempo entre a TNN da FC positiva e o teste do suor.

Uma TNN positiva para FC apenas identifica crianças com maior probabilidade de ter FC. Na maioria dos casos, o diagnóstico definitivo ainda requer um teste do suor; no entanto, a obtenção de uma quantidade adequada de suor em lactentes jovens pode ser um desafio.[11] A CFF definiu uma meta em que a proporção de testes com amostra insuficiente de suor (*quantity not sufficient*, QNS) para análise deve ser ≤ 10%, porém muitos centros de FC não conseguem atingir esse objetivo. No entanto, as taxas de QNS podem ser reduzidas pela implementação do QI.[12]

Uma consequência indesejável da TNN da FC é a identificação de crianças com TNN positiva, porém com exames confirmatórios inconclusivos.[13] Nos EUA, esses lactentes são classificados como síndrome metabólica relacionada com o CFTR (*CFTR related metabolic syndrome*, CRMS); este termo foi selecionado para diferenciá-los da FC clássica, de forma a possibilitar o seu acesso aos cuidados do sistema de saúde dos EUA.[14] Na Europa, o termo análogo é FC triagem positiva/diagnóstico inconclusivo (*CF screen positive/inconclusive diagnosis*, CFSPID).[15] Uma recente conferência, em 2015, desenvolveu uma definição de consenso para CRMS/CFSPID (Fig. 10-2).[13]

A condição CRMS/CFSPID representa um desafio no manejo da FC para os clínicos e um estresse para as famílias desses bebês. Até recentemente, se conhecia relativamente pouco sobre a prevalência ou sobre os desfechos do CRMS. No entanto, vários estudos a respeito de resultados de CRMS têm sido publicados recentemente, embora os resultados em longo prazo permaneçam desconhecidos, uma vez que estas crianças ainda não foram acompanhadas até a idade adulta.[16-20] O Quadro 10-1 resume os resultados de estudos recentes de grandes coortes de vários locais ao redor do mundo que ajudaram elucidar sobre a epidemiologia e os desfechos do CRMS. As diferenças das populações dos estudos e do desenho dificultam a comparação dos resultados entre os mesmos, mas vários achados gerais são concordantes. Nestes estudos, a proporção de casos de FC para CRMS variou entre 1,8:1 e 5,2:1. A única exceção foi um estudo descrevendo os resultados no estado americano da Califórnia, onde o sequenciamento genético é empregado no algoritmo da TNN da FC.[20] Isto resulta na identificação de numerosas mutações com quadros fenotípicos pouco claros, e a condição de CRMS, na verdade, é identificada com maior frequência do que a FC, com uma relação CF:CRMS de 0,65:1. A maioria dessas crianças parece ter prognóstico benigno.[21]

Lactente assintomático com TNN positiva para fibrose cística

E

Cloro no suor entre 30-59 mmol/L e < 2 mutações do gene do CFTR causadoras de fibrose cística

OU

Cloro no suor < 30 mmol/L e 2 mutações do gene do CFTR com 0-1 mutação causadora de fibrose cística

Fig. 10-2. Definição de consenso de CRMS/CFSPID.

Quadro 10-1. Resumo dos Estudos Recentes sobre Prevalência e Resultados de CRMS/FCSPID.

	Ren *et al.*	Levy *et al.*	Kharrazi *et al.*	Groves *et al.*	Ooi *et al.*
Desenho do estudo	Prospectivo coorte	Prospectivo transversal	Prospectivo coorte	Retrospectivo caso-controle	Prospectivo caso-controle
Local	EUA	Wisconsin, EUA	Califórnia, EUA	Austrália	Multinacional
Duração do *follow-up* (anos)	1	20+	5	14§	3
Casos de FC	1.540	300	373	225**	3.101
Casos de CRMS	309	57	553	29	82
FC:CRMS	5:1	5,2:1	0,67:1	7,8:1	1,8:1
CRMS → FC	N/D	N/D	20	14†	9*
CRMS → FC %	N/D	N/D	3,7%	48% (38%)	10,9%
P. aeruginosa %	10,7%	39%	N/D	78,6%	14,6%
S. maltophilia %	9,4%	N/D	N/D	N/D	4,9%

§28% Perda de *follow-up*.
*Diagnosticado como FC pela reclassificação de segunda mutação causadora de doença ou aumento de cloreto no suor.
**Número de lactentes com FC inferidas com base na taxa anual relatada de novos diagnósticos e de período de estudo.
†Diagnosticado por meio de sinais e sintomas clínicos de doença respiratória ou IP. Oito foram diagnosticados pelos sintomas respiratórios.
N/D, não Disponível ou não Relatado.

Em geral, lactentes com CRMS são suficientes pancreáticos, e seus índices nutricionais são normais. Entretanto, a prevalência de culturas de vias respiratórias positivas para *P. aeruginosa*, um microrganismo fortemente associado à FC, variou de 10,7 a 78,4%, e alguns estudos também relataram culturas de vias respiratórias positivas para outros patógenos relacionados com a FC, como a *Stenotrophomonas maltophilia*.[16-20] Em um estudo, 11% dos lactentes com CRMS foram reclassificados como tendo FC após análise mais atualizada, demonstrando que ambas as mutações CFTR são causadoras de FC.[17] A repetição do teste do suor em idade superior a 2 anos resultou em um valor ≥ 60 mmol/L em 14-33% dos casos, levando à reclassificação do lactente como FC. Em estudo retrospectivo de 14 anos, Groves *et al.* constataram que 48% das crianças com CRMS posteriormente foram diagnosticadas com FC; entretanto, as características clínicas pelas quais essa decisão foi tomada não eram específicas da FC (p. ex., tosse recorrente).[18]

O valor do cloro no suor não parece ser útil para prever quais lactentes com CRMS irão, posteriormente, desenvolver características clínicas da doença da FC.[16] A taxa de culturas orofaríngeas positivas para *P. aeruginosa* foi semelhante entre lactentes com Cl no suor < 30 mmol/L comparada a lactentes com Cl no suor entre 30-59 mmol/L. O genótipo F508del/R117H/7T é encontrado frequentemente em lactentes com CRMS, ocorrendo em 23-63% dos pacientes em estudos recentes.[16] Isto é condizente com a classificação de R117H sem o polimorfismo 5T em *cis* como uma mutação com manifestações clínicas variáveis.[22]

Em suma, embora a grande maioria das crianças com CRMS permaneça bem, uma pequena parte pode desenvolver características clínicas associadas à FC ou mesmo apresentar transição para um fenótipo da FC. Assim, esses lactentes devem ser acompanhados regularmente por clínicos treinados no cuidado de crianças com FC, como aqueles que atuam em centro de assistência credenciado pela CFF. Estudos recentes forneceram mais informações sobre prevalência e evolução do CRMS/CFSPID, e testes do suor repetidos em série até os 2 anos de idade e o estudo genético parecem ser úteis na identificação de lactentes com CRMS/CFSPID que desenvolverão a FC. No entanto, muitas questões permanecem sem resposta, como o risco em longo prazo para o desenvolvimento de FC além de monitoramento e manejo ideais desses lactentes.

Em curto prazo, outro desafio tem sido como classificar, com precisão, lactentes positivos para TNN da FC baseando-se em seu estudo genético e em seus resultados de teste do suor. Isto é especialmente desafiador porque algumas mutações incluídas nos painéis de TNN da FC estão associadas a manifestações clínicas variadas. Dados do registro de pacientes do CFF dos EUA têm mostrado que este é um problema em potencial, com mais de 40% dos lactentes que preenchem os critérios diagnósticos para CRMS sendo classificados como FC.[16] A classificação diagnóstica correta é essencial para garantir o tratamento adequado e dados precisos de evolução. A CFF iniciou um programa para aperfeiçoar o conhecimento de clínicos que atendem FC e a precisão quanto à classificação diagnóstica. Um encontro para consenso internacional foi realizado, em 2015, para atualizar as diretrizes para diagnóstico.[23] Além de desenvolver um consenso de critérios diagnósticos da FC, CRMS/CFSPID e transtornos relacionados com o CFTR, as diretrizes também forneceram recomendações sobre como usar o teste genético no diagnóstico da FC e para investigação de crianças com CRMS/CFSPID.

PERSPECTIVA DE MÉDIO PRAZO NA TNN DA FC

Embora a desnutrição seja um problema importante na FC, e que é reduzido com a TNN, a doença pulmonar é responsável por quase toda morbidade e mortalidade em pacientes com FC.[1] A perda da função do CFTR nas vias aéreas resulta em falha na manutenção da camada líquida de sua superfície, descolamento anormal de muco e imunidade inata prejudicada.[24,25] Estes eventos levam à infecção endobrônquica crônica e inflamação mediada por neutrófilos. Com o tempo, a bronquiectasia se desenvolve terminando com a insuficiência respiratória progressiva. Portanto, qualquer manejo de lactentes diagnosticados com FC por meio da TNN deve abordar a avaliação e o tratamento da doença pulmonar.

Avaliações objetivas da estrutura e da função pulmonar são essenciais para o manejo da deterioração do aparelho respiratório de lactentes com FC. Testes de função pulmonar (TFP) de lactente utilizando o volume elevado da técnica de compressão toracoabdominal rápida (*Raised volume rapid thoraco-abdominal compression*, RVRTC) equivalem à espirometria e à pletismografia obtidas de pacientes maiores e de adultos.[26] Estudos de TFP em lactentes provenientes da TNN da FC demonstraram obstrução das vias aéreas e aprisionamento aéreo aos 6 meses de idade.[27] O tempo, o trabalho e o risco associados aos TFP infantis (que requer sedação com hidrato de cloral), combinados ao alto grau de especialização exigida para realizar o RVRTC apropriadamente, limitaram a implementação de TFP infantis em atendimento clínico de rotina de crianças com FC.[28] O índice de *clearance* pulmonar (*lung clearance index*, LCI) medido pela técnica de lavagem respiratória múltipla é uma medida sensível de falta de homogeneidade da ventilação em idade precoce.[29] Um LCI anormal no início da infância é preditivo de função pulmonar pior em idade mais tardia na infância, e um LCI anormal distingue a exacerbação pulmonar da infecção respiratória alta em crianças com FC.[30,31] Embora os protocolos para medidas de LCI em crianças em idade pré-escolar (3-5 anos) já tenham sido estabelecidos, a aplicação em lactentes não está bem definida e continua sendo um desafio.[32]

O efeito da doença pulmonar da FC na estrutura pulmonar pode ser avaliado pela tomografia computadorizada (TC) de tórax. Estudos utilizando TC de tórax em crianças e lactentes com FC demonstraram que a bronquiectasia se desenvolve no início da vida, a despeito do diagnóstico precoce realizado por meio da TNN.[33] A aplicação clínica da TC de tórax tem sido limitada consequente às preocupações com a exposição à radiação ionizante, à necessidade de sedação e à falta de sistema de pontuação validado para doença pulmonar precoce da FC em crianças pequenas.[28] A ressonância magnética de tempo ultracurto (*Ultrashort echo time magnetic resonance imaging*, UTE MRI) oferece a possibilidade para realizar imagem sem exposição à radiação ionizante,[34] mas, no momento, não há protocolos padronizados para UTE MRI em crianças e nem todas as clínicas têm UTE disponível nos seus *scanners*.

O avanço mais emocionante e revolucionário na terapêutica da FC nos últimos anos tem sido a introdução de moduladores CFTR.[35] Moduladores CFTR são pequenas moléculas que podem restaurar parcialmente a função da proteína CFTR em pacientes com mutações específicas do gene CFTR. No momento, pacientes com mutações que respondem a moduladores CFTR representam apenas cerca de 60% da população com FC nos EUA, mas há esforços em andamento para desenvolver novos compostos que irão expandir o número de pacientes com mutações responsivas a modulador CFTR. Estudos observacionais em longo prazo de pacientes com moduladores CFTR sugerem que os mesmos podem reverter algumas das manifestações crônicas da FC, como a infecção por *Pseudomonas aeruginosa*.[36] Os níveis de elastase fecal aumentaram em crianças com FC, com idade entre 2 e 5 anos, tratadas com ivacaftor, sugerindo que o tratamento precoce dos moduladores CFTR pode ajudar a prevenir a perda da função pancreática.[37] Atualmente não há moduladores CFTR disponíveis para crianças menores de 2 anos de idade, porém há estudos sendo conduzidos para essa faixa etária.

Em resumo, as perspectivas de médio prazo para a TNN da FC devem focar no desenvolvimento de ferramentas clinicamente aplicáveis para a detecção e a avaliação precoce da doença pulmonar da FC e o início da terapia com moduladores CFTR no momento do diagnóstico. O início da terapia moduladora CFTR na primeira infância pode prevenir potencialmente a progressão da doença pulmonar.

PERSPECTIVAS DE LONGO PRAZO NA TNN DA FC

Ainda existem muitas áreas de incerteza relacionadas com o tratamento e com o prognóstico de lactentes com TNN da FC. No entanto, estudos em longo prazo que abordem lacunas específicas de conhecimento, em última análise, ajudam a otimizar seu tratamento.

Embora o estudo randomizado de Wisconsin tenha demonstrado os benefícios da TNN da FC na melhoria do peso para a idade e na prevenção da desnutrição grave, os benefícios nutricionais globais do diagnóstico precoce da FC por meio da TNN ainda não foram alcançados. A análise dos dados de Wisconsin mostrou que há dois grupos de lactentes: aqueles que atingem índices nutricionais normais ("responsivos") e aqueles que falham apesar da ingesta de alto teor calórico ("não responsivos").[38] Diferenças nos níveis de ácido graxo essencial (EFA) podem influenciar. O estudo de observação e de nutrição do lactente (*The Baby Observational and Nutrition Study*, BONUS) confirmou os resultados de Wisconsin e também demonstrou que lactentes com FC diagnosticados pela TNN mostraram diminuição do crescimento linear; o estudo BONUS associou este último achado a baixos níveis de fator de crescimento *insulina-like* 1 (IGF-1).[39] A dieta ideal de alimentação infantil também permanece indefinido. Para abordar essa lacuna do conhecimento, foi iniciado, em 2012, o estudo "alimentando lactentes desde o começo" (*Feeding Infants Right from the Start*, FIRST). O estudo FIRST está coletando dados alimentares e nutricionais detalhados em uma coorte de bebês da TNN da FC para identificar a dieta alimentar ideal para esses lactentes e avaliar o papel do ácido graxo essencial nos resultados nutricionais e pulmonares da FC. Os desfechos pulmonares no estudo FIRST estão sendo avaliados por meio de LCI e de TC de tórax. Os resultados desses estudos e os ensaios de intervenção com a terapia com ácido graxo essencial ou IGF-1 podem levar a resultados nutricionais ainda melhores em crianças da TNN da FC.

Como observado anteriormente, a bronquiectasia ocorre em crianças com FC, mesmo naquelas diagnosticadas pela TNN, sugerindo que há necessidade de desenvolver melhores tratamentos para a doença pulmonar da FC, e o mesmo deve ser iniciado no momento do diagnóstico. A solução salina hipertônica (SH) inalada melhorou valores do teste de função pulmonar em lactentes, mas não afetou as taxas de exacerbação.[40] O estudo da solução salina hipertônica em pré-escolares (*The Saline Hypertonic in Preschoolers study*, SHIP) está avaliando o efeito da SH no LCI em pré-escolares com FC (idades de 3 a 5 anos) e fornecerá informações se esse tratamento trouxer benefício em crianças pequenas com FC. Estudos observacionais de moduladores do CFTR sugerem que eles podem afetar o declínio da função pulmonar,[41] aumentando a possibilidade de que a terapia precoce com esses medicamentos possa prevenir a progressão da doença pulmonar em crianças com FC e evitar o desenvolvimento de bronquiectasias. Estudos prospectivos mais longos são necessários para confirmar o potencial dos moduladores do CFTR como agentes modificadores da doença.

Estudos recentes demonstraram que o CRMS/CFSPID é relativamente comum, e alguns desses lactentes podem desenvolver características clínicas da FC ou ter uma reclassificação como FC. No entanto, os desfechos desses lactentes em longo prazo ainda não estão claros. Muitos deles têm mutações associadas a manifestações clínicas diversas, e seu risco de distúrbio relacionado com o CFTR é desconhecido. Mais dados em longo prazo sobre essa população serão úteis para o aconselhamento de pais de crianças com CRMS/CFSPID e para desenvolver diretrizes (*guidelines*) para monitorar seu estado de saúde.

Embora a FC afete primariamente o pâncreas exócrino e os pulmões, muitos outros órgãos podem ser afetados pela doença, incluindo os seios paranasais, as células das ilhotas pancreáticas endócrinas e o trato reprodutivo masculino.[1] Há evidências limitadas de que a terapia moduladora CFTR pode melhorar ou prevenir algumas dessas outras manifestações da FC. Por exemplo, a terapia com ivacaftor está associada à redução da incidência de pancreatite.[42] O diagnóstico precoce por meio da TNN da FC e do início antecipado da terapia moduladora CFTR na prevenção dessas outras complicações da FC é uma área para pesquisas futuras.

RESUMO

Os benefícios da TNN da FC levaram à sua implementação em larga escala em todo o mundo. Em curto prazo, os esforços precisam ser direcionados para o diagnóstico rápido e preciso e para que os clínicos possam estar preparados para a possibilidade de identificar casos de CRMS/CFSPID. Em médio prazo, o desenvolvimento de melhores avaliações da doença pulmonar inicial será fundamental para o cuidado da FC e para a pesquisa. Os moduladores do CFTR logo estarão clinicamente disponíveis para pacientes com FC nessa faixa etária e podem ter grande impacto clínico. As questões em longo prazo da TNN da FC incluem otimizar os resultados nutricionais, prevenir a progressão da doença pulmonar, abordar outros órgãos afetados pela FC e definir o risco e o prognóstico em longo prazo do CRMS/CFSPID.

REFERÊNCIAS BIBLIOGRÁFICAS

1. Paranjape SM, Mogayzel PJ, Jr. Cystic fibrosis. *Pediatr Rev* 2014;35(5):194-205.
2. Wagener JS, Zemanick ET, Sontag MK. Newborn screening for cystic fibrosis. *Curr Opin Pediatr* 2012;24(3):329-35.
3. Shwachman H, Redmond A, Khaw K-T. Studies in Cystic Fibrosis. *Report of 130 Patients Diagnosed Under 3 Months of Age Over a 20-Year Period* 1970;46(3):335-43.
4. Crossley JR, Elliott RB, Smith PA. Dried-blood spot screening for cystic fibrosis in the newborn. *Lancet* 1979;1(8114):472-4.
5. Grosse SD, Boyle CA, Botkin JR *et al*. Newborn screening for cystic fibrosis: evaluation of benefits and risks and recommendations for state newborn screening programs. *MMWR RecommRep* 2004;53(RR-13):1-36.
6. Taussig LM, Boat TF, Dayton D *et al*. Neonatal Screening for Cystic Fibrosis: Position Paper. *Pediatrics* 1983;72(5):741-5.
7. Farrell PM, Kosorok MR, Laxova A *et al*. Nutritional benefits of neonatal screening for cystic fibrosis. Wisconsin Cystic Fibrosis Neonatal Screening Study Group. *N Engl J Med* 1997;337(14):963-9.
8. Farrell PM, Kosorok MR, Rock MJ *et al*. Early diagnosis of cystic fibrosis through neonatal screening prevents severe malnutrition and improves long-term growth. Wisconsin Cystic Fibrosis Neonatal Screening Study Group. *Pediatrics* 2001;107(1):1-13.
9. Lai HJ, Cheng Y, Farrell PM. The survival advantage of patients with cystic fibrosis diagnosed through neonatal screening: evidence from the United States Cystic Fibrosis Foundation registry data. *J Pediatr* 2005;147(3 Suppl):S57-63.
10. Castellani C, Massie J, Sontag M, Southern KW. Newborn screening for cystic fibrosis. *Lancet Respir Med* 2016;4(8):653-61.
11. LeGrys VA, Yankaskas JR, Quittell LM *et al*. Diagnostic sweat testing: the Cystic Fibrosis Foundation guidelines. *J Pediatr* 2007;151(1):85-9.
12. Aqil B, West A, Dowlin M *et al*. Implementation of a quality improvement program to improve sweat test performance in a pediatric hospital. *Arch Pathol Lab Med* 2014;138(7):920-2.
13. Ren CL, Borowitz DS, Gonska T *et al*. Cystic Fibrosis Transmembrane Conductance Regulator-Related Metabolic Syndrome and Cystic Fibrosis Screen Positive, Inconclusive Diagnosis. *J Pediatr* 2017;181S:S45-S51e1.
14. Borowitz D, Parad RB, Sharp JK *et al*. Cystic Fibrosis Foundation practice guidelines for the management of infants with cystic fibrosis transmembrane conductance regulator-related metabolic syndrome during the first two years of life and beyond. *J Pediatr* 2009;155(6 Suppl):S106-S16.
15. Munck A, Mayell SJ, Winters V *et al*. Cystic Fibrosis Screen Positive, Inconclusive Diagnosis (CFSPID): A new designation and management recommendations for infants with an inconclusive diagnosis following newborn screening. *J Cyst Fibros* 2015;14(6):706-13.
16. Ren CL, Fink AK, Petren K, Borowitz DS, McColley SA, Sanders DB, *et al*. Outcomes of infants with indeterminate diagnosis detected by cystic fibrosis newborn screening. *Pediatrics*. 2015;135(6):e1386-92.
17. Ooi CY, Castellani C, Keenan K *et al*. Inconclusive diagnosis of cystic fibrosis after newborn screening. *Pediatrics* 2015;135(6):e1377-85.
18. Groves T, Robinson P, Wiley V, Fitzgerald DA. Long-Term Outcomes of Children with Intermediate Sweat Chloride Values in Infancy. *J Pediat* 2015;166(6):1469-74.e3.
19. Levy H, Nugent M, Schneck K *et al*. Refining the continuum of CFTR-associated disorders in the era of newborn screening. *Clin Genet* 2016; 89(5):539-49.

20. Kharrazi M, Yang J, Bishop T et al. Newborn Screening for Cystic Fibrosis in California. *Pediatrics* 2015;136(6):1062-72.
21. Salinas DB, Sosnay PR, Azen C et al. Benign outcome among positive cystic fibrosis newborn screen children with non-CF-causing variants. *J Cyst Fibros* 2015;14(6):714-9.
22. Sosnay PR, Salinas DB, White TB et al. Applying Cystic Fibrosis Transmembrane Conductance Regulator Genetics and CFTR2 Data to Facilitate Diagnoses. *J Pediatr* 2017;181S:S27-S32 e1.
23. Farrell PM, White TB, Ren CL et al. Diagnosis of Cystic Fibrosis: Consensus Guidelines from the Cystic Fibrosis Foundation. *J Pediatrics* 2017;181:S4-S15.e1.
24. Stoltz DA, Meyerholz DK, Welsh MJ. Origins of Cystic Fibrosis Lung Disease. *N Engl J Med* 2015;372(4):351-62.
25. Boucher RC. Airway surface dehydration in cystic fibrosis: pathogenesis and therapy. *Annu Rev Med* 2007;58:157-70.
26. Feher A, Castile R, Kisling J et al. Flow limitation in normal infants: a new method for forced expiratory maneuvers from raised lung volumes. *J Appl Physiol* 1996;80(6):2019-25.
27. Linnane BM, Hall GL, Nolan G et al. Lung function in infants with cystic fibrosis diagnosed by newborn screening. *Am J Respir Crit Care Med* 2008;178(12):1238-44.
28. Davis SD, Brody AS, Emond MJ et al. Endpoints for clinical trials in young children with cystic fibrosis. *Proc Am Thorac Soc* 2007;4(4):418-30.
29. Horsley A. Lung clearance index in the assessment of airways disease. *Respir Med* 2009;103(6):793-9.
30. Aurora P, Stanojevic S, Wade A et al. Lung clearance index at 4 years predicts subsequent lung function in children with cystic fibrosis. *Am J Respir Crit Care Med* 2011;183(6):752-8.
31. Stanojevic S, Davis SD, Retsch-Bogart G et al. Progression of Lung Disease in Preschool Patients with Cystic Fibrosis. *Am J Respir Crit Care Med* 2017;195(9):1216-25.
32. Robinson PD, Latzin P, Ramsey KA et al. Preschool Multiple-Breath Washout Testing. An Official American Thoracic Society Technical Statement. *Am J Resp Crit Care Med* 2018;197(5):e1-e19.
33. Stick SM, Brennan S, Murray C et al. Bronchiectasis in infants and preschool children diagnosed with cystic fibrosis after newborn screening. *J Pediatr* 2009;155(5):623-8 e1.
34. Roach DJ, Cremillieux Y, Fleck RJ et al. Ultrashort Echo-Time Magnetic Resonance Imaging Is a Sensitive Method for the Evaluation of Early Cystic Fibrosis Lung Disease. *Ann Am Thorac Soc* 2016;13(11):1923-31.
35. Mayer-Hamblett N, Boyle M, VanDevanter D. Advancing clinical development pathways for new CFTR modulators in cystic fibrosis. *Thorax* 2016;71(5):454-61.
36. Rowe SM, Heltshe SL, Gonska T et al. Clinical Mechanism of the Cystic Fibrosis Transmembrane Conductance Regulator Potentiator Ivacaftor in G551D-mediated Cystic Fibrosis. *Am J Respir Crit Care Med* 2014;190(2):175-84.
37. Davies JC, Cunningham S, Harris WT et al. Safety, pharmacokinetics, and pharmacodynamics of ivacaftor in patients aged 2- years with cystic fibrosis and a CFTR gating mutation (KIWI): An open-label, singlearm study. *Lancet Respir Med* 2016;4(2):107-15.
38. Shoff SM, Ahn HY, Davis L et al. Temporal associations among energy intake, plasma linoleic acid, and growth improvement in response to treatment initiation after diagnosis of cystic fibrosis. *Pediatrics* 2006;117(2):391-400.
39. Leung DH, Heltshe SL, Borowitz D et al. Effects of diagnosis by newborn screening for cystic fibrosis on weight and length in the first year of life. *JAMA Pediatrics* 2017;171(6):546-54.
40. Rosenfeld M, Ratjen F, Brumback L et al. Inhaled hypertonic saline in infants and children younger than 6 years with cystic fibrosis: the ISIS randomized controlled trial. *JAMA* 2012;307(21):2269-77.
41. Sawicki GS, McKone EF, Pasta DJ et al. Sustained Benefit from ivacaftor demonstrated by combining clinical trial and cystic fibrosis patient registry data. *Am J Respir Crit Care Med* 2015;192(7):836-42.
42. Carrion A, Borowitz DS, Freedman SD et al. Reduction of Recurrence Risk of Pancreatitis in Cystic Fibrosis With Ivacaftor: Case Series. *J Pediatr Gastroenterol Nutr* 2018;66(3):451-4.

TRIAGEM NEONATAL PARA FIBROSE CÍSTICA – PONTOS DE CORTE PARA A TRIPSINA IMUNORREATIVA

Alberto Andrade Vergara

RAZÕES PARA A REALIZAÇÃO DA TRIAGEM NEONATAL PARA FIBROSE CÍSTICA

Os efeitos da triagem neonatal para fibrose cística foram extensamente estudados e debatidos.[1] A realização de estudos randomizados controlados forneceu as evidências que permitiram ao *Center of Disease Control de Atlanta* concluir, ainda em 2004, que os benefícios proporcionados pela sua realização excedem em muito os seus possíveis riscos.[2]

Os benefícios verificados pela triagem neonatal para fibrose cística são os seguintes:

A) O diagnóstico da insuficiência pancreática permite o tratamento adequado da má digestão nutricional, por meio da terapia de reposição enzimática.[3]
B) Efeito positivo significativo no crescimento ponderoestatural.[4]
C) Prevenção de deficiências proteicas e de vitaminas lipossolúveis.[5]
D) Melhores resultados de função pulmonar nos pacientes triados.[6]
E) Menor número de internações hospitalares nos pacientes triados.[5]
F) Prevenção da ansiedade relacionada com a incerteza do diagnóstico tardio.[7]
G) Aumento da sobrevida nos pacientes triados.[8]

Por sua vez, os riscos associados à triagem neonatal para a fibrose cística são os seguintes:

A) Ansiedade temporária experimentada pelos pais de crianças com resultados falso-positivos, com tripsina imunorreativa elevada e teste do suor normal.[9]
B) Identificação de portadores sadios, em esquemas de triagem neonatal que realizam pesquisa de variantes genéticas de fibrose cística. Em razão desta informação, estes indivíduos podem ser alvos de discriminação.[10]
C) Ansiedade experimentada por pais e pacientes cujo diagnóstico pela triagem neonatal é inconclusivo.[11]
D) Risco potencial de discriminação em comunidades minoritárias, em esquemas de triagem neonatal que realizam pesquisa de variantes genéticas de fibrose cística, e que não preveem a testagem de variantes relacionadas com etnias específicas.[12]

CUSTOS DA TRIAGEM NEONATAL PARA FIBROSE CÍSTICA

Os custos da triagem neonatal variam muito entre os diversos esquemas e realidades, sendo difíceis de quantificar. Estes custos incluem a produção de material impresso para profissionais de saúde e familiares de crianças submetidas à triagem neonatal, adequação do cartão de coleta de amostras de sangue para acomodar o novo exame, treinamento de profissionais de saúde que participam diretamente do procedimento, aquisição de equipamentos e contratação de pessoal treinado para os laboratórios, implementação de sistema de localização e encaminhamento de crianças identificadas com tripsina imunorreativa positiva para realização de teste do suor padronizado, preparação dos Centros de Referência em Fibrose Cística para receber os pacientes diagnosticados e inclusão do aconselhamento genético na rotina de acompanhamento dos mesmos.

Existem basicamente duas estratégias para a realização da triagem neonatal para fibrose cística, a que prevê a realização de duas dosagens de tripsina imunorreativa consecutivas (IRT-IRT), com confirmação diagnóstica pelo teste do suor, e a que prevê a incorporação de pesquisa de variantes genéticas de fibrose cística (IRT-DNA), que normalmente também se utiliza do teste do suor para confirmação do diagnóstico. A estratégia IRT-IRT, adotada no Brasil, é considerada a que tem melhor custo-efetividade. Estudos retrospectivos permitiram evidenciar que o custo de tratamento das crianças identificadas pela triagem neonatal para fibrose cística é significativamente menor, para o sistema de saúde, se comparado aos custo do tratamento das crianças diagnosticadas tardiamente.[13]

PROTOCOLOS E QUESTÕES TÉCNICAS

Todos os programas de triagem neonatal para fibrose cística têm por objetivos:

A) Maximizar o diagnóstico (maior sensibilidade e especificidades possíveis).
B) Diminuir a necessidade de recoletas de amostras de sangue.
C) Diminuir o número de testes do suor desnecessários.
D) Evitar ou diminuir o número de identificações de portadores sadios.
E) Diminuir o número de diagnósticos duvidosos.

O objetivo da triagem neonatal para fibrose cística é proporcionar o diagnóstico da doença antes de dois meses de idade, para que a implementação do tratamento precoce possa impactar positivamente na saúde do paciente.[14]

Algoritmo da Triagem Neonatal para Fibrose Cística no Brasil (Fig. 11-1)[15]

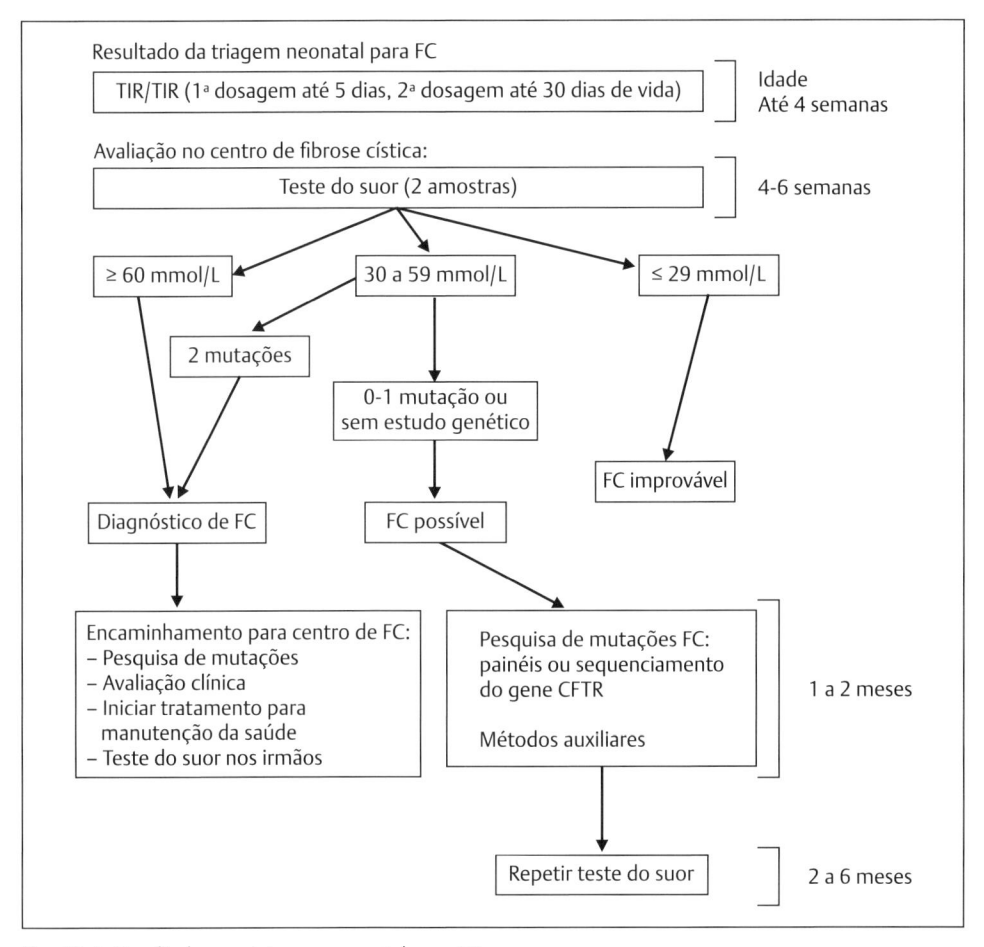

```
Resultado da triagem neonatal para FC
  TIR/TIR (1ª dosagem até 5 dias, 2ª dosagem até 30 dias de vida)      Idade
                                                                      Até 4 semanas
Avaliação no centro de fibrose cística:
  Teste do suor (2 amostras)                                          4-6 semanas

  ≥ 60 mmol/L         30 a 59 mmol/L          ≤ 29 mmol/L

  2 mutações
                      0-1 mutação ou
                      sem estudo genético
                                              FC improvável

  Diagnóstico de FC   FC possível

  Encaminhamento para centro de FC:    Pesquisa de mutações FC:
  – Pesquisa de mutações               painéis ou sequenciamento
  – Avaliação clínica                  do gene CFTR                   1 a 2 meses
  – Iniciar tratamento para
    manutenção da saúde                Métodos auxiliares
  – Teste do suor nos irmãos

                                       Repetir teste do suor          2 a 6 meses
```

Fig. 11-1. Resultado para triagem neonatal para FC.

A Primeira Dosagem da Tripsina Imunorreativa (IRT)

A primeira dosagem de IRT tem um papel fundamental na *performance* da triagem neonatal, sendo que a determinação do ponto de corte para interpretação do resultado permite ajustar a sensibilidade e a especificidade do exame.

Os programas pioneiros na triagem neonatal começaram utilizando pontos de corte fixos para a IRT que variavam de 105 a 180 ng/mL, adotando posteriormente o ponto de corte com base no percentil diário ou mensal.[2]

Desde a introdução dos primeiros Programas de Triagem Neonatal para Fibrose Cística no Brasil, a partir de 2002, tem sido adotado o ponto de corte fixo para IRT em 70 ng/mL, assumindo que este equivaleria aproximadamente ao percentil 99.

A experiência clássica dos Programas de Triagem Neonatal para Fibrose Cística que adotam a estratégia IRT-IRT demonstra uma adequada sensibilidade quando se utiliza o ponto de corte no percentil 99,5 diário ou mensal, sendo que o ponto de corte no percentil 99 também é muito utilizado.[16,17]

Os Programas de Triagem Neonatal para Fibrose Cística que adotam a estratégia IRT-DNA normalmente ajustam o ponto de corte da IRT para o percentil 95 diário ou mensal, o que aumenta a sensibilidade do exame. Esta estratégia é particularmente adotada em países onde há dificuldade para a realização da 2ª coleta de IRT, a composição étnica da população é homogênea (com reduzido número de variantes genéticas), permitindo a realização de painéis de mutações padronizados e com o objetivo de uma maior precocidade no diagnóstico (antes de completar 1 mês do nascimento).[2]

Recomenda-se dosar a IRT em duplicidade, utilizando a mesma amostra, nos casos de IRT acima do ponto de corte, para minimizar os efeitos de variação volumétrica das amostras, variação diária da calibração dos aparelhos, contaminação da amostra por fezes ou identificação errada da amostra. Eventualmente este procedimento pode ser aplicado em amostras com resultados de 10 ng/mL abaixo do ponto de corte, para diminuir o risco de falso-negativos.[18]

Controle de Qualidade

Existem diferenças significativas entre os *kits* comercialmente disponíveis para dosagem da IRT com relação ao ponto de corte inicial e taxa de declínio da IRT aferida, nas primeiras semanas de vida. A despeito desta variabilidade, todos os *kits* comercialmente disponíveis para dosagem da IRT são igualmente confiáveis.[18]

A elaboração de esquemas de controle de qualidade comuns é muito difícil, uma vez que os *kits* diferem em imunogenicidade, concentração proteica e atividade de triptase.[19]

Uma alterativa para controlar a qualidade dos exames é verificar regularmente a distribuição dos valores da população apara monitorar a *performance* das dosagens, o que reforça o argumento de utilizar o ponto de corte variável de acordo com o percentil diário ou mensal desejado.

Idade da Coleta e Estabilidade da IRT na Amostra

A idade para a coleta de sangue para a dosagem da 1ª IRT não deve ultrapassar o 5º dia.[16]

A amostra de sangue de crianças saudáveis, colhida em cartão "Guthrie", conservada por mais de 10 semanas em ambiente escuro, seco, à temperatura ambiente, acondicionada em caixa com envelopes, perde cerca de dois terços da IRT inicial. Esta queda normalmente tem um caráter linear. As amostras de IRT de crianças com fibrose cística apresentam um declínio diferente, se comparadas às amostras das crianças saudáveis, com uma curva bimodal, sugerindo uma mistura de espécies de IRT.[16]

Causas Diversas da Fibrose Cística para Elevação da IRT

Existe uma grande variedade de causas médicas e fisiológicas que podem justificar níveis elevados de IRT no período neonatal. A IRT pode estar elevada em casos de trissomias dos cromossomos 13 e 18.[20,21] O estresse perinatal também tem sido associado como causa de hipertripsinogenemia neonatal, a partir de estudos realizados em neonatos admitidos em UTIs.[22] Outras causas identificadas foram as infecções congênitas, insuficiência renal, atresia intestinal e diabetes *insipidus* nefrogênico.[23,24]

Íleo Meconial e IRT

Os pacientes com fibrose cística e íleo meconial podem apresentar níveis de IRT normais. A razão deste fenômeno ainda não é conhecida. Alterações ultrassonográficas compatíveis com intestino hiperecogênico, em exames realizados no 2º trimestre de gestação, permitem o diagnóstico antenatal de fibrose cística. O risco de o feto apresentar fibrose cística, dependendo do grau de ecogenicidade, pode variar de 1,5 a 25%.[25,26]

A Segunda Dosagem de Tripsina Imunorreativa

A segunda coleta da 2ª amostra de sangue para dosagem de IRT deve ser realizada ainda no período neonatal, entre 3 e 4 semanas de vida. Após este período, a IRT tende a diminuir, aumentando o risco de falso-negativos, ainda que o declínio da IRT em pacientes com fibrose cística seja mais lento se comparado aos neonatos saudáveis.[27] Caso a 2ª IRT apresente-se acima do ponto de corte (normalmente utiliza-se o mesmo valor ou percentil do 1º exame), o paciente deve ser referenciado para ser submetido ao teste do suor, que confirma o diagnóstico.

Teste do Suor

O teste do suor é a ferramenta padrão ouro para confirmação do diagnóstico de fibrose cística, sendo utilizado em todos os Programas de Triagem Neonatal para a doença.

O teste do suor deve ser realizado de acordo com as normas internacionais vigentes com a coleta realizada pelo método de Gibson e Cooke, com a análise quantitativa do cloro no suor. O exame pode ser realizado a partir de 2 semanas de vida, em crianças com pelo menos 3 kg de peso e idade corrigida de 36 semanas.

Recomenda-se que a coleta seja feita com o sistema Macroduct®, sendo considerado como adequado o volume mínimo de 15 µL. A dosagem do cloro no suor deve ser feita preferencialmente por aparelho, por meio de um cloridrômetro.

O resultado de teste do suor acima de 60 mmol/L confirma o diagnóstico de fibrose cística. Os exames com resultados abaixo de 30 mmol/L afastam o diagnóstico, e os resultados entre 30 e 59 mmol/L são considerados duvidosos, devendo ser repetidos após 3 a 6 meses.[28,29]

REFERÊNCIAS BIBLIOGRÁFICAS

1. Wilcken B, Gaskin K. More evidence to favour newborn screening for cystic fibrosis. *Lancet* 2007;369:1146-7.
2. Grosse SD, Boyle CA, Botkin JR et al. Newborn screening for cystic fibrosis: evaluation of benefits and risks and recommendations for state newborn screening programs. *MMWR Recomm Rep* 2004 Oct 15;53 (RR-13):1-36.
3. Cipolli M, Castellani C, Wilcken B et al. Pancreatic phenotype in cystic fibrosis patients identified by mutation screening. *Arch Dis Child* 2007;92:842-6.
4. Farrell PM, Lai HJ, Li Z et al. Early diagnosis of cystic fibrosis through neonatal screening prevents severe malnutrition and improves long-term growth. Wisconsin Cystic Fibrosis Neonatal Screening Study Group. *Pediatrics* 2001;107:1-13.
5. Accurso FJ, Sontag MK, Wagener JS. Complications associated with symptomatic diagnosis in infants with cystic fibrosis. *J Pediatr* 2005;147 (3Suppl):S37-41.
6. McKay KO, Waters DL, Gaskin KJ. The influence of newborn screening for cystic fibrosis on pulmonary outcomes in New South Wales. *J Pediatr* 2005;147(3 Suppl):S47-50.
7. Mérelle ME, Huisman J, Alderden-van der Vecht A et al. Early versus late diagnosis: psychological impact on parents of children with cystic fibrosis. *Pediatrics* 2003;111:346-50.

8. Grosse SD, Rosenfeld M, Devine OJ et al. Potential impact of newborn screening for cystic fibrosis on child survival: a systematic review and analysis. *J Pediatr* 2006;149:362-6.
9. Perobelli S, Faraguna D, Giglio L et al. *False positive screening for cystic fibrosis: reactions in parents and attitudes of professionals.* Proceedings de conference internationale mucoviscidose, University of Caen; October 5-6 1988. p. 203-14.
10. Castellani C. Evidence for newborn screening for cystic fibrosis. *Ped Respir Rev* 2003;4:278-84.
11. Farrell PM, Rosenstein BJ, White TB et al. Guidelines for diagnosis of cystic fibrosis in newborns through older adults: Cystic Fibrosis Foundation Consensus Report. *J Pediatr* 2008;153:S4-S14.
12. Kilinc MO et al. Highest heterogeneity for cystic fibrosis: 36 mutations account for 75% of all CF chromosomes in Turkish patients. *Am J Med Genet* 2002;113:250-7.
13. Sims EJ, Mugford M, Clark A et al. Economic implications of newborn screening for cystic fibrosis: a cost of illness retrospective cohort study. *Lancet* 2007;7:1187-95.
14. Sims EJ, Clark A, McCormick J et al. United Kingdom Cystic Fibrosis Database Steering Committee. Cystic fibrosis diagnosed after 2 months of age leads to worse outcomes and requires more therapy. *Pediatrics* 2007;119:19-28.
15. Diretrizes brasileiras de diagnóstico e tratamento da fibrose cística. Athanazio RA, Silva Filho LVRF, Vergara AA, Ribeiro AF, Riedi CA, Procianoy EFA, Adde FV, Reis FJC, Ribeiro JD, Torres LA, Fuccio MB, Epifanio M, Firmida MC, Damaceno N, Ludwig-Neto N, Maróstica PJC, Rached SZ, Melo SFO; Grupo de Trabalho das Diretrizes Brasileiras de Diagnóstico e Tratamento da Fibrose Cística.. *J Bras Pneumol* 2017;43(3):219-245
16. Heeley ME, Field AA, Whitaker J, Heeley AF. An update of cystic fibrosis screening in East Anglia 1990–1997 with previous ten years included for comparison. Dépistage néonatal de la mucoviscidose. Proceedings of the international conference, Caen, 10–11 September 1998. Université de Caen; 1999.
17. Hammond KB, Abman SH, Sokol RJ, Accurso FJ. Efficacy of statewide neonatal screening for cystic fibrosis by assay of trypsinogen concentrations. *N Engl J Med* 1991;325:769-74.
18. Heeley AF, Bangert SK. The neonatal detection of cystic fibrosis by measurement of immunoreactive trypsin in blood. *Ann Clin Biochem* 1992;29:361-76.
19. Li L, Zhou Y, Bell CJ et al. Development and characterization of dried blood spot materials for the measurement of immunoreactive trypsinogen. *J Med Screen* 2006;13:79-84.
20. Priest FJ, Nevin NC. False positive results with immunoreactive trypsinogen screening for cystic fibrosis owing to trisomy 13. *J Med Genet* 1991;28:575-6.
21. Heeley AF, Fagan DG. Trisomy 18, cystic fibrosis, and blood immunoreactive trypsin. *Lancet* 1984;1:169-70.
22. Ravine D, Francis RI, Danks DM. Non-specific elevation of immunoreactive trypsinogen in sick infants. *Eur J Pediatr* 1993;152:348-9.
23. Wilcken B. Newborn screening for cystic fibrosis: its evolution and a review of the current situation. *Screening* 1993;2:43-62.
24. Moya EF, Brocklebank JTB, Littlewood JM et al. High serum immunoreactive trypsin not caused by cystic fibrosis. Arch Dis Child Fetal Neonatal Ed 1998;78:F78.
25. Slotnick RN, Abuhmad AZ. Prognostic implications of fetal echogenic bowel. *Lancet* 1996;347:85-7.
26. Muller F, Simon-Bouy B, Girodon E et al. French Collaborative Group. Predicting the risk of cystic fibrosis with abnormal ultrasound signs of fetal bowel: results of a French molecular collaborative study based on 641 prospective cases. *Am J Med Genet* 2002;110:109-15.
27. Wilcken B, Brown AR, Urwin R, Brown DA. Cystic fibrosis screening by dried blood spot trypsin assay: results in 75,000 newborn infants. *J Pediatr* 1983;102:383-7.
28. Green A, Kirk J. Guidelines Development Group. Guidelines for the performance of the sweat test for the diagnosis of cystic fibrosis. *Ann Clin Biochem* 2007;44:25-34.
29. LeGrys VA, Yankaskas JR, Quittell LM et al. Diagnostic sweat testing: the Cystic Fibrosis Foundation guidelines. *J Pediatr* 2007;151:85-9.

REVENDO PONTOS DE CORTE DO TSH NO HIPOTIREOIDISMO CONGÊNITO

CAPÍTULO 12

Flavia Corrêa Christensen Adad
Sofia Helena V. de Lemos-Marini

O hipotireoidismo congênito (HC) é uma das principais causas de deficiência intelectual evitável com diagnóstico e tratamento precoces.[1-4] Por este motivo, objetivando a identificação rápida destes casos, implantou-se a pesquisa para HC na triagem neonatal (TNN), levando a um aumento da incidência dos casos diagnosticados de HC, que passou de 1:6.500 para 1:3.000 a 1:4.000 nascidos vivos (NV).[5,6]

Nos últimos anos, relata-se uma nova elevação da incidência do HC em diversas partes do mundo, variando de 1:1.030 a 1:2.679 NV.[7-10] Este fato provavelmente está associado ao aumento da sobrevida de recém-nascidos (RN) prematuros,[4,7] a fatores ambientais e étnicos e,[7,11] também, à redução dos valores de corte do TSH no papel-filtro (TSH-f) nos programas de TNN.[4,12]

Nos países com TNN já bem estabelecida, as dúvidas atualmente são quais critérios utilizar para rastrear, diagnosticar e tratar crianças com HC.[5,13] Em particular, há discussão sobre o valor de corte ideal do TSH-f.[5,13] Apesar do tempo de existência dos programas de triagem, ainda não há um consenso sobre o valor de corte de TSH-f mais adequado. Assim, há grande variação entre países e até dentro do mesmo país.

Inicialmente, se adotavam valores de corte de TSH-f mais altos para evitar reconvocações e custos excessivos, com a justificativa de que as formas leves de HC não teriam consequências para o desenvolvimento neurológico.[4] Entretanto, alguns autores sugerem que não há estudos suficientes que comprovem essa hipótese, e o Consenso Europeu de Hipotireoidismo Congênito de 2014 destaca,[4] como objetivo primordial da TNN, a detecção de todos os casos de HC primário.[1]

Na Europa em 2004, os pontos de corte de TSH-f utilizados variavam de 5 a 25 mUI/L, sendo que a grande maioria dos países adotava valores entre 10 e 20 mUI/L. Apenas cinco, dos 37 países avaliados, utilizavam pontos de corte inferiores a 10 mUI/L, e somente o País de Gales empregava o valor de 5 mUI/L.[14] E, no Brasil, atualmente, utilizam-se valores entre 4,5 e 20 µUI/mL.[3]

Nos últimos anos, vários serviços de triagem optaram por baixar o valor de corte do TSH-f com o intuito de reduzir o número de casos de hipotireoidismo não diagnosticados.[4,13,15-20]

Embora com a redução dos pontos de corte, tenha sido observada elevação do número de crianças com suspeita de HC e, portanto, maior taxa de reconvocação,[4,16,17,21] aumentando os custos com a TNN e gerando ansiedade para pais e familiares de crianças sadias,[21] os programas que baixaram o valor de corte do THS-f relatam a detecção de casos adicionais de HC que não seriam detectados com os pontos de corte mais altos utilizados habitualmente.[4,13,15-18,20]

No Reino Unido, Korada et al.[13] confirmaram dois casos de HC dentre as 67 crianças a termo com TSH-f entre 6 e 10 mUI/L, e Jones et al.[18] observaram, entre os 304 casos de HC diagnosticados, 26 crianças com TSH-f entre 8 e 10 mUI/L na TNN.

No Brasil, alguns programas também detectaram casos adicionais com a redução do valor de corte.[15,20,22,23] No Rio de Janeiro, Barone et al.[15] mostraram que 63% dos 475 casos de HC encontrados apresentavam TSH-f entre 4,5 e 9,5 mUI/L. E, no estado de São Paulo, um dos SRTNs, que reduziu o valor de corte de TSH-f entre os anos de 2005 e 2008, detectou seis casos de HC entre as 1.181 crianças com TSH-f inicial entre 5 e 10 µUI/mL.[23] Também no estado de São Paulo, avaliação de seis anos dos pacientes triados pelo STRN da Unicamp com o uso do ponto de corte de 5 µUI/mL detectou 339 crianças com HC com TSH-f entre 5 e 10 µUI/mL, incluindo crianças com TSH sérico superior a 20 µUI/mL, ou T4L abaixo do valor de referência,[20] situação em que o tratamento imediato é preconizado.[1]

Outro programa de TNN do Brasil, também utilizando o valor de corte de TSH-f de 5,00 µUI/Ml, demonstrou que o valor de TSH-f de 5,03 µUI/mL possui sensibilidade de 100% e a maior especificidade relacionada (93,7%), permitindo a detecção de todos os casos de HC, incluindo as formas leves.[24]

Embora a redução dos valores de corte leve ao diagnóstico de um maior número de crianças com HC transitório,[7] parte dos casos evolui para disfunção tireoidiana leve permanente, indicando que uma elevação discreta no TSH-f não é necessariamente preditora de HC transitório. Olivieri et al.,[7] avaliando os resultados do Registro Nacional Italiano de Triagem Neonatal, observaram que 26% das crianças com HC permanente tinham TSH-f entre 7,5 e 15 µUI/mL na TNN. Outro serviço brasileiro observou que, entre as 172 crianças com TSH-f entre 5,2 e 10 µUI/mL, 15,7% evoluíram com HC permanente.[19]

Ainda não está claro na literatura se pacientes com elevações discretas do TSH estão sob risco de alterações do desempenho cognitivo.[4,5,8,25] Sugere-se que casos de distúrbios neurológicos, que resultam em diminuição do aproveitamento escolar, estejam relacionados com formas leves de HC não detectadas pela TNN, por causa de valores de corte de TSH-f elevados.[4,26]

Recentemente, observou-se que crianças com TSH-f entre os percentis 75 e 99,95 são mais propensas a ter baixo rendimento escolar quando comparadas àquelas com TSH-f abaixo do percentil. E, além disso, as crianças com TSH-f igual ou superior ao percentil 99,95 (TSH-f > 20 mUI/L), que correspondem às crianças que foram convocadas e, portanto, têm alta probabilidade de terem recebido o diagnóstico e tratamento, tiveram melhores resultados nas avaliações de desenvolvimento, além de rendimento escolar superior, semelhante ao grupo com TSH-f abaixo do percentil 75.[27] Embora estudos adicionais sejam necessários para avaliar se o tratamento precoce destas crianças pode levar à melhora dos resultados cognitivos em longo prazo,[27] muitos defendem que, até que haja evidência de que não há risco de deficiência intelectual sem o uso de L-T4, o tratamento destes casos é preferível.[4,28]

Acreditamos que mais estudos são necessários para fornecer evidências de que as formas mais leves de HC não acarretam prejuízo no desenvolvimento neurológico e sugerimos que, enquanto isto não ocorre, de acordo com as recomendações do Consenso Europeu de HC o ponto de corte de THS-f de 5 µUI/mL seja adotado com o objetivo de detectar todos os casos de HC primário.[1]

REFERÊNCIAS BIBLIOGRÁFICAS

1. Léger J, Olivieri A, Donaldson M *et al*. European Society for Paediatric Endocrinology consensus guidelines on screening, diagnosis, and management of congenital hypothyroidism. *J Clin Endocrinol Metab* 2014;99(2):363-84.
2. Rose SR, Brown RS, Foley T *et al*. Update of newborn screening and therapy for congenital hypothyroidism. *Pediatrics* 2006;117(6):2290-303.
3. Maciel LM, Kimura ET, Nogueira CR *et al*. Congenital hypothyroidism: recommendations of the Thyroid Department of the Brazilian Society of Endocrinology and Metabolism. *Arq Bras Endocrinol Metabol* 2013;57(3):184-92.
4. Corbetta C, Weber G, Cortinovis F *et al*. A 7-year experience with low blood TSH cutoff levels for neonatal screening reveals an unsuspected frequency of congenital hypothyroidism (CH). *Clin Endocrinol* (Oxf) 2009;71(5):739-45.
5. Grosse SD, Van Vliet G. Prevention of intellectual disability through screening for congenital hypothyroidism: how much and at what level? *Arch Dis Child* 2011;96(4):374-9.
6. Fisher DA, Dussault JH, Foley TP *et al*. Screening for congenital hypothyroidism: results of screening one million North American infants. *J Pediatr* 1979;94(5):700-5.
7. Olivieri A, Fazzini C, Medda E. Multiple factors influencing the incidence of congenital hypothyroidism detected by neonatal screening. *Horm Res Paediatr* 2015;83(2):86-93.
8. Deladoëy J, Ruel J, Giguère Y, Van Vliet G. Is the incidence of congenital hypothyroidism really increasing? A 20-year retrospective population-based study in Québec. *J Clin Endocrinol Metab* 2011;96(8):2422-9.
9. Mitchell ML, Hsu HW, Sahai I, Group MPEW. The increased incidence of congenital hypothyroidism: fact or fancy? *Clin Endocrinol* (Oxf) 2011;75(6):806-10.
10. Botler J, Camacho LA, Cruz MM. Phenylketonuria, congenital hypothyroidism and haemoglobinopathies: public health issues for a Brazilian newborn screening program. *Cad Saude Publica* 2012;28(9):1623-31.
11. Medda E, Olivieri A, Stazi MA *et al*. Risk factors for congenital hypothyroidism: results of a population case-control study (1997-2003). *Eur J Endocrinol* 2005;153(6):765-73.
12. Ford G, LaFranchi SH. Screening for congenital hypothyroidism: a worldwide view of strategies. *Best Pract Res Clin Endocrinol Metab* 2014;28(2):175-87.
13. Korada SM, Pearce M, Ward Platt MP *et al*. Difficulties in selecting an appropriate neonatal thyroid stimulating hormone (TSH) screening threshold. *Arch Dis Child* 2010;95(3):169-73.
14. Loeber JG. Neonatal screening in Europe; the situation in 2004. *J Inherit Metab Dis* 2007;30(4):430-8.
15. Barone B, Lopes CL, Tyszler LS *et al*. Evaluation of TSH cutoff value in blood-spot samples in neonatal screening for the diagnosis of congenital hypothyroidism in the Programa "Primeiros Passos" - IEDE/RJ. *Arq Bras Endocrinol Metabol* 2013;57(1):57-61.
16. Mengreli C, Kanaka-Gantenbein C, Girginoudis P *et al*. Screening for congenital hypothyroidism: the significance of threshold limit in false-negative results. *J Clin Endocrinol Metab* 2010;95(9):4283-90.
17. Chiesa A, Prieto L, Mendez V *et al*. Prevalence and etiology of congenital hypothyroidism detected through an argentine neonatal screening program (1997-2010). *Horm Res Paediatr* 2013;80(3):185-92.
18. Jones JH, Smith S, Dorrian C *et al*. Permanent congenital hypothyroidism with blood spot thyroid stimulating hormone <10 mU/L. *Arch Dis Child* 2016.
19. Matos DM, Ramalho RJR, Carvalho BM *et al*. Evolution to permanent or transient conditions in children with positive neonatal TSH screening tests in Sergipe, Brazil. *Arch Endocrinol Metab* 2016;60-5.
20. Christensen-Adad FC, Mendes-dos-Santos CT, Goto MM *et al*. Neonatal screening: 9% of children with filter paper thyroid-stimulating hormone levels between 5 and 10 IU/mL have congenital hypothyroidism. *J Pediatr* (Rio J) 2017;93:649-54.
21. Krude H, Blankenstein O. Treating patients not numbers: the benefit and burden of lowering TSH newborn screening cut-offs. *Arch Dis Child* 2011;96(2):121-2.

22. Ramalho AR, Ramalho RJ, Oliveira CR *et al*. Neonatal screening program for congenital hypothyroidism in northeast of Brazil: criteria, diagnosis and results. *Arq Bras Endocrinol Metabol* 2008; 52(4):617-27.
23. Maciel LMZ. Diagnóstico: novos valores de corte? Avaliação crítica dos resultados. In: Neto-Medeiros G. Hipotireoidismo congênito no Brasil e na América do Sul: estado atual e perspectivas futuras. São Paulo: *Conectfarma Publicações Científicas* 2012:67-71.
24. Silvestrin SM, Leone C, Leone CR. Detecting congenital hypothyroidism with newborn screening: the relevance of thyroid-stimulating hormone cutoff values. *J Pediatr* (Rio J) 2017;93:274-80.
25. Freire C, Ramos R, Amaya E *et al*. Newborn TSH concentration and its association with cognitive development in healthy boys. *Eur J Endocrinol* 2010;163(6):901-9.
26. LaFranchi SH. Newborn screening strategies for congenital hypothyroidism: an update. *J Inherit Metab Dis* 2010;33(Suppl 2):S225-33.
27. Lain SJ, Bentley JP, Wiley V *et al*. Association between borderline neonatal thyroid-stimulating hormone concentrations and educational and developmental outcomes: a population-based record-linkage study. *Lancet Diabetes Endocrinol* 2016;4(9):756-65.
28. LaFranchi SH. Increasing incidence of congenital hypothyroidism: some answers, more questions. *J Clin Endocrinol Metab* 2011;96(8):2395-7.

MÉTODOS ALTERNATIVOS PARA A TRIAGEM NEONATAL DA FIBROSE CÍSTICA

CAPÍTULO 13

Paulo Cesar Kussek

INTRODUÇÃO

Quando de sua identificação, em 1938, a fibrose cística foi chamada de doença fatal ou letal em decorrência de a expectativa de vida ser menor de 5 anos. Com os novos conhecimentos, novos medicamentos e início precoce do tratamento, houve um aumento na expectativa de vida, principalmente em países desenvolvidos, para mais de 40 anos de idade.[1] Este aumento da expectativa de vida deve-se principalmente ao diagnóstico precoce, incluindo a triagem neonatal (TNN), mas não é compartilhado universalmente, pois na América Latina, muitos países ainda não fazem a TNN para fibrose cística (FC) de forma organizada e universal. Nestas regiões acredita-se que a maioria dos casos nunca serão diagnosticados, pois a assistência primária não está familiarizada com a natureza e a apresentação clínica da FC.[2] Os poucos serão diagnosticados tardiamente já com as complicações instaladas, quadro clínico grave e irreversível, altos custos no tratamento e redução da sobrevida. O diagnóstico precoce da FC é imprescindível.[3]

A TNN foi desenvolvida com o objetivo de detectar precocemente doenças tratáveis onde o momento da intervenção é crítico para resultados em longo prazo. É um programa de saúde pública que precisa coordenar o conhecimento da metodologia de rastreio da doença, do acompanhamento e tratamento, envolvendo os centros públicos e privados pela estreita comunicação. A informação deve ser centralizada e amplamente divulgada a fim de se obter os melhores resultados com o menor nível de investimento.[4]

Com uma pequena amostra de sangue é possível diagnosticar doenças de maior gravidade, assintomáticas ao nascimento, mas que requerem uma abordagem terapêutica precoce, pois previne-se significativamente a morbiletalidade ao acometido.

A FC é uma doença de herança autossômica recessiva causada por mutação no gene CFTR (Proteína Reguladora do Transporte Transmembrana da Fibrose Cística).[5,6] O grau de funcionalidade do canal CFTR está relacionado com uma classe de mutação presente no gene. Existem 6 tipos de defeito do *CFTR*, desde perda funcional total (classes I, II e III) até perda funcional parcial (classes IV, V e VI). Mais de 2.000 mutações no gene CFTR foram descritas até o momento.[7]

O diagnóstico pode ser feito pela suspeita clínica de sintomas característicos da doença ou ao nascimento na TNN, com a pesquisa do marcador tripsina imunorreativa (IRT) no sangue do recém-nascido.[4] A confirmação do diagnóstico é feita pela quantificação do íon cloro no teste do suor onde valores acima de 60 mEq/L são compatíveis com o diagnóstico de FC,[8] e também pela análise genética do CFTR (Quadro 13-1).[9] Apesar do grande número

Quadro 13-1. Critérios de Diagnóstico para FC

- Sintomas compatíveis: doença sinopulmonar crônica, anormalidades gastrointestinal e nutricional características, síndromes de perda de sal e azoospermia obstrutiva
- Irmão com FC
- Triagem neonatal positiva
- Combinados com disfunção do CFTR

A) Aumento dos níveis de cloreto no suor acima de 60 mmol/L, realizados de acordo com as normativas internacionais em duas amostras coletadas em ocasiões diferentes
B) Diferença de potencial nasal consistente com FC
C) Presença de duas mutações patogênicas no CFTR em diferentes alelos[11]

de defeitos na sequência do DNA, apenas uma pequena porcentagem das mutações identificadas é realmente causadora da FC clássica.[5]

A incidência da FC é diferente para cada região do mundo, pois a composição étnica não é a mesma, possibilitando, assim, inúmeras estratégias de TNN, mas todas com um denominador comum, a medida da tripsina imunorreativa (IRT1).[10,11] A medida deste marcador é método de alta sensibilidade (85-90%),[12] mas com baixa especificidade, isto é, grande número de casos falso-positivos, fato este decorrente da presença dos portadores de uma única amostra da mutação no CFTR, por isto, é necessária uma segunda abordagem para confirmação diagnóstica. O teste IRT1 pode ser seguido por uma nova dosagem de IRT (IRT2), medida de uma proteína associada à pancreatite (PAP) e/ou análise da mutação no gene CFTR, com ou sem sequenciamento completo do genoma.[13] Nos recém-nascidos com FC, a IRT apresenta-se elevada com valores até 5 a 10 vezes acima dos valores normais, indicando um comprometimento pancreático, forma mais grave da doença.[14] Estes valores persistem elevados nos primeiros 30 dias de vida nos pacientes acometidos.

ESTRATÉGIAS[13]

- Estratégia 1: a repetição da dosagem do IRT é utilizada em regiões com alta miscigenação onde o painel de mutações é desconhecido, ou com grande diversidade. Esta estratégia é utilizada atualmente em vários estados brasileiros,[15] mas precisa ser feita antes dos 30 dias de vida, gerando um aumento dos custos pela necessidade de reconvocação do paciente e nova coleta sanguínea, além de causar ansiedade aos pais pela possibilidade de o recém-nascido estar doente.
- Estratégia 2: a análise genética dos pacientes com IRT acima do ponto de corte é a estratégia utilizada nos países onde há predominância de caucasianos, onde um painel com poucas mutações poderia diagnosticar mais de 90% dos casos.[11] A combinação de IRT e mutação de DNA melhora a sensibilidade em comparação a outros algoritmos. O conhecimento da mutação permitiria ao portador saudável escolher alternativas de concepção sem o risco de ter um filho acometido. Entre elas a troca de parceiro, análise pré-implantação, fertilização heteróloga, diagnóstico pré-natal com possibilidade de interrupção da gestação e, por fim, a adoção de crianças saudáveis.[16] Os custos elevam-se, pois há necessidade de agregar também o aconselhamento genético. Na atualidade, a determinação gênica da mutação do CFTR é necessária para todas as estratégias de triagem, pois já se dispõe de medicamentos chamados moduladores da resposta do CFTR, isto potencializadores e corretores funcionais específicos para cada mutação.[15]
- Estratégia 3: Keim *et al.* identificaram uma proteína secretória que aparece 6 horas após indução experimental de pancreatite e alcança valores máximos em até 48 horas,

chamada de PAP (proteína associada à pancreatite).[17] Esta proteína expressa a inflamação no pâncreas e intestino delgado,[18] e não é encontrada em indivíduos saudáveis. A PAP não é influenciada nem pela idade gestacional, nem pelo peso de nascimento.[19] A PAP é um marcador de insuficiência pancreática que pode ser utilizado para o diagnóstico da FC na TNN, pois se encontra elevado já nas primeiras horas de vida do lactente portador da doença. A combinação de ambos IRT/PAP em níveis elevados promove boa sensibilidade e especificidade à metodologia e permite confiável relação custo-benefício que contorna a necessidade de testes genéticos com seus inerentes problemas.[20] Essa abordagem permite testar 2 marcadores IRT/PAP na mesma amostra sanguínea, reduzindo custos, mas não identifica casos mais leves e também não permite identificar a mutação no CFTR. As análises probabilísticas de sensibilidade, a probabilidade de IRT-PAP ser a alternativa mais custo-efetiva é de 69,9%.[13,21]

Como são estratégias adaptadas à população-alvo para cada região, elas diferem no ponto de corte e escolha dos diferentes marcadores, no número de mutações pesquisadas e também no volume de recursos financeiros disponibilizados.[22] Consequentemente a TNN identifica um amplo espectro de doenças associado ao CFTR:[23]

1. Pacientes portadores de FC clássica com sintomas típicos.
2. Doenças relacionadas com o CFTR onde os acometidos apresentam sintomas de rinossinusite crônica, bronquiectasia idiopática, aspergilose broncopulmonar alérgica e pancreatite crônica idiopática, mas não apresentam a tríade clássica descrita na FC.
3. Síndrome metabólica ao CFTR onde os indivíduos apresentam um resultado da TNN positiva para FC, mas sem sintomas no acompanhamento e/ou têm resultados de cloreto de suor normal ou intermediário com duas mutações no CFTR com pelo menos uma delas com relevância clínica, ou nenhuma mutação encontrada, e por isto não cumprem os critérios diagnósticos de FC.

O teste de suor é o teste final para confirmar o diagnóstico de FC em todos os casos suspeitos.[24]

Com o sequenciamento de DNA de nova geração (NGS), juntamente com o perfil metabolômico global, não apenas permite uma expansão dramática das condições da triagem, mas também estimula o surgimento de novas técnicas logísticas, éticas e considerações psicossociais que precisarão ser abordadas no futuro.[4,25] O sequenciamento de nova geração (NGS) analisa 253 genes para a identificação precoce de mais de 150 doenças raras tratáveis da primeira infância, muitas das quais não podem ser detectadas pelos métodos tradicionais de triagem neonatal (https://www.mendelics.com/acesso junho 2018).

- Doenças e genes associados a quadros pulmonares.
- Doenças associadas a neoplasias.
- Doenças e genes associados a quadros renais.
- Doenças e genes associados a quadros hepáticos e gastrointestinais.
- Doenças e genes associados a quadros hematológicos.
- Doenças e genes de doenças endócrinas.
- Doenças e genes associados a quadros imunológicos.
- Doenças e genes associados a erros inatos do metabolismo.

Houve uma melhora significativa nos resultados para todos os transtornos detectados pela TNN, e a cada dia surgem novos avanços que permitem uma expansão no painel de doenças diagnosticadas, transferindo os custos do tratamento das complicações para a prevenção e intervenção precoce.

REFERÊNCIAS BIBLIOGRÁFICAS

1. Delaisi B. News in cystic fibrosis. *Rev Pneumol Clin* 2013;69(4):225-8.
2. Siret D *et al.* Original Articles Comparing the Clinical Evolution of Cystic Fibrosis Screened Neonatally to That of Cystic Fibrosis Diagnosed From Clinical Symptoms: *A 10-Year Retrospective Study in a French Region* (Brittany) 2003;349:342-349.
3. Leung DH *et al.* Effects of diagnosis by newborn screening for cystic fibrosis on weight and length in the first year of life. *JAMA Pediatr* 2017;171(6):546-54.
4. Almannai M, Marom R, Reid Sutton V. Newborn screening: A review of history, recent advancements, and future perspectives in the era of next generation sequencing. *Curr Opin Pediatr* 2016;28(6):694-9.
5. Ooi CY *et al.* Type of CFTR mutation determines risk of pancreatitis in patients with cystic fibrosis. Gastroenterology 2011;140:153-61.
6. Wagener JS, Zemanick ET, Sontag MK. Newborn screening for cystic fibrosis. *Curr Opin Pediatr* 2012;24:329-35.
7. De Boeck K, Vermeulen F, Dupont L. The diagnosis of cystic fibrosis. *Press Medicale* 2017; 46:e97-e108.
8. LeGrys VA, Yankaskas JR, Quittell LM *et al.* Diagnostic Sweat Testing: The Cystic Fibrosis Foundation Guidelines. *J Pediatr* 2007;151(1):85-9.
9. Castellani C *et al.* Consensus on the use and interpretation of cystic fibrosis mutation analysis in clinical practice. *J Cyst Fibros* 2008;7:179-96.
10. Roberts G, Stanfield M, Black A, Redmond A. Screening for cystic fibrosis: A four year regional experience. *Arch Dis Child* 1988.
11. Baker MW *et al.* Optimal DNA tier for the IRT/DNA algorithm determined by CFTR mutation results over 14years of newborn screening. *J Cyst Fibros* 2011;10(4):278-81.
12. Sontag MK, Lee R, Wright D *et al.* Improving the Sensitivity and Positive Predictive Value in a Cystic Fibrosis Newborn Screening Program Using a Repeat Immunoreactive Trypsinogen and Genetic Analysis. *J Pediatr* 2016;175:150-158.e1.
13. Schmidt M *et al.* Strategies for newborn screening for cystic fibrosis: A systematic review of health economic evaluations. *J Cyst Fibros* 2018;17:306-315.
14. Rock MJ *et al.* Newborn screening for cystic fibrosis is complicated by age-related decline in immunoreactive trypsinogen levels. *Pediatrics* 1990.
15. Athanazio RA *et al.* Brazilian guidelines for the diagnosis and treatment of cystic fibrosis. *J Bras Pneumol* 2017;43.
16. Castellani C, Massie J. Newborn screening and carrier screening for cystic fibrosis: alternative or complementary? *Eur Respir J* 2014;43(1):20-3.
17. Norkina O, Graf R, Appenzeller P, De Lisle RC. Caerulein-induced acute pancreatitis in mice that constitutively overexpress Reg/PAP genes. *BMC Gastroenterol* 2006.
18. Oosterveld MJ, Schilperoort JV, Lilien MR, Arets HG. Positive neonatal screening for cystic fibrosis in neonates with renal failure. *Thorax* 2010;65(7):652-3.
19. Vernooij-Van Langen AMM *et al.* The influence of sex, gestational age, birth weight, blood transfusion, and timing of the heel prick on the pancreatitis-associated protein concentration in newborn screening for cystic fibrosis. *J Inherit Metab Dis* 2013;36(1):147-54.
20. Sommerburg O *et al.* Initial evaluation of a biochemical cystic fibrosis newborn screening by sequential analysis of immunoreactive trypsinogen and pancreatitis-associated protein (IRT/PAP) as a strategy that does not involve DNA testing in a Northern European population. *J Inherit Metab Dis* 2010,33(Suppl2):S263-71.
21. van der Ploeg CPB *et al.* Cost-effectiveness of newborn screening for cystic fibrosis determined with real-life data. *J Cyst Fibros* 2015;14:194-202.

22. Brennan M, Schrijver I. Cystic Fibrosis A Review of Associated Phenotypes, Use of Molecular Diagnostic Approaches, Genetic Characteristics, Progress, and Dilemmas. *J Mol Diagn* 2015:1-12.
23. Brennan ML, Schrijver I. Cystic Fibrosis: A Review of Associated Phenotypes, Use of Molecular Diagnostic Approaches, Genetic Characteristics, Progress, and Dilemmas. *J Mol Diagn* 2016;18(1):3-14.
24. Smyth AR *et al.* European cystic fibrosis society standards of care: Best practice guidelines. *J Cyst Fibros* 2014;13:S23-S42.
25. Lefterova MI *et al.* Next-Generation Molecular Testing of Newborn Dried Blood Spots for Cystic Fibrosis. *J Mol Diagnostics* 2016;18:267-282.

DIAGNÓSTICO MOLECULAR DE DOENÇAS GENÉTICAS RARAS

Carmen Silvia Bertuzzo

Na última década temos vivenciado uma revolução tecnológica nos diagnósticos na área médica. Novos métodos têm propiciado diagnósticos precisos e precoces. Na área da Genética Humana, o diagnóstico molecular tem direcionado grandes avanços ao nível de genes e variantes, bem como promovendo tratamentos mutação-dirigidos, a medicina de precisão, que está revolucionando os cuidados com a saúde.

Desde a década de 1980 se realiza teste molecular para doenças genéticas. O primeiro descrito foi o diagnóstico pré-natal de hemoglobinopatias, que utilizava enzima de restrição (extraídas de bactérias que clivam o DNA em sequências específicas) e sondas ou *probes* de DNA (pequenas sequências de DNA, complementar a região a ser analisada, com marcação radioativa ou de quimioluminescência). Nesta época o termo "Diagnóstico Molecular" foi utilizado em nomes de empresas de biotecnologia que surgiam. Na década de 1990, tivemos um grande número de genes sendo identificados e o desenvolvimento de novas técnicas de sequenciamento de DNA. Isto levou ao surgimento da Medicina Molecular Genômica. A partir de 2002, surgiram os grandes bancos eletrônicos de informação genética das populações, como o *Hap Map*, que guarda as informações dos polimorfismos de nucleotídeo único (SNPs). Assim, com as novas tecnologias de sequenciamento que surgiram, é possível realizar o diagnóstico molecular de qualquer doença genética.

TIPOS DE DIAGNÓSTICO MOLECULAR

As técnicas disponíveis para a realização de identificação de variantes gênicas em um indivíduo podem ser utilizadas em várias situações:

1. Indivíduo afetado: o diagnóstico molecular em indivíduos afetados por alguma alteração genética é importante por propiciar um diagnóstico preciso e em algumas situações avaliar prognóstico e escolha de uma conduta terapêutica.
2. Diagnóstico preditivo: em algumas doenças genéticas de manifestação tardia, é possível saber antes de qualquer sintoma, se o indivíduo é portador daquela anomalia. Este tipo de diagnóstico molecular só pode ser feito após os 18 anos e por procura espontânea.
3. Diagnostico pré-natal: nesse tipo de diagnóstico, a análise molecular é realizada por meio de uma amostra de células fetais. Pode ser por meio de biópsia de vilosidades coriônicas, em torno de 10 semanas de gestação ou por punção de líquido amniótico por volta das 16-17 semanas de gestação. Nesse caso, após o teste molecular, é possível diagnosticar intraútero se o feto for portador de alguma alteração genética.

4. Diagnóstico pré-implantação: no caso de casais que são portadores de alguma alteração genética e que não gostariam de passar a variante deletéria para a próxima geração, é possível realizar fertilização *in vitro* e escolha do embrião livre de doença para implantação uterina. Para isso, coleta-se uma única célula de cada mórula por micromanipulação. Essa célula é analisada molecularmente, e, assim, temos o diagnóstico do embrião.
5. Diagnostico pré-fecundação: o diagnóstico pode ser feito em uma fase mais precoce, antes da fertilização. No caso de doenças autossômicas recessivas ou dominantes, desde que a mãe seja a portadora da variante patogênica, é possível escolher o óvulo a ser utilizado na fertilizaçãoo *in vitro*. Assim, por biópsia do 1º corpúsculo polar (CP) do ovócito primário, e análise molecular dessa célula, se no CP se detectar a variante patogênica, o ovócito pode ser utilizado, em caso contrário, deve ser desprezado.

TÉCNICAS DE DIAGNÓSTICO MOLECULAR NA IDENTIFICAÇÃO E CARACTERIZAÇÃO

Para a análise molecular é necessária coleta de uma amostra de células nucleadas. Pode ser uma amostra de sangue, onde se analisa o DNA extraído a partir de leucócitos; saliva onde se extrai DNA das células da mucosa oral; bulbo capilar; osso; qualquer material celular nucleado. Esta primeira fase é de suma importância, pois com um DNA de boa qualidade e boa quantidade, é possível realizar qualquer uma das técnicas moleculares. Depois de realizada a extração de DNA, já não é mais possível saber qual era o tipo celular original. Existem várias técnicas de extração de DNA, mas todas se baseiam na lise celular e separação do DNA dos demais componentes celulares. Podem ser utilizadas colunas de polímeros, fenol/clorofórmio, tampões de alta molaridade etc.

Para alguns testes, é utilizado o RNA para análise. A principal dificuldade na extração de RNA é a presença de grande quantidade de ribonucleases (RNAses) estáveis e ativas nos tecidos, que permitem que o RNA (altamente instável) seja rapidamente degradado. Desta maneira, a primeira etapa em todos os métodos de isolamento de RNA, após a pulverização dos tecidos, é a exposição deste material a tampões de extração. Estes apresentam substâncias como o cloreto de lítio, que auxilia a precipitação do RNA, e isotiocianato de guanidina, que permite a manutenção do RNA intacto nas etapas posteriores da extração, pela degradação das ribonucleases endógenas. Atualmente, há vários reagentes comerciais que possuem em sua composição reagentes combinados, como isotiocianato de guanidina e fenol, possibilitando uma extração de RNA mais rápida que a dos protocolos convencionais e garantindo a integridade do material.

Existem muitas técnicas e variações para o diagnóstico molecular. As principais técnicas seriam:

Reação em Cadeia da Polimerase (PCR)

A descoberta da PCR e sua rápida otimização, por uma Taq DNA polimerase termoestável de *Thermus aquaticus*, facilitou e revolucionou enormemente o diagnóstico molecular. É uma técnica robusta como uma grande quantidade de cópias da sequência-alvo gerada pela sua amplificação exponencial, permitindo a identificação de mutações. A reação de síntese de DNA ocorre por meio de ciclos. Cada ciclo de PCR duplica teoricamente a quantidade de sequência de DNA específica presente. Cada ciclo tem três fases: 1. desnaturação: a 95º C, a dupla fita de DNA separa-se em duas cadeias simples; 2. anelamento: a seguir a temperatura é reduzida para uma temperatura específica para a ligação dos iniciadores ou *primers*, que são pequenos oligonucleotídeos que são complementares ao DNA e delimitam a região a ser sintetizada; 3. extensão: a temperatura é, então, novamente aumentada, mas desta vez para 72° C, temperatura ótima para a síntese de nova fita de DNA pela enzima Taq DNA polimerase, a partir dos *primers* ou iniciadores. Após a extensão, a reação repetirá os passos acima. Cada cópia de DNA serve, então, como outro modelo para amplificação adicional. Os produtos de PCR serão duplicados em cada ciclo. Após os ciclos (aprox. 30), os produtos finais de PCR terão o dobro de número de cópias do molde de DNA em teoria. Todo o processo requer apenas 2-5 horas (Fig. 14-1).

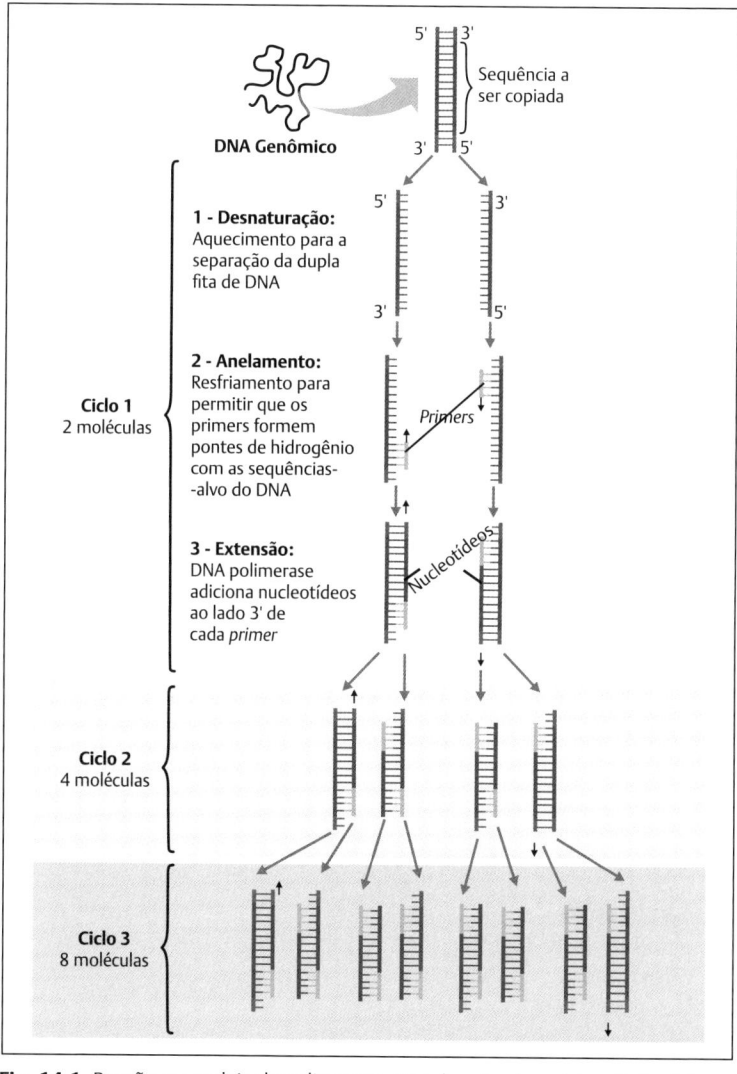

Fig. 14-1. Reação em cadeia da polimerase. Os três primeiros ciclos. Cada ciclo com desnaturação, anelamento e extensão. (Ver *Prancha em Cores*).

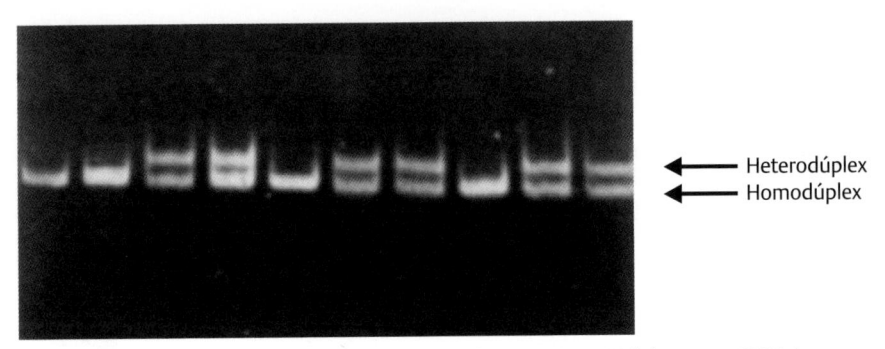

Fig. 14-2. Formação de heterodúplex na detecção da mutação F508del no gene CFTR da fibrose cística. Eletroforese em gel de poliacrilamida 12%.

A PCR sozinha é capaz de detectar pequenas deleções e inserções. No caso de heterozigose, por exemplo, da mutação F508del da fibrose cística, ocorre a formação de heterodúplex (fita normal ligada à fita com deleção) que pode ser detectado em posterior análise em eletroforese realizada em suporte de poliacrilamida (Fig. 14-2). Para grandes deleções, existem outras variações que podem ser realizadas, como a PCR multiplex.

Multiplex PCR

Na PCR multiplex, realizam-se múltiplas reações de PCR simultaneamente em um único tubo de PCR. Aqui dois ou mais pares de *primers* são incluídos em um tubo de reação. Os pares de *primers* devem ser específicos para o gene-alvo, e os produtos de PCR (*amplicons*) devem estar em tamanhos diferentes. Esta técnica economiza tempo e reagentes ao sintetizar várias regiões de um mesmo gene ou de genes diferentes em uma única reação. É útil na detecção, por exemplo, de deleções de éxons do gene da distrofina, que é responsável pela distrofia muscular Duchenne, por exemplo.

PCR e Digestão Enzimática

A utilização de enzimas de restrição após a PCR foi uma das técnicas mais amplamente utilizada. O princípio é a utilização de uma enzima de restrição que tenha um sítio de clivagem na região da variante a ser identificada. Assim, por exemplo, no caso de uma mutação de sentido trocado TTC para CTC, a mudança do nucleotídeo aboli um sítio de corte da enzima *Eco*RI. Assim, o alelo normal é cortado pela enzima de restrição, já o mutante não. Assim é possível diferenciá-los (Fig. 14-3). Esta técnica pode ser utilizada para detecção de mutações de ponto de uma maneira geral. É também muito utilizada para confirmação de variantes detectadas nos métodos de alta *performance*.

Real-Time PCR (qPCR)

A sigla qPCR significa PCR quantitativa em tempo real, traduzido do inglês *real time quantitative* PCR ou ainda RT-qPCR. Isto porque o método permite realizar a quantificação do alvo durante o processo de amplificação do DNA.

A qPCR é um ensaio simples e quantitativo para qualquer sequência de DNA. Baseia-se na utilização de sondas fluorescentes para detectar, confirmar e quantificar os produtos de PCR, uma vez que estejam sendo gerados em tempo real. A qPCR ocorre consideravelmente mais rápido do que em ensaios de PCR padrão, a hibridização de sondas de DNA

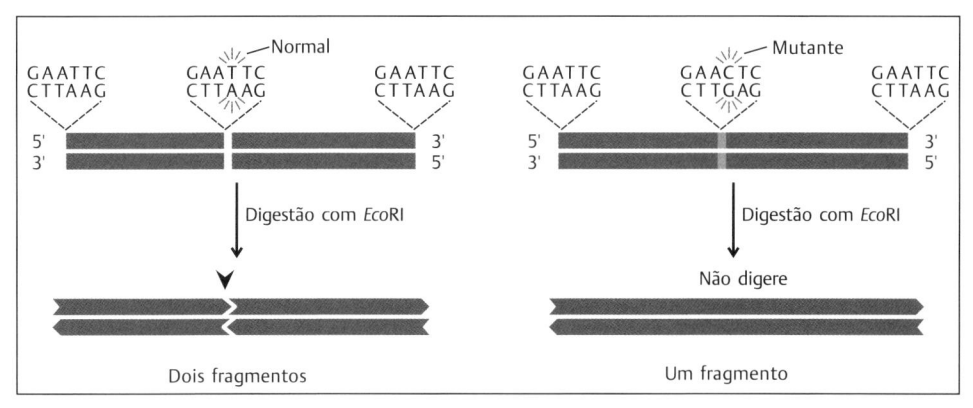

DIAGNÓSTICO MOLECULAR DE DOENÇAS GENÉTICAS RARAS

Fig. 14-3. Esquema da técnica de PCR associada à enzima de restrição (RFLP, *Restriction Fragment Lenght Polymorphism*). (Ver *Prancha em Cores*.)

específicas ocorre continuamente durante a reação de amplificação, e um corante fluorescente é acoplado à sonda e fluoresce somente quando a hibridização ocorre. A falta de processamento pós-PCR de produtos amplificados torna esta técnica conveniente. A produção de produtos amplificados é observada automaticamente pelo monitoramento em tempo real da fluorescência. Dependendo da quantidade do gene-alvo, um pequeno sinal pode ser produzido dentro de 30 a 45 minutos. Como os tubos não precisam ser abertos no momento da reação, o risco de contaminação por transporte é consideravelmente reduzido. Nos últimos anos, alguns sistemas comerciais de PCR em tempo real automatizados estão disponíveis (Light Cycler & TaqMan). O Kit TaqMan utiliza sondas fluorescentes que se ligam especificamente a sequências-alvo de amplificação. Assim, temos uma sonda marcada com fluorescência para cada variante a ser investigada (Fig. 14-4).

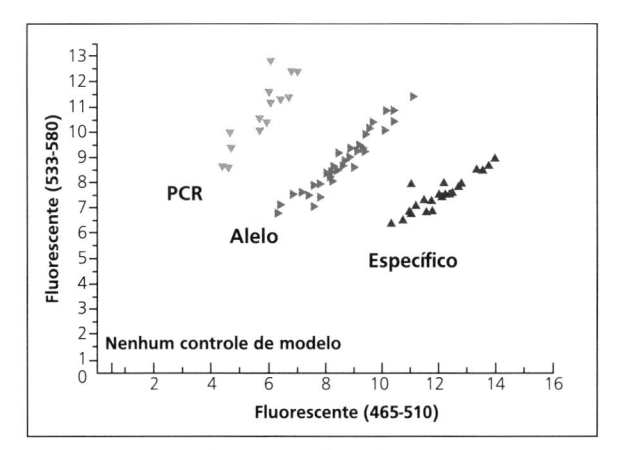

Fig. 14-4. Esquema do qPCR. Cada cor ilustra um genótipo. Verde, genótipo GG; vermelho, GT e azul, TT, para a mutação G542X da fibrose cística. (Ver *Prancha em Cores*.)

Sequenciamento Sanger

É com base na incorporação de didesoxinucleotídeos (ddNTPs) a uma cadeia de DNA em crescimento, tendo como molde o DNA de interesse. Utiliza-se apenas um iniciador. Sendo assim, apenas uma fita é sintetizada.

Quando os ddNTPs são adicionados, a extensão da cadeia é interrompida, pois esses didesoxinucleotídeos não apresentam um grupo hidroxila (OH) 3' necessário para a ligação do próximo desoxinucleotídeo (dNTP). Como esses ddNTPs são marcados, podem ser detectados, e a sequência dos nucleotídeos identificada (Fig. 14-5). São sintetizados fragmentos de todos os tamanhos, sendo que o último nucleotídeo incorporado é um didesoxi marcado com fluorescência. Após a reação, que ocorre em um termociclador, a reação é adicionada em um sequenciador. Nesse equipamento os fragmentos são separados em um capilar, sendo que os fragmentos menores são liberados inicialmente. Ao sair do capilar a fluorescência emitida é lida por um sensor a *laser*. Como cada didesoxi é ligado a um fluoróforo que emite uma cor, dependendo da cor, o sistema detecta o nucleotídeo (ATP, CTP, GTP ou TTP). Assim, o sistema vai construindo um eletrosferograma, com a sequência detectada.

MLPA

O MLPA é um ensaio de PCR multiplex que utiliza até 40 sondas, cada uma específica para uma sequência de DNA diferente (principalmente éxons de um gene específico de interesse), para avaliar o número de cópias relativas de cada sequência de DNA. Cada sonda é composta por duas meias-sondas (5' e 3' meias-sondas), consistindo em uma sequência específica do alvo e uma sequência iniciadora universal, permitindo a amplificação simultânea por PCR

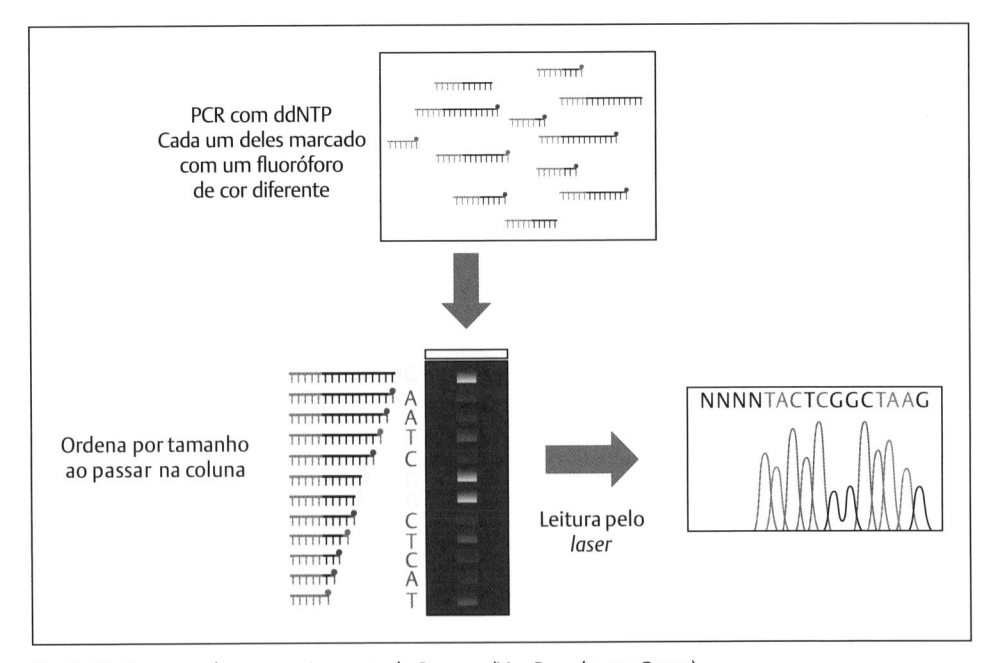

Fig. 14-5. Esquema de sequenciamento de Sanger. (Ver *Prancha em Cores*.)

em multiplex de todas as sondas. Adicionalmente, uma ou ambas as meias-sondas contêm uma sequência que permite a diferenciação durante a eletroforese do comprimento da própria sonda e, como consequência, o tamanho do produto de amplificação. A reação de MLPA pode ser dividida em cinco etapas: 1. desnaturação do DNA e hibridização das sondas; 2. reação de ligação; 3. amplificação por PCR; 4. separação de produtos de amplificação por eletroforese; 5. análise de dados. Na primeira etapa, o DNA é desnaturado e incubado com uma mistura de sondas MLPA. As duas meias-sondas são capazes de reconhecer sequências contíguas específicas para o alvo, e somente na presença de uma combinação perfeita sem um único intervalo, após a hibridização, as duas meias-sondas podem ser ligadas e amplificadas. A reação de PCR é realizada utilizando-se apenas um par de iniciadores de PCR, um dos quais marcado de forma fluorescente. Uma vez que apenas as sondas ligadas serão amplificadas durante a reação de PCR subsequente, o número de produtos de ligação de sonda é uma medida do número de sequências-alvo na amostra. Os produtos de PCR são, então, separados por tamanho, usando Eletroforese Capilar sob condições de desnaturação. A altura ou área dos picos de fluorescência derivados da PCR é medida, quantificando a quantidade de produto de PCR após normalização e comparando-a a amostras de DNA controle, indicando a quantidade relativa de sequência de DNA-alvo na amostra de DNA de entrada. A qualidade da reação é avaliada pela presença de picos de controle, fornecendo informações sobre a eficiência da amplificação e a quantidade correta de DNA usada para a reação. Um ponto-chave na reação da MLPA é que a PCR não amplifica as sequências-alvo, mas as sondas ligadas.

Um ponto crucial no uso do ensaio MLPA como teste genético para o diagnóstico molecular de deleções/duplicações gênicas é a interpretação dos resultados da MLPA. Deleções homozigóticas ou hemizigóticas são claramente evidenciadas pela ausência dos picos específicos para o gene-alvo, na presença de uma amplificação normal das sondas de controle (Fig. 14-6).

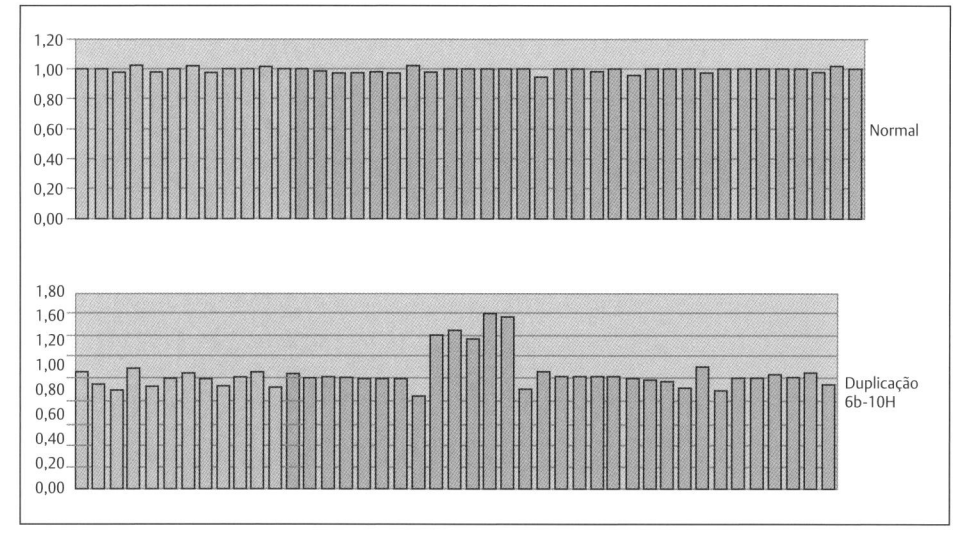

Fig. 14-6. Esquema de MLPA com duplicação dos éxons 6b a 10 do gene CFTR. (Ver *Prancha em Cores*.)

Sequenciamento de Alta *Performance* (SAP) ou Massivo (ou NGS- *Next Generation Sequencing*)

Sequenciamento de Alta *Performance* oferece uma maneira de detectar mutações em muitos genes diferentes de uma maneira eficiente em termos de custos e tempo por sua capacidade de gerar uma cobertura profunda das sequências-alvo.

Várias plataformas de sequenciamento usando métodos de sequenciamento diferentes foram desenvolvidas. As três principais plataformas comercialmente disponíveis atualmente que produzem gigabases de saída são o sequenciamento da Illumina por síntese de DNA, o da Roche por pirossequenciamento e o ABI SOLiD pela ligação de oligonucleotídeos. Há também plataformas para sequenciadores de menor escala, como, por exemplo, Ion Torrent, que é com base em semicondutores para detectar prótons gerados por reações de polimerase.

Independentemente do método e das plataformas, esses métodos compartilham um princípio comum, que consiste em sequenciar numerosas regiões genômicas espacialmente separadas de maneira simultânea.

As abordagens de SAP foram aplicadas com sucesso em muitos estudos diferentes para identificar novos genes de doença, mutações em regiões não codificadoras e alterações epigenéticas em todo o genoma. Abordagens semelhantes foram aplicadas ao diagnóstico molecular de doenças hereditárias, particularmente doenças complexas com fenótipo clínico heterogêneo e múltiplas causas genéticas. No entanto, ainda não é economicamente viável e é tecnicamente complexo sequenciar os pares de bases de todo o genoma humano. Portanto, no contexto de aplicações clínicas, é frequentemente desejável "capturar ou enriquecer" um grupo de genes conhecidos por serem responsáveis por um certo tipo de fenótipos clínicos. Bons exemplos são genes que causam cardiomiopatia ou distúrbios da cadeia respiratória mitocondrial. Portanto, dependendo da quantidade de sequência a ser analisada, do propósito da análise e das plataformas de sequenciamento disponíveis, o método de enriquecimento do gene-alvo pode variar muito. Além disso, para usar testes de SAP recém-desenvolvidos para diagnóstico clínico, procedimentos rigorosos de validação e controle de qualidade precisam ser instituídos para garantir a qualidade. Uma questão importante na utilização do SAP é a disponibilidade de suporte de bioinformática e interpretação dos resultados.

Encontra-se disponível comercialmente uma série de painéis para SAP. Um ponto importante é que quanto maior o número de genes inseridos em um painel, menor a eficiência do painel para detectar variantes. Diferentes métodos de enriquecimento de genes podem ter certas limitações, e estas limitações afetam diretamente a análise subsequente de SAP. Além disso, a cobertura de leitura, a sensibilidade, a especificidade e o tempo de retorno podem variar, dependendo do tamanho dos genes-alvo e do método das diferentes plataformas SAP. Para trazer esta nova tecnologia de pesquisa (uma série de novas tecnologias, de fato) para o padrão necessário para a aplicação médica precisa de validação rigorosa.

Exoma (WES) e *Whole Genome Sequencing* (WGS)

As novas tecnologias do sequenciamento de alta *performance* permitem análises mais audaciosas. Assim, é possível analisar todos os éxons do Genoma do indivíduo simultaneamente. Trata-se do Exoma. Esse método pode demonstrar a presença de variantes genéticas em todos os genes humanos, mas não terá alcance para as regiões intrônica e reguladoras. A análise total de todo o Genoma é possível por meio do WGS.

INTERPRETAÇÃO DE NOVAS VARIANTES: O DESAFIO

A sequência de referência do genoma humano foi atualizada constantemente (o *Homo sapiens* GRCh37.2 (hg19) está sendo usado agora). Embora a maioria das variantes detectadas pela MPS tenha sido observada anteriormente, um indivíduo normal e saudável pode ter várias alterações de sequência, das quais a maioria é benigna.

O banco de dados da variante com base na população dbSNP (http://www.ncbi.nlm.nih.gov/projects/SNP/) documentou frequências alélicas, mas algumas variantes étnicas específicas podem estar sub-representadas; tais alelos são frequentemente confundidos por mutações causadoras de doenças. As ferramentas de bioinformática têm sido amplamente utilizadas para ajudar na interpretação de novas variantes. No entanto, nenhuma dessas ferramentas foi validada para uso clínico, e a maioria dos algoritmos comumente usados tem taxas muito altas de falso-positivos e falso-negativos. Outra questão é que um grande número de erros de sequenciamento pode ser confundido com novos eventos. A análise de todo o núcleo familiar do indivíduo afetado tem sido útil para uma melhor análise da variante encontrada. Portanto, as novas ferramentas tecnológicas devem ser utilizadas com cautela, com validação e sempre associadas a histórias clínica e familiar.

BIBLIOGRAFIA

Dwivedi S , Purohit P , Misra R, Pareek P, Goel A, Khattri S, Pant KK, Sanjeev Misra,+ Sharma P. Diseases and Molecular Diagnostics: A Step Closer to Precision Medicine. *Ind J Clin Biochem* (Oct-Dec 2017) 32(4):374-398.

Stuppia L, Antonucci I, Palka G, Gatta V. Use of the MLPA assay in the molecular diagnosis of gene copy number alterations in human genetic diseases. *Int J Mol Sci.* 2012;13(3):3245-76.

Zhang W, Cui H, Wong LJ. Application of next generation sequencing to molecular diagnosis of inherited diseases. *Top Curr Chem* 2014;336:19-45.

ACONSELHAMENTO GENÉTICO EM DOENÇAS RARAS

Elaine Lustosa-Mendes
Salmo Raskin

O termo *genetic counseling* foi proposto pelo biólogo americano, Sheldon C. Reed, e trata-se da prática de informação e comunicação para controle de riscos no processo reprodutivo humano.

A definição aceita atualmente foi proposta por um comitê da Sociedade Americana de Aconselhamento Genético, em 2006, e seria o processo de ajudar as pessoas a entender e adaptar-se às implicações médicas, psicológicas e familiares de condições geneticamente determinadas. Fazem parte deste processo: a) a interpretação das histórias familiar e médica para avaliar a chance de ocorrência ou recorrência da doença; b) educação sobre herança, exames, manejo, prevenção, terapias e pesquisas; c) orientações para promover escolhas informadas e adaptação ao risco ou condição.

Dentre os princípios que norteiam o Aconselhamento Genético destacam-se o da neutralidade, não diretividade e autonomia. O princípio da **neutralidade** da informação é defendido como a regra de ouro para a garantia da autonomia das decisões do propósito e/ou a família.

Entre outros aspectos do Aconselhamento Genético, destaca-se a comunicação de informações a respeito de problemas associados ao acontecimento prévio ou atual, ou ao risco de repetição de uma doença genética na família, pelo qual pessoas e seus parentes, que tenham ou estejam em risco de vir a ter uma doença genética, são informados sobre as características da condição, a probabilidade ou risco de desenvolvê-la ou transmiti-la aos filhos, e o que pode ser feito para minimizar suas consequências ou prevenir a ocorrência ou repetição.

Nas primeiras seções de Aconselhamento Genético, o profissional vai fazer várias perguntas sobre o binômio saúde/doença referente a todas as pessoas de pelo menos três gerações de sua família, além de exame físico e solicitação de exames laboratoriais, se necessário. Um dos principais objetivos é compreender melhor as causas de doenças quando estas são genéticas. Um diagnóstico correto, aprofundado e definitivo é acompanhado de uma série de vantagens, entre elas trazer à tona a informação precisa sobre o curso natural da doença, quais condutas médicas podem ser adotadas, e propiciar alívio para os impactos emocionais que a notícia de uma doença genética na família pode trazer.

A proposta é usar os conhecimentos de genética e de psicologia para ajudar o paciente e seus familiares a lidar e compreender os fatos médicos, incluindo curso provável da doença e conduta disponível, avaliar se há hereditariedade e qual o modo pelo qual ela ocorre naquele caso específico, compreender as alternativas para lidar com o risco de surgimento de outros casos na família, ajudar as pessoas por meio de informações precisas e imparciais a escolher a opção mais apropriada para ter outros filhos, sempre respeitando princípios éticos, o direito à autonomia do paciente, e a pluralidade dos princípios morais, religiosos, filosóficos, assim como os aspectos culturais e socioeconômicos de cada pessoa. Só é feito de forma voluntária, nunca de modo coercitivo ou direcionado. Quando a doença genética já está presente e diagnosticada, o Aconselhamento Genético, pelos apoios médico, social e psicológico, pode ajudar pacientes e seus familiares a se adaptar da melhor maneira possível à vida de um membro da família que terá necessidades especiais crônicas decorrentes de uma doença de causa genética. Com frequência a ocorrência de doença genética em uma família desencadeia um processo de luto ou de sofrimento. Este apoio inclui, quando pertinente, a indicação de instituições de apoio e também daquelas que promovem pesquisa científica a respeito daquela condição.

A Organização Mundial da Saúde propõe que o Aconselhamento Genético seja não diretivo, fundamentando-se em dois elementos: a) fornecimento da informação precisa, completa e imparcial para que os indivíduos possam tomar suas decisões; b) estabelecimento de relação empática com alto grau de entendimento, para que as pessoas sejam efetivamente ajudadas a tomarem suas próprias decisões.

Os princípios éticos que conduzem o processo de Aconselhamento Genético são:

1. Respeito às pessoas e famílias, incluindo a verdade total, respeito por suas decisões, informações precisa e imparcial.
2. Preservação da integridade da família.
3. Revelação completa para os indivíduos e famílias de informações relevantes para a saúde.
4. Proteção da privacidade e sigilo dos indivíduos e famílias de intrusões não justificadas por parte de empregadores, seguradoras e escolas.
5. Informação aos indivíduos sobre sua obrigação ética de informar aos familiares que podem estar em risco genético.
6. Informar aos indivíduos sobre a necessidade de que eles revelem o seu *status* de portadores aos parceiros, caso uma criança esteja sendo desejada e as possibilidades do impacto das revelações ao casamento.
7. Informar às pessoas de suas obrigações morais de revelar o *status* genético que possam afetar a segurança pública.
8. Apresentar as informações da maneira mais imparcial possível.
9. Uso de técnicas não diretivas, exceto nas questões de tratamento.
10. Envolver as crianças e adolescentes o máximo possível nas decisões que lhes afetem.
11. Obrigação de acompanhamento dos afetados e suas famílias nos serviços, caso apropriado e desejado.

Os motivos para realização do processo de Aconselhamento Genético são diversos, entre elas: a) orientar casais que por vezes deixam de ter um ou mais filhos, porque eles ou familiares tiveram uma gestação ou um filho com uma doença genética; b) é importante avaliação especializada, visto que nem toda alteração congênita é hereditária; c) para permitir um planejamento familiar de melhor qualidade; d) avaliar inquietudes na gravidez ocasionalmente decorrentes do sentimento de culpa; e) melhor compreensão das causas das doenças nas famílias.

É importantíssimo que o médico generalista que encaminha a família procure explicar bem sobre o porquê do encaminhamento e da natureza do serviço a ser prestado.

A questão do esclarecimento dos mecanismos etiológicos das doenças genéticas, a avaliação de familiares e as definições dos riscos de ocorrência/recorrência são de grande relevância para as famílias com estes tipos de doenças.

Está indicado o Aconselhamento Genético nas seguintes situações:

1. Aconselhamento Genético no período pré-natal:
   - Idade materna avançada, em especial acima de 35 anos na gestação.
   - Resultados alterados de uma ultrassonografia fetal ou de avaliação bioquímica do risco fetal ou de NIPT (teste genético pré-natal não invasivo).
   - História pessoal ou familiar de uma condição hereditária e/ou genética desconhecida ou suspeita, malformação ao nascimento, ou anormalidade de cromossomos.
   - A gestante tem uma condição médica conhecida ou suspeita que possa afetar o desenvolvimento fetal.
   - Parentesco entre pais.
   - Predisposição étnica para certas alterações genéticas.
   - Casais que tiveram exposição a teratógenos.
   - Casais que tiveram filho natimorto ou neomorto sem explicação.
   - Casais que tiveram filho morto e/ou têm um filho vivo com malformações ou doença metabólica, ou retardo mental de causa inexplicada.
   - Casais inférteis.
   - Duas ou mais perdas gestacionais.
   - Resultados de exames genéticos fetais alterados.
2. Aconselhamento Genético no período pós-natal:
   - Aparência física (em especial facial) muito diferente do que é considerado normal.
   - Uma doença grave que pode se manifestar já nos primeiros dias de vida, necessitando de internamento hospitalar, para a qual os médicos estão enfrentando grande dificuldade para diagnosticar; em especial quando a criança for muito mole, tiver convulsões ou açúcar baixo no sangue.
   - Necessidades especiais de causa desconhecida, incluindo deficiências motora, da fala, auditiva ou visual.
   - Dificuldade escolar, quando causas comuns já foram excluídas.
   - Atraso no desenvolvimento neuropsicomotor de causa não esclarecida.
   - Deficiência intelectual de causa não esclarecida.
   - Transtorno do Espectro Autista.
   - Malformações, como, por exemplo, cardíacas, fissuras labiopalatais, defeito de tubo neural, alterações ósseas e genitais; ou pelo menos três sinais "menores" importantes, como riscos diferentes na palma da mão, orelhas baixas, olhos diferentes.
   - Uma síndrome já diagnosticada por um Médico ou uma doença de possível causa genética.
   - Dificuldade importante de ganho de peso ou de crescer, ou aumento anormal do crescimento ou ganho de peso.
   - Problemas no desenvolvimento das características sexuais, seja por atraso seja precocidade.
   - Parada ou regressão do desenvolvimento neurológico.
   - Pouca força muscular ou perda da força muscular.
   - Exposição durante a gestação a substâncias como drogas ilícitas, álcool, fumo, medicamentos, irradiações que podem causar problemas.
   - Realizado o "teste do pezinho", e os resultados foram alterados ou duvidosos.

- Uma doença rara que seja de causa genética.
- Uma doença ainda sem diagnóstico.
3. Aconselhamento Genético em qualquer momento, quando:
    - Há preocupação com o risco de desenvolver uma determinada condição genética, por causa do histórico de saúde e doença, ou se houver suspeita ou certeza de doenças hereditárias na família.
    - Há exposição, por você ou seu parceiro(a), a substâncias que podem alterar de alguma forma parte do material genético (p. ex., radioterapia).
    - Você ou seu parceiro(a) pertence a certos grupos populacionais em que é conhecido um risco maior de desenvolvimento de certas doenças genéticas, como, por exemplo, os descendentes de povos Mediterrâneos, os Judeus Ashkenazi, os Afrodescendentes.
    - Precise realizar ou já realizou exames laboratoriais que analisam seu material genético.
    - Há mais de um caso de câncer em seus familiares próximos ou ocorrência de câncer com aparecimento em idade mais precoce do que o habitual para aquele tipo de câncer.
    - Há parentesco entre o casal.
    - Você ou seu parceiro(a) tem idade avançada (para mulheres em especial acima de 35 anos de idade e para homens em especial acima de 60).
    - A mulher fez ou está fazendo uso de certos medicamentos (p. ex., ácido retinoico oral, cytotec, talidomida, certos anticonvulsantes, certos anticoagulantes, antidepressivos etc) e/ou drogas (incluindo álcool, fumo) e deseja orientação quanto à administração/interrupção de medicamentos antes ou durante a gestação.
    - A mulher tem uma condição médica conhecida ou suspeita que possa afetar o desenvolvimento fetal, como diabetes.

As etapas do Aconselhamento Genético são: a) anamnese; b) exame físico e investigações complementares; c) elaborar hipóteses diagnósticas; d) informar e esclarecer as hipóteses diagnósticas preferencialmente na presença do casal; e) estimar riscos de recorrências; f) explicar se existem testes para portadores; g) prognóstico e possíveis complicações; h) tratamentos disponíveis.

Após as etapas fundamentais o Aconselhamento Genético deve ser finalizado oferecendo-se a busca de segunda opinião; esclarecimento sobre o acompanhamento e suporte contínuo; absolvição dos pais da responsabilidade; teste sobre o que o casal compreendeu; elaboração de relatório para outros profissionais de saúde.

Pela complexidade do processo de Aconselhamento Genético, este idealmente deveria ser realizado por equipes multi e interdisciplinares, para o correto manejo de toda a situação gerada por estas doenças na família e na sociedade. Infelizmente, no Brasil, a importância do Aconselhamento Genético tem sido historicamente negligenciada por consecutivos gestores de saúde, impedindo que uma ferramenta de baixo custo e altíssima eficiência na prevenção de doenças, redução da morbidade e mortalidade, esteja acessível à grande maioria da nossa população.

Durante o Aconselhamento Genético, é sempre melhor admitir ao casal que não sabe a informação precisa, do que informar errado. As consequências de um erro na informação geralmente são muito piores do que a omissão. Nunca é demais enfatizar que a finalidade do Aconselhamento Genético é a informação e orientação isentas de opinião pessoal do aconselhador, e que a neutralidade e respeito pelas escolhas da família são fundamentais.

A Sociedade Brasileira de Genética Médica (SBGM) disponibiliza uma lista de instituições aonde é feito Aconselhamento Genético, uma lista de médicos geneticistas por Estado, assim como uma lista de laboratórios especializados em exames de Genética (http://www.sbgm.org.br/servicos-em-genetica-medica). Para informações sobre uso de medicações, drogas, infecções na gravidez, a SBGM possui uma rede gratuita de informação sobre agentes teratogênicos (http://gravidez-segura.org) ou pelo telefone (51) 3308-8008.

BIBLIOGRAFIA
Correa MCDV, Guilam MCR. O discurso do risco e o aconselhamento genético pré-natal. *Cad Saúde Pública* (Rio de Janeiro) 2006 out; 22(10): 2141-2149.
Pina-Neto JM. Genetic counseling. *J Pediatr* (Rio de Janeiro) 2008;84(4bSuppl):S20-26.
Rieger DS, Ferreira CR, Hart S *et al*. Medical genetics and genomic medicine in the United States. Part 2: Reproductive genetics, newborn screening, genetic counseling, training, and registries. *Mol Genet Genomic Med* 2017;5:621-630.
World Health Organization. WHO ethics in medical genetics: proposed international guidelines on ethical issues in medical genetics and genetic services. Geneva: WHO; 1998.

SAÚDE REPRODUTIVA EM DOENÇAS RARAS

CAPÍTULO 16

Caio Parente Barbosa
Renato de Oliveira
Bianca Bianco
Denise Christofolini
Marina Acosta de Mendonça

A saúde reprodutiva é um estado de completo bem-estar físico, mental e social em todos os aspectos relacionados com o sistema reprodutivo e as suas funções e processos. Trata-se de um conjunto de métodos, técnicas e serviços que, além de realizar o aconselhamento e a assistência relativos à reprodução e às infecções sexualmente transmissíveis, também intensifica as relações vitais e pessoais.[1]

O desenvolvimento da sexualidade é uma etapa importante do desenvolvimento do ser humano.[2] Para tanto, difundir as informações que possam contribuir neste processo é fundamental para que alguns tabus sejam revistos e, consequentemente, o exercício da sexualidade seja possível, saudável e seguro. Tal premissa aplica-se tanto a casais saudáveis quanto a casais em situações especiais, como é o caso dos portadores de doenças raras.

Em janeiro de 2014, foi lançada a Política Nacional de Atenção Integral às Pessoas com Doenças Raras, no âmbito do Sistema Único de Saúde (SUS), por meio da portaria federal 199, com o objetivo de auxiliar o diagnóstico, tratamento, acompanhamento e aconselhamento genético de pacientes com estas condições. Nesta portaria as doenças raras foram divididas em três eixos: doenças raras de origem genética, composto por anomalias congênitas ou de manifestação tardia, deficiência intelectual e erros inatos do metabolismo e doenças raras de natureza não genética, composto por causas infecciosas, inflamatórias, autoimunes e outras doenças raras de origem não genética.[3] Neste capítulo abordaremos as doenças raras de origem genética, com enfoque no diagnóstico pré-implantacional, intrauterino e planejamento reprodutivo.

DIAGNÓSTICO INTRAUTERINO

Durante a fase pré-natal, alguns sinais e sintomas, observados a USG podem ser sugestivos da presença de alterações genéticas no feto, como o aumento nos valores de translucência nucal e a presença de algumas malformações. Importante ressaltar que o exame morfológico realizado por volta de 12 semanas de gestação em geral permite sugerir aneuploidias fetais e não tem acurácia para o diagnóstico de doenças raras. No entanto, a repetição do exame em fases mais avançadas da gestação (20-22 semanas) permite avaliar a maior parte das malformações anatômicas presentes em doenças raras. Neste exame pode-se suspeitar de hidrocefalia, microcefalia, holoprosencefalia, agenesia do corpo caloso, atresia de esôfago, atresia duodenal, hérnia diafragmática, onfalocele ou displasia renal e malformações cardíacas e ósseas entre outras A acurácia diagnóstica do exame ultrassonográfico depende de vários fatores, entre os quais o treinamento e a experiência do ultrassonografista, a qualidade do equipamento utilizado e sua condição técnica, o tempo gasto realizando o procedimento, a idade gestacional no momento da ultrassonografia e o risco familial da anomalia em questão.[4] Assim, muitas vezes a confirmação diagnóstica deve ser feita por meio de exames adicionais, invasivos e não invasivos.

Testes Invasivos

Os testes invasivos são fundamentados na obtenção de uma amostra de tecido fetal de uma gestação em curso. As células fetais são obtidas das vilosidades coriônicas, do líquido amniótico ou do sangue de cordão umbilical a partir da 11ª semana de gestação, dependendo do estágio de crescimento fetal no momento em que anomalia foi detectada.[5] Os procedimentos são realizados por via transabdominal ou transcervical, utilizando-se uma agulha guiada por ultrassom para a remoção de tecido fetal.[6] Há um risco de perda gestacional associado à coleta do material que varia entre 0,2 e 2,9%, de acordo com o tipo de procedimento realizado e a semana de gestação.[7] Após a remoção do tecido fetal, a abordagem diagnóstica que será utilizada depende do fator causal da condição, se cromossômico ou gênico.

Se a suspeita incorrer sobre uma alteração cromossômica, podem ser realizados o cariótipo de vilosidades coriônicas (ou vilo corial), o cariótipo de líquido amniótico, ou, ainda, a análise molecular destes tecidos, por metodologias de citogenética molecular, como o FISH para as principais aneuploidias (13, 18, 21, X e Y), o CGH *array* e o SNP *array* que permitem a abordagem de todos os cromossomos.[8-10] Os cariótipos de vilosidades coriônicas ou líquido amniótico são também chamados de longa duração, uma vez que o cultivo celular leve cerca de 7-10 dias para que o material fique pronto para análise. A análise molecular normalmente é mais rápida, e o resultado fica disponível em até 7 dias.

A análise pré-natal de cariótipo identifica alteração do número de cromossomos e rearranjos cromossômicos não balanceados entre 18-35% dos casos. A análise citogenética molecular permite o aumento de 6-8% no diagnóstico de alterações genéticas, por permitir o diagnóstico de microdeleções e microduplicações não observáveis ao cariótipo.[9,10]

Células não cultivadas de líquido amniótico também podem ser utilizadas para determinar os níveis de alfafetoproteína (AFP), que estão aumentados em casos de defeito de fechamento do tubo neural e gastroquise, por exemplo. Na presença de níveis elevados de AFP, a acetilcolinesterase é medida para confirmação de defeito de fechamento de tubo neura.[8]

Para o diagnóstico de condições monogênicas no feto, também podem ser utilizados material proveniente de líquido amniótico, vilosidades coriônicas e sangue de cordão umbilical. No entanto, a abordagem diagnóstica é diferente, utilizando técnicas que permitem rastrear a presença de mutações gênicas, como o PCR, sequenciamento gênico por método de Sanger e, atualmente, por meio de exoma.[8,11] Mais de 1.000 doenças diferentes podem ser testadas, porém, o teste deve ser individualizado de acordo com a suspeita clínica ou histórico familiar da condição.

Testes não invasivos

A medida de gonadotrofinas coriônicas (HGC) e proteína A associada ao plasma (PAPP-A) a partir do sangue de gestantes entre 11 e 14 semanas de gestação, associadas à medida da translucência nucal e idade materna têm sido utilizadas como preditores de risco para trissomias dos cromossomos 13,18 e 21. Este teste tem acurácia de 86-90% de predição da trissomia do cromossomo 21 e de 95% se forem associadas às medidas do osso nasal, do fluxo da tricúspide, do ducto venoso e do ângulo facial.[8] Testes bioquímicos para condições monogênicas devem ser realizados de maneira invasiva, a partir de células embrionárias.

O termo NIPT é utilizado para designar o teste genético pré-natal não invasivo (*non-invasive prenatal testing*), que é realizado a partir do DNA fetal circulante no sangue materno. Este DNA é provavelmente derivado de células da placenta e pode ser detectado em quantidade suficiente para a análise genética a partir da 8ª semana de gestação. Em geral, a quantidade de DNA aumenta com o avançar da gestação.[12]

A presença de DNA fetal livre de células (*cell-free DNA*) no sangue materno foi demostrada pela primeira vez, em 1997, pela observação da presença de sequências de Y no sangue de mulheres grávidas de fetos do sexo masculino.[13] A partir de então, tem sido utilizada para a sexagem fetal e, desde 2012, para o diagnóstico de doenças genéticas.

A determinação do sexo fetal é útil na investigação pré-natal de doenças ligadas ao sexo em que a determinação de um feto do sexo masculino indicaria um risco potencial para o feto, enquanto o diagnóstico feminino evitaria a necessidade de testes genéticos invasivos adicionais.[14] Além das alterações ligadas ao sexo, a presença de DNA fetal livre pode ser utilizada para o diagnóstico de alterações genéticas comuns, como as trissomias dos cromossomos 13, 18, 21, microdeleções em 1p36, 5p, 15q e 22q11.2, e para o diagnóstico de mutações parentais específicas associadas a doenças monogênicas, como, por exemplo, a acondroplasia[15] e a fenilcetonúria,[16] quando recebe a denominação de NIPD (*non-invasive prenatal diagno*sis).[5]

Independentemente da forma de diagnóstico, no Brasil não é permitida a interrupção da gravidez pela presença de doença rara. O aborto é tipificado como crime por atentar contra a existência humana, que é um pressuposto elementar de todos os direitos e liberdades assentados pela Constituição Federal de 1988. A proteção jurídica encontra arcabouço no Código Penal brasileiro, parte geral, capítulo I - Crimes contra a vida, que pune a interrupção induzida (voluntária ou forçada) da gravidez de formas distintas, por meio de diferentes tipos penais. Em qualquer modalidade o agente (gestante/médico ou qualquer pessoa que colabore para a prática delitiva) só é punido a título doloso, ou seja, trata-se de uma ação delitiva de maneira consciente e voluntária. No entanto, há algumas exceções que permitem a interrupção da gestação sem violação da lei, são elas: quando há risco iminente e inevitável à vida da gestante e no caso de gravidez decorrente de estupro. Recentemente o Supremo Tribunal Federal autorizou a interrupção da gestação de feto anencéfalo por considerar que o feto sem cérebro, mesmo que biologicamente vivo, é juridicamente morto.

PLANEJAMENTO REPRODUTIVO

Aproximadamente, 80% das doenças raras têm origem genética e podem acarretar em diminuição na expectativa de vida.[17] As doenças humanas de causa genética podem envolver grandes porções de informação, como as alterações cromossômicas, ou um único nucleotídeo na sequência de DNA de um gene nuclear ou mitocondrial. Cerca de 95% das doenças raras não possuem tratamento específico e dependem de uma rede de cuidados paliativos bem estruturada, que assegure uma melhor qualidade de vida aos pacientes atendidos. Além disso, podem ter impacto na fertilidade dos portadores, além do grande potencial de transmissão para a prole.

Muitos casais desistem da gravidez em decorrência de antecedente pessoal ou familiar de uma gestação ou filho com doença genética ou malformação. Porém, nem tudo que é congênito é hereditário. Algumas condições, apesar de possuírem causa genética, apresentam baixo risco de recorrência familiar e podem ser prevenidas com a utilização de métodos adequados ou minimizadas por um tratamento direcionado.[18]

O risco de transmissão para a prole varia de acordo com a causa da condição, e o aconselhamento genético é fundamental para esses pacientes, auxiliando-os no entendimento das implicações médicas, psicológicas e familiares da doença, além da saúde sexual e planejamento familiar, de acordo com os padrões éticos, morais e religiosos de cada paciente; e opções de prevenção de transmissão para a prole como testes de triagem de portador, reprodução humana assistida com diagnóstico genético pré-implantacional, recepção de gametas ou embriões.[19]

O diagnóstico genético pré-implantacional, mais atualmente conhecido como PGT (*Preimplantation Genetic Testing*) é uma forma precoce de diagnóstico pré-natal que se destina à prevenção de doenças genéticas por meio da seleção de embriões. São utilizadas diferentes técnicas moleculares para diagnosticar se os embriões produzidos por um casal contêm conteúdo cromossômico adequado e/ou são portadores de mutação gênica responsável pelo desenvolvimento de uma doença monogênica.[20]

Para a realização do PGT o casal deve ser submetido à fertilização *in vitro* utilizando-se de Injeção Intracitoplasmática de Espermatozoide (ICSI) que é um processo complexo e envolve várias etapas fundamentais: estimulação ovariana com gonadotrofinas exógenas para indução da ovulação, captação dos folículos produzidos, fertilização dos gametas *in vitro*, desenvolvimento *in vitro* dos embriões até o estágio de blastocisto (cinco ou seis dias após a fertilização), biópsia de trofectoderma (que dará origem aos anexos embrionários, como a placenta) dos embriões produzidos na fase de blastocisto para retirada de material genético (em geral são retiradas cerca de 8 a 10 células); após a biópsia, os embriões são criopreservados até o resultado da análise genética.

As células biopsiadas são analisadas quanto ao conteúdo cromossômico e/ou mutação gênica específica por diferentes técnicas de biologia molecular, dependendo da origem da doença genética, se cromossômica ou gênica (Fig. 15-1).

O CGH *array* (*array-based comparative genomic hybridization* ou hibridização genômica comparativa por microarranjos) é uma técnica de citogenética molecular com base na hibridização de um genoma de teste (do embrião) com um genoma de referência. É utilizada para a pesquisa de aneuploidias e avalia ganhos e perdas dos 24 cromossomos.[21]

O SNP *array* (*Single Nucleotide Polymorphism Arrays* ou microarranjos de polimorfismos de um único nucleotídeo) é uma técnica de alta resolução com base em polimorfismos de nucleotídeo único ou SNPs que permitem a detecção de ganhos e perdas de segmentos cromossômicos menores do que aqueles detectados pelo CGH *array*, origem parental do erro genético, dissomia uniparental e ploidia.[22]

O NGS (*Next Generation Sequencing* ou sequenciamento de nova geração) permite, por meio de sequenciamento massivo paralelo, a triagem de aneuploidias dos 24 cromossomos e, futuramente, poderá ser utilizado para detecção de mutação específica de doença monogênica simultaneamente.[23]

A análise de ligação usando PCR (*Polymerase Chain Reaction* ou Reação em Cadeia da Polimerase) multiplex de vários marcadores polimórficos ligados a um gene específico permite identificar a segregação dos alelos normais ou mutados para o embrião. Estes marcadores polimórficos devem flanquear as extremidades da mutação do gene estudado

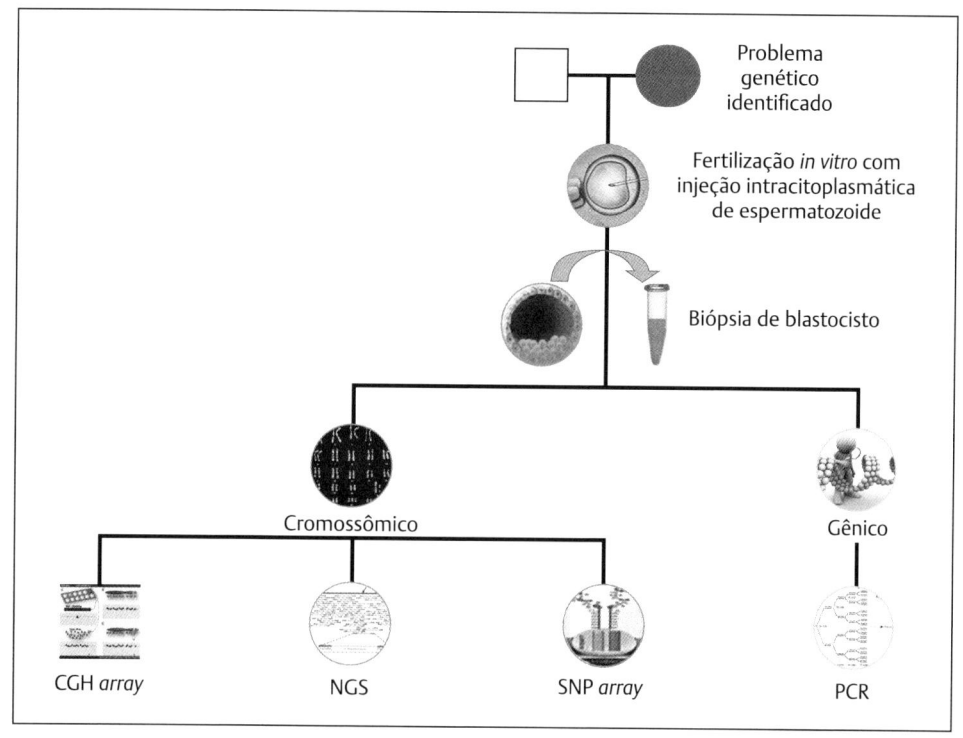

Fig. 16-1. Fluxograma para diagnóstico genético pré-implantacional considerando a origem da doença genética e os testes moleculares disponíveis. (Ver *Prancha em Cores*.)

para permitir a detecção das possíveis recombinações. É necessário o desenvolvimento do teste específico para cada casal, e são necessárias amostras de DNA do casal e de pelo menos um familiar afetado para identificação dos marcadores informativos e posteriormente detecção dos embriões portadores da mutação.[24] É importante enfatizar que para realização de PGT nos casos de doenças monogênicas, é essencial conhecer a mutação, já que a análise genética é realizada em um pequeno número de células, e o PGT é especifico para mutação daquela família.[25]

Após a análise genética os casais são comunicados do resultado da avaliação individual de cada embrião, e aqueles com conteúdo cromossômico normal e sem mutação são elegíveis para serem transferidos para o útero, seguindo o número de embriões estabelecido de acordo com a idade materna.[26] Os embriões afetados inviáveis podem ser descartados, e os demais embriões devem permanecer congelados por três anos, e, após esse período, podem ser doados ou descartados, de acordo com a vontade expressa do casal.[26] Em razão da complexidade de um acompanhamento genético, é necessária a atuação de uma equipe multiprofissional, e o acompanhamento psicológico é fundamental.

No âmbito da reprodução assistida, o Brasil ainda carece de uma legislação competente que discipline a matéria. O tema é regido pelo Conselho Federal de Medicina por resoluções e, também, pela lei 11.105/2005, conhecida como Lei de Biossegurança. Vale ressaltar que as regras do conselho não possuem efeito de lei, mas os médicos ficam submetidos a elas, podendo sofrer processos internos, caso as descumpram.

O PGT além de evitar o nascimento de crianças acometidas por doenças genéticas busca evitar impactos negativos físicos e psicológicos relacionados com o aborto espontâneo.[27] O entendimento do processo tem grande importância para o casal, já que grande parte dos casais pode acreditar que a realização do PGT pode garantir um embrião apto ou uma criança sem nenhum problema.[28]

A reprodução assistida com utilização de gametas ou embriões doados é também opção reprodutiva para portadores de doenças de origem genética. No Brasil, a doação segue as normas do Conselho Federal de Medicina, que regulamenta a idade de 35 anos para a doação de gametas femininos (óvulos) e de 50 anos para gametas masculinos (espermatozoides). Nos Bancos de Sêmen Brasileiros constam as seguintes características dos doadores: raça, religião, tipo sanguíneo e fator Rh, estatura, cor dos olhos, cabelo e pele, profissão e *hobbies*, e a seleção é feita com a orientação da equipe médica e suporte psicológico.[26]

A doação de gametas foi um dos temas discutidos na atualidade no que confere o anonimato do doador. Importante destacar que a doação não pode ter qualquer vínculo pecuniário, ou seja, deve ser feita altruisticamente. Recentemente o Conselho Nacional de Justiça (CNJ), por meio do provimento n. 52, estabeleceu algumas regras sobre o tema, gerando uma insegurança significativa para os que desejam doar seus gametas e, também, para os profissionais que atuam nesta área. Faz-se mister pontuar que genitorialidade não se confunde com paternidade. A disposição do CNJ determinou que os doadores deveriam ser identificados em escritura pública, a ser apresentada no ato do registro de nascimento oriundo da reprodução assistida. O Conselho, no uso de suas atribuições, instituiu que é de extrema relevância a revelação da identidade do doador do material genético por considerar que todas as pessoas têm o direito de conhecer sua origem. Apesar de suprir uma lacuna legislativa, o dispositivo afronta o direito à intimidade, positivado na Magna Carta, tanto do doador quanto da pessoa que irá criar a criança gerada pela reprodução assistida.

O útero de substituição ou doação temporária do útero está indicado para mulheres que não possuem o útero ou em decorrência de malformações uterinas que impedem a implantação e desenvolvimento do embrião, como na síndrome de Mayer-Rokitansky--Kuster-Hauser. Neste caso é realizada a fertilização *in vitro* com os próprios gametas do casal, ou a partir de gametas doados, e os embriões produzidos são, então, transferidos para o útero de outra mulher (doadora temporária do útero). De acordo com a legislação Brasileira vigente, as doadoras temporárias do útero devem pertencer à família de um dos parceiros em um parentesco consanguíneo até o 4º grau (mãe, irmã, avó, tia e prima), respeitando a idade limite de até 50 anos. Quando a doadora temporária do útero não preencher esses critérios de parentesco, é necessária uma autorização especial do Conselho Regional de Medicina. Este processo também não poderá ter caráter lucrativo ou comercial, e todos os envolvidos devem assinar um termo de consentimento informado, ter um relatório médico e psicológico atestando a adequação clínica e emocional da doadora temporária do útero. Além disso, se a doadora temporária do útero for casada ou ter uma união estável, o companheiro ou cônjuge deve apresentar por escrito a sua autorização.[26]

Os testes de triagem de portador são indicados para os indivíduos que não têm certeza se possuem ou não uma mutação específica que leva a uma doença genética recessiva e, a partir do resultado, permite o cálculo do risco de transmissão para a prole, já que os portadores são normalmente pessoas sadias, porém, quando ambos os pais são portadores de uma mutação no mesmo gene, podem gerar um filho afetado. Este tipo de teste é indicado antes da tentativa de gestação natural em indivíduos que possuem familiares afetados por uma doença mendeliana, casais de populações que possuem risco elevado para condições genéticas ou casamentos consanguíneos.

As novas técnicas genéticas moleculares conjuntamente com a melhor caracterização clínica e molecular dos portadores de doenças genéticas propiciaram o desenvolvimento de novas opções diagnósticas e terapêuticas, incluindo as terapêuticas reprodutivas. É fundamental fornecer informações relevantes para que o paciente possa tomar uma decisão autônoma, avaliando as vantagens e desvantagens das consequências e cursos da ação. É fundamental também o conhecimento das bases das genéticas humana e médica, bem como das indicações e limitações das tecnologias de triagem e diagnóstico.

REFERÊNCIAS BIBLIOGRÁFICAS

1. Brasil. Ministério da Saúde. Secretaria de Atenção à Saúde. Departamento de Atenção Básica. Saúde sexual e saúde reprodutiva/Ministério da Saúde, Secretaria de Atenção à Saúde, Departamento de Atenção Básica. - 1. ed., 1. reimpr. - Brasília: Ministério da Saúde, 2013.
2. Bastos OM, Deslandes SF. Sexualidade e o adolescente com deficiência mental: uma revisão bibliográfica. *Ciênc. saúde coletiva*, Rio de Janeiro 2005;10(2):389-397.
3. Brasil. Ministério da Saúde. Secretaria de Atenção à Saúde. Departamento de Atenção Especializada e Temática. Coordenação Geral de Média e Alta Complexidade. Diretrizes para Atenção Integral às Pessoas com Doenças Raras no Sistema Único de Saúde – SUS/Ministério da Saúde. Secretaria de Atenção à Saúde. Departamento de Atenção Especializada e Temática. Coordenação Geral de Média e Alta Complexidade. - Brasília: Ministério da Saúde, 2014.
4. Teruel BM. La ultrasonografía y su valor para el diagnóstico prenatal de los defectos congénitos en Cuba. *Rev Cubana Genet Comunit* 2010;4(2):3-4.
5. Horton RH1, Wellesley DG1. Extending non-invasive prenatal testing to non-invasive prenatal diagnosis. *Arch Dis Child Fetal Neonatal Ed* 2018 Jun 28; pii: fetalneonatal-2018;314845.
6. Young C, von Dadelszen P, Alfirevic Z. Instruments for chorionic villus sampling for prenatal diagnosis. *Cochrane Database Syst Rev* 2013 Jan 31;(1):CD000114.
7. Mujezinovic F1, Alfirevic Z. Procedure-related complications of amniocentesis and chorionic villous sampling: a systematic review. *Obstet Gynecol* 2007 Sep;110(3):687-94.
8. Wieacker P1, Steinhard J. The prenatal diagnosis of genetic diseases. *Dtsch Arztebl Int* 2010 Dec;107(48):857-62.
9. Wapner RJ, Martin CL, Levy B et al. Chromosomal microarray versus karyotyping for prenatal diagnosis. *N Engl J Med* 2012; 367: 2175-2184.
10. Callaway JL, Shaffer LG, Chitty LS et al. The clinical utility of microarray technologies applied to prenatal cytogenetics in the presence of a normal conventional karyotype: a review of the literature. *Prenat Diagn* 2013; 33: 1119-1123.
11. Best S, Wou K, Vora N et al. Promises, pitfalls and practicalities of prenatal whole exame sequencing. *Prenat Diagn* 2018; 38: 10-19.
12. Lo YM. Non-invasive prenatal diagnosis by massively parallel sequencing of maternal plasma DNA. *Open Biol* 2012 Jun;2(6):120086.
13. Lo YMD, Corbetta N, Chamberlain PF et al. Presence of fetal DNA in maternal plasma and serum. *Lancet* 1997;350:485–487.
14. Costa JM, Benachi A, Gautier E. New strategy for prenatal diagnosis of X-linked disorders. *N Engl J Med* 2002;346:1502.
15. Chitty LS, Mason S, Barrett AN et al. Non-invasive prenatal diagnosis of achondroplasia and thanatophoric dysplasia: next-generation sequencing allows for a safer, more accurate, and comprehensive approach. *Prenat Diagn* 2015;35:656–62.
16. Duan H1, Liu N1, Zhao Z1 et al. Non-invasive prenatal testing of pregnancies at risk for phenylketonuria. *Arch Dis Child Fetal Neonatal Ed* 2018 Jan; 20.

17. European Organization for Rare Diseases. Rare diseases: understanding this public health priority. http://www.eurordis.org/IMG/pdf/princeps_doc ument-EN.pdf. Acessado em 26 de julho de 2018.
18. Barbosa CP, de Oliveira R, Vilarino FL. Reprodução Humana - Protocolos do Instituto Ideia Fértil. 1ª ed. São Paulo: SCiO, 2016.
19. Bianco B, Christofolini DM, Barbosa CP. *Genética em Ginecologia in Tratado de Ginecologia da Febrasgo 2018*. São Paulo: Elsevier, 2018.
20. Chen HF, Chen SU, Ma GC et al. Preimplantation genetic diagnosis and screening: Current status and future challenges. *J Formos Med Assoc* 2018;117(2):94-100.
21. Almeida PBL, Duarte Filho OB, Soares JB. Perspectivas de uso da hibridização genômica comparativa como rastreamento pré-implantacional em biópsias de embrião humano no estágio de blastocisto. *Reprod Clin* 2 0 1 3;28(2):74-79.
22. Treff NR, Tao X, Schillings WJ *et al.* Use of single nucleotide polymorphism microarrays to distinguish between balanced and normal chromosomes in embryos from a translocation carrier. *Fertil Steril* 2011;96(1):e58-65.
23. Brezina PR, Anchan R, Kearns WG. Preimplantation genetic testing for aneuploidy: what technology should you use and what are the differences? *J Assist Reprod Genet* 2016;33(7):823-32.
24. Spits C, Sermon K. PGD for monogenic disorders: aspects of molecular biology. *Prenat Diag* 2009:29:50-6.
25. Bianco B, Christofolini DM, Conceição GS, Barbosa CP. Preimplantation genetic diagnosis associated to Duchenne muscular dystrophy. *Einstein* 2017;15(4):489-91.
26. Resolução do Conselho Federal de Medicina nº 2.168/2017, disponível em https://sistemas.cfm.org.br/normas/visualizar/resolucoes/BR/2017/2168, acessado em 01 de julho de 2018.
27. Lee RSC, Hermens DF, Scott J *et al*. A transdiagnostic study of education, employment, and training outcomes in young people with mental illness. Psychol *Med* 2017 Sep;47(12):2061-2070.
28. Genoff Garzon MC, Rubin LR, Lobel M *et al*. Review of patient decision-making factors and attitudes regarding preimplantation genetic diagnosis. *Clin Genet* 2018;94(1):22-42.

DIMENSÕES QUE INTERFEREM NA ADESÃO AO TRATAMENTO EM DOENÇA CRÔNICA

CAPÍTULO 17

Luciana Martins Saraiva
Vanessa Gimenes Gomes Brilhante

INTRODUÇÃO

O Programa Nacional de Triagem Neonatal (PNTN), por meio de pesquisas e novos conhecimentos adquiridos, é uma ação preventiva que permite realizar o diagnóstico de diversas doenças congênitas e assintomáticas no período neonatal, a tempo de se interferir no curso da doença, permitindo a instituição do tratamento precoce específico, com redução da morbimortalidade e a diminuição ou prevenção das sequelas associadas a cada doença.[1] Desta forma, a não efetivação das políticas públicas de saúde, voltadas para o neonato, aumenta o número de indivíduos com prevalência de morbidades, bem como epidemias crescentes e quadros de doenças emergentes chegando, até mesmo, a incapacitá-los com a redução da expectativa de vida, com quadro de sofrimento prolongado, necessitando de cuidados e assistência pública de saúde.[2]

A compreensão dos mecanismos básicos das doenças identificadas por meio do PNTN tem sido a chave para o aumento da sobrevida. Contudo, se por um lado a tecnologia médica resolveu parte de um problema a partir do diagnóstico e tratamento precoces, por outro lado, surgiu a necessidade de criação de equipes multiprofissionais de saúde para os pacientes e familiares, uma vez que a atenção não deva residir somente nos danos físicos, mas também no impacto psicossocial da doença crônica.[3] Isto requer a exigência de um olhar para a saúde que contemple a perspectiva da atenção integral, a promoção do bem-estar e o desenvolvimento pleno de pacientes e familiares e não apenas o combate ao risco da doença diagnosticada.

Desta forma, o efeito que uma intervenção multiprofissional no PNTN pode oferecer relaciona-se diretamente com o desenvolvimento da integralidade da atenção e da efetivação das políticas públicas de saúde.[2] Além disso, torna-se uma possibilidade para acolher de diferentes ângulos as demandas decorrentes da complexidade que uma doença crônica apresenta, favorecendo o aumento da possibilidade de adesão ao tratamento.

Para tanto, parte-se da compreensão que saúde é um estado resultante de diversas formas de organização social e de produção, como alimentação, habitação, educação, renda, meio ambiente, trabalho, transporte, emprego, lazer e acesso a serviços de saúde, ou seja, é um conceito cuja ênfase vai da fisiologia individual à cultural, das intervenções individuais às políticas públicas, da prevenção primária aos cuidados paliativos.[3]

Neste sentido, na intervenção psicossocial em doença crônica deve atentar-se para o fato de que em uma família em que um de seus membros esteja doente, pressupõe-se que pelo menos três dimensões interagem constituindo o espaço terapêutico: o paciente, a família e as equipes/serviços de saúde. Assim, uma intervenção psicossocial deve orientar-se para o que ocorre em cada uma e entre essas dimensões.

SOB A PERSPECTIVA DA FAMÍLIA

A confirmação do diagnóstico de uma doença crônica afeta toda a família e gera momentos difíceis nas relações entre seus membros, sendo o conhecimento sobre a enfermidade um fator importante, uma vez que permite aos pais aprenderem a lidar com o novo contexto que envolve a enfermidade diagnosticada.[4]

A função da família nos cuidados de um filho com doença crônica é foco de estudo entre diversos autores, e todos consideram a doença um estressor que interfere no desenvolvimento da criança, nas relações sociais do sistema familiar, bem como nas práticas de adesão ao tratamento.[5]

Em algumas situações, a rotina da família chega a ser alterada com sistemáticas visitas ao médico, com o uso das medicações e hospitalizações atingindo todas as pessoas que convivem com a criança.[5,6] Por sua vez, a situação exige uma reorganização de papéis, adaptações e ajustamentos, tanto na rotina como na dinâmica familiar. Ainda que a hospitalização não seja necessária, o próprio tratamento domiciliar propicia alterações na rotina da família em que toda a atenção é voltada para o filho com a doença, influenciando nos cuidados dos irmãos e nos projetos pessoal e profissional dos pais, principalmente da mãe, que acaba assumindo a maior parte da carga de cuidados.[6]

Diante da experiência de um diagnóstico médico, a família pode sentir perda do controle da situação vivida, pois, nem sempre sabe o que é a doença, as suas consequências e o seu tratamento. Na maioria dos casos há uma adaptação e aceitação progressiva da situação por parte dos pais e de toda a família, porém, até conseguirem se reorganizar, vivenciam uma intensidade emocional que interfere na relação e nos cuidados ao filho com doença crônica.[7]

Culpa, angústia, tristeza, raiva, depressão, medo de serem os causadores da doença, bem como dúvidas quanto às próprias condições de lidar com as situações de doença do filho são os sentimentos despertados mais comuns frente ao diagnóstico.[8] E quanto mais invisível for a doença e menor a compreensão da sua etiologia, mais os pensamentos e sentimentos sobre o significado da doença do filho se tornarão suscetíveis a fantasias e superstições por parte da família.[9]

Nem sempre os familiares possuem recursos pessoais para integrar essas vivências, e, em casos cujo prognóstico é ruim, a situação apresenta-se mais conflitante e angustiante.[8] Frente ao sofrimento desencadeado pela situação, é comum que recursos defensivos sejam utilizados como um mecanismo de adaptação, podendo, tanto de forma positiva como negativa, interferir na dinâmica familiar com consequências no tratamento e cuidados que se fazem necessários.[10]

Compreende-se que uma família em crise tende a apresentar dificuldades em oferecer apoio e suporte ao filho que conviverá com a doença crônica, e, ainda que os pais tenham sido preparados pela equipe de saúde para identificar alguns sinais sobre a doença, sobre seus sintomas e tratamento, não é incomum que os familiares apresentem dúvidas e dificuldades em aderir adequadamente ao tratamento.[5,10] Desta forma, para uma intervenção, cujo enfoque seja a integralidade, é fundamental considerar o processo de doença na família contemplando diversos fatores, como: o conhecimento sobre a família, a sua constituição, a relação entre seus membros, como é seu cotidiano, como reestruturam a vida familiar frente à condição de doença crônica do filho e como participam do cuidado prestado.[6] Assim, os cuidados focados na família permitem a ampliação de possibilidades à pessoa com doença crônica, dada à influência que a família desempenha sobre esta.[11]

SOB A PERSPECTIVA DAS ETAPAS DO DESENVOLVIMENTO

Os tratamentos de saúde que envolvam doenças crônicas também devem considerar a psicologia do desenvolvimento e enfocar a natureza das condições específicas da faixa etária, uma vez que este tipo de enfermidade impacte nos estágios de desenvolvimento do paciente.[8,10] Considerar essas etapas do desenvolvimento é um cuidado que pode prevenir ou aumentar as dificuldades do paciente tanto na passagem de um estágio de desenvolvimento para o outro do curso do ciclo vital,[8] bem como interferir na adesão do tratamento de saúde. Neste sentido torna-se relevante compreender que o significado da doença para uma criança é diferente se comparado a um adolescente ou a um adulto. Pois esta é uma condição que dependerá principalmente de fatores como as características da doença, a etapa do desenvolvimento que o paciente se encontra, da estrutura e dinâmica familiar, bem como do ambiente social que ele convive.[12]

Neste mesmo sentido, quando se pensa no impacto e significado da doença crônica no período logo após o nascimento ou nos primeiros meses de vida da criança, ou seja, no período do desenvolvimento do vínculo entre mãe-filho, algumas considerações também se fazem necessárias. Sabe-se que o "confronto" entre o bebê imaginário e o bebê real é um processo mental de adaptação realizado pela mãe, considerado natural, esperado e importante na constituição desse vínculo mãe-filho.[13] O nascimento de um filho com doença crônica pode desafiar essa adaptação e representar uma importante ameaça ao estabelecimento de um relacionamento saudável entre mãe-filho. A mãe pode vivenciar a situação da doença como um ataque pessoal, um golpe narcísico e desencadear expectativas, reações e sentimentos negativos em relação ao bebê doente.[14] Em situações como essas, o confronto entre o bebê imaginário (perfeito) e o bebê real (com uma doença crônica) pode dificultar a formação do vínculo entre mãe-bebê. Esta é uma situação em que a vulnerabilidade da mulher, que se encontra nesse estado, é quase tão intensa quanto a vulnerabilidade do próprio bebê.[15] Esse vínculo pode vir a ser prejudicado por desencadear na mãe sentimentos de perda, sensação de vazio, fracasso, incapacidade, impotência, com consequentes problemas para a constituição psíquica do bebê e para suas aquisições instrumentais.[13]

As bases da saúde mental de qualquer indivíduo são desenvolvidas na primeira infância pela mãe, pelo meio ambiente fornecido por esta. Winnicott, pediatra e psicanalista inglês, conceituou como "preocupação materna primária" esse ambiente especializado e inicial fundamental para a qualidade do vínculo da dupla mãe-bebê. Nesse ambiente, os sentimentos da mãe durante a gestação, parto e puerpério, influenciam na determinação do psiquismo precoce.[16,17]

Nesse início da vida, o bebê encontra-se num estado de total dependência em relação ao ambiente que o cerca, precisando de uma ponte (mãe) que o ligue ao mundo e a si mesmo, para que ele possa passar desse estado de total dependência para um estado de dependência parcial ou relativa, até que alcance a independência, isto é, até que se torne independente.[18]

A vivência de intervenções médicas no período neonatal pode-se constituir como um fator de risco para o estabelecimento de uma relação não saudável entre mãe-bebê, uma vez que o diagnóstico pode ser tomado pelas mães como um destino traçado precocemente, precipitando riscos para o desenvolvimento saudável na relação da dupla.[19,20] Em situações como esta, torna-se fundamental que uma intervenção em saúde fortaleça o vínculo entre a mãe e o filho enfermo, permitindo o reposicionamento da criança no imaginário dos pais.

Quando a criança está doente, o significado da doença dependerá das situações que ela vivencia, pois a doença é um acontecimento que altera as condições psicológicas e sociais da criança. Sentimentos de medo e angústia oriundos da dor e dos procedimentos da hospitalização podem afetá-la significativamente, prejudicando seu desenvolvimento psicológico, sua escolarização e seus relacionamentos sociais.[5,12]

Com o adolescente, há de se considerar que por muitos anos foi a mãe, na maioria das vezes, a sua cuidadora primária, condição esta desejável e necessária para o efetivo controle e tratamento da doença do filho. Porém, se por um lado estes cuidados realizados aumentam a segurança do tratamento e confiança na relação mãe-filho, por outro, reforçam a dependência em relação à figura materna.[8] Dadas as preocupações e exigências do tratamento do filho, é comum que a família, principalmente a mãe, fixe sua atenção na doença e encontre dificuldades em permitir/incentivar o desenvolvimento psicológico dos filhos rumo à autonomia e independência, condição esta necessária para que o adolescente ingresse na vida adulta.[7] A transição para a vida adulta exige que este adolescente, além dos cuidados com o tratamento de saúde, também encontre possibilidades para construir e desenvolver seus projetos de vida pessoal e profissional.

A fase adulta apresenta como tarefa a separação psicológica dos pais em que a pessoa transfere seu apego para outras pessoas além da família, como para os amigos e cônjuge. Neste processo de separação é fundamental que o jovem seja capaz de integrar sua identidade com a de outra pessoa.[8] Desta forma, um dos aspectos da adesão ao tratamento nessa etapa do desenvolvimento relaciona-se com a posição da família em permitir o desenvolvimento da autonomia e independência.[10]

Neste mesmo sentido, ao ser transferido do centro pediátrico para uma equipe de tratamento de adultos, o paciente vivencia uma mudança que implica no estabelecimento de novos vínculos, que vem acompanhada de ansiedades relacionadas com medos e inseguranças quanto à competência da nova equipe que assumirá o cuidado. O sucesso da transição de pacientes das equipes pediátricas para equipes de adultos dependerá em muito do desenvolvimento gradativo da independência do paciente, da compreensão de todo o processo pela família e de como esta intervenção será realizada pelos profissionais das duas equipes de saúde envolvidas.[21-23]

Desta forma, pacientes e familiares devem ser atendidos por um programa assistencial específico que considere as etapas do desenvolvimento do paciente, bem como favoreça que se desenvolvam globalmente, ainda que na condição da existência de uma doença crônica, mas com o direito de assumir sua existência, seus próprios desejos, aspirações e, assim, desenvolvendo a responsabilidade pelo seu próprio futuro.

SOB A PERSPECTIVA DA EQUIPE MULTIPROFISSIONAL

São diversos os desafios que as equipes multiprofissionais encontram no desenvolvimento de um trabalho que envolve doença crônica, entre eles as limitadas condições da saúde pública, a alta demanda de pacientes, o insuficiente número de profissionais e os problemas de infraestrutura, dificultando, muitas vezes, a realização de atendimentos integrados. Ainda assim, se a proposta consiste em cuidar do indivíduo de forma integral em todos seus aspectos, seja físico, mental e social, o que requer a complementação dos saberes e partilha de responsabilidades, é fundamental atentar para o conceito da qualidade da comunicação entre equipe de saúde-paciente-família.

A comunicação entre essa tríade, equipe de saúde-paciente-família, é um conceito entendido como um instrumento fundamental para o alcance das metas terapêuticas, uma vez que o sucesso do tratamento seja obtido por uma boa adesão.

A adesão é uma função da qualidade comunicativa da relação entre equipe de saúde-paciente-família o que pressupõe vínculo e confiança.[8] A equipe precisa levar em conta tanto a experiência da doença para o paciente e família, quanto desenvolver a sua própria sensibilidade, capacidade e a qualidade comunicativa, o que prescinde uma escuta para além da transmissão de informações técnicas.

A comunicação do diagnóstico é um assunto recorrente na literatura na área de saúde dada a sua dificuldade, pois exige responsabilidade, conhecimento e habilidade para lidar, tanto com o paciente, como com seus familiares.[23]

Nos atendimentos em doenças crônicas, o papel de comunicador, por exemplo, em situações que é preciso informar aos pais sobre o diagnóstico precoce, que ocorre logo após o nascimento do filho, pode ser sentido pelo profissional como desgastante emocionalmente. Considera-se que esta não seja uma tarefa fácil, uma vez que assume uma característica paradoxal, pois além da má notícia sobre a existência de uma doença, existe a boa notícia de que a doença pode ser tratada. Normalmente a situação fica mais difícil e desgastante quando o momento de informar sobre a doença é para uma criança e/ou adolescente.[24]

Nem sempre as dificuldades comunicacionais são explícitas, podendo manifestar-se por meio de mensagens não verbais, dissonância cognitiva, resistência inesperada e até mesmo por meio de sentimentos de desconforto da equipe. É comum que ocorram momentos em que a comunicação é percebida como uma ação secundária e não como atividade própria do exercício profissional, ou seja, quando o diálogo muitas vezes passa a ser encarado como um desperdício de tempo por parte de algumas das categorias profissionais.[25]

A comunicação de más notícias é uma situação que mobiliza dificuldades e exige do profissional comunicador um manejo adequado da informação, pois em situações em que, por exemplo, os pais não conseguem entender o quadro clínico do filho, é preciso que a equipe compreenda que uma melhor comunicação não se restrinja apenas na veiculação das informações relevantes e corretas.[26] Trata-se de uma situação cuja exigência é permitir que as informações sejam processadas, elaboradas e, então, compreendidas, por parte dos envolvidos. Cabe mencionar que a simples presença dos profissionais no atendimento não sustenta a criação de um ambiente com comunicação, com vínculo e confiança, condição fundamental para adesão ao tratamento.

A forma como a informação é transmitida também interfere diretamente na relação entre paciente-família-equipe de saúde, refletindo na adesão ao tratamento, e, nesse sentido, num processo de comunicação como este, é fundamental saber como, quando e onde transmitir as (más) notícias, o que exige do profissional, além da sensibilidade e experiência, a atenção às peculiaridades e reações emocionais por parte dos pacientes e familiares.[24-26]

Destaca-se, ainda, que as notícias difíceis não são apenas aquelas sobre o diagnóstico, mas também sobre o que ocorre durante todo o tratamento, bem como os rumos da doença e o seu impacto na vida cotidiana e na subjetividade dos pacientes e familiares. Isto significa que as notícias, mesmo quando não consideradas difíceis pelos profissionais, podem ter desdobramentos que alteram e impactam significativamente a rotina da família em seus planos e em seu futuro.[27,28]

Assim, diante de algumas exigências e limitações impostas no cotidiano profissional, os membros da equipe também se veem mobilizados por vários sentimentos, como medo, angústia, impotência, fracasso, compaixão, tristeza, culpa, raiva, ressentimento entre outros.[23,25,26] Para aliviar a ansiedade, é comum que desenvolvam estratégias defensivas, que, paradoxalmente, em razão de sua própria eficácia, muitas vezes acabam interferindo negativamente na relação e comunicação entre equipe-paciente-família e, consequentemente, na adesão ao tratamento. Pois, ao não conseguirem fazer uso de forma adequada de suas emoções, os profissionais podem inibir suas capacidades e habilidades afetivas, cognitivas e perceptivas a favor das metas profissionais.[29]

Não é incomum, por exemplo, que na tentativa de proteger a criança das notícias desagradáveis, a equipe não a inclua formalmente nas consultas e diálogos sobre o seu diagnóstico e tratamento. A tendência é de que a comunicação fique centrada exclusivamente entre o profissional e seus familiares. O medo de desencadear no paciente alguma emoção em que o profissional não consiga controlar pode levá-lo a abrir mão da comunicação na presença do paciente.[8] Na verdade, uma conduta terapêutica interessante deve priorizar a inserção da criança na posição de comunicante/participante e não como espectadora da comunicação entre família-equipe. A posição passiva não favorece o desenvolvimento psicológico e social da criança rumo à autonomia e independência, bem como a impede que assuma ao longo do tempo o seu tratamento e, à medida do possível, a sua própria doença (e tratamento). Portanto, é fundamental que a equipe inclua a presença formal do paciente no processo comunicacional, respeitando as capacidades afetivas, cognitivas e sociais do mesmo.[7,8]

No entanto, há de se considerar que a comunicação, mesmo que de más notícias, além de ser uma tarefa difícil, pode, também, ser um processo muito gratificante em termos de construção de relacionamentos com o paciente e com sua família.

CONSIDERAÇÕES FINAIS

Paciente-família-equipe, três dimensões que tecem uma única unidade, o espaço terapêutico. Nele se intercruzam e entrelaçam diferentes modos de sentir, pensar e viver que influenciam, interferem e determinam os rumos (adesão/não adesão) do tratamento de saúde.

Trata-se de um ambiente terapêutico em que para dar conta de diversas demandas e dimensões se conjugam uma variedade e diversidade de campos e saberes, como a medicina, a genética, a enfermagem, a biologia, a psicologia, estudos psicossociais e políticas públicas. Para tanto, há de se considerar que a complexidade de um tratamento desse porte está numa postura, cujo principal desafio é a articulação desses diferentes elementos e dimensões que interferem na adesão. Pois, mais do que uma solução para responder paradigmas, "**complexificar**" o pensamento é um dos desafios, em que complexo é aquilo que se tece junto, que "abraça", não abandona o outro, coloca o outro junto.[30]

Nesse sentido, pretendeu-se gerar uma reflexão na perspectiva de uma clínica ampliada, que garanta que pacientes/familiares sejam protagonistas das ações, o que implica proporcionar um espaço de **comunicação qualificado**, de forma que esses espaços terapêuticos caracterizem-se por uma cultura de cuidado integral, que, apesar de tecnologicamente avançados, muitas vezes, carecem de desenvolvimentos educativo e comunicacional. Assim, buscou-se refletir sobre algumas situações que interferem na adesão ao tratamento da doença crônica, procurando aguçar os afetos, percepções e cognições dos profissionais.

REFERÊNCIAS BIBLIOGRÁFICAS

1. Brasil. Ministério da Saúde. Secretaria de Atenção a Saúde. Departamento de Atenção Especializada e Temática. Triagem neonatal biológica: manual técnico. Brasília, DF: Ministério da Saúde, 2016. Disponível em: <http://bvsms.saude.gov.br/bvs/publicacoes/triagem_neonatal_biologica_manual_tecnico.pdf>. Acesso em: 22 jul. 2018.
2. Delvivo EM, Nazareth JB, Salvador M et al. Teste do pezinho: desvelando o conhecimento das mães sobre o exame. *HU Revista* (Juiz de Fora) 2012 jan/jun;38(1 e 2):91-96.
3. Smith TW, Kendall PC, Keefe FJ. Behavioral medicine and clinical health psychology: introduction to the special issue, a view from the decade of behavior. *J Consult Clin Psychol* 2002 Jun;70(3):459-462.
4. Mcclellan CB, Cohen LL. Family functioning in children with chronic illness compared with healthy controls: a critical review. *J Pediatr* 2007;150(3): 221-223.
5. Castro EK, Piccinini CA. Implicações da doença orgânica crônica na infância para as relações familiares: algumas questões teóricas. *Psicologia: reflexão e crítica* (Porto Alegre) 2002;15(3)625-635.
6. Furtado MCC, Lima RAG. O cotidiano da família com filhos portadores de fibrose cística: subsídios para a enfermagem pediátrica. *Rev Latino-Am Enfermagem* 2003;11(1):66-73.
7. Anton MC, Piccinini CA. O desenvolvimento emocional em crianças submetidas a transplante hepático. *Estudos de Psicologia* (Natal) 2011;16(1):39-47.
8. Oliveira VZ, Gomes WB. Comunicação médico-paciente e adesão ao tratamento em adolescentes portadores de doenças orgânicas crônicas. *Estudos de Psicologia* (Natal) 2004;9(3):459-469.
9. Tetelbom M, Falceto OG, Gazal CH et al. A criança com doença crônica e sua família: importância da avaliação psicossocial. *J Pediatr* 1993;69(1):5-11.
10. Saraiva LM, Oliveira VZ. Aspectos psicológicos. In: Ludwig Neto N. *Fibrose cística: enfoque multidisciplinar*. 2. ed. Florianópolis: Secretaria de Estado da Saúde, Hospital Infantil Joana de Gusmão, 2009. p. 573-589.
11. McClellan CB, Cohen LL. Family functioning in children with chronic illness compared with healthy controls: a critical review. *J Pediatr* 2007;150(3):221-223.
12. Stewart JL. Children living with chronic illness: an examination of their stressors, coping responses, and health outcomes. *Ann Rev Nurs Res* 2003;21:203-243.
13. Lebovici S. *O bebê a mãe e o psicanalista*. Tradução: F. Vidal. Porto Alegre: Artes Médicas, 1987.
14. Komniski PCNV, Chatelard DS, Carvalho IS. Encontros e desencontros: do nascimento à constituição do psiquismo. *Estilos da Clínica* 2017;22(1):113-131.
15. Stern DN, Veronese MAV. *A constelação da maternidade: o panorama da psicoterapia pais/bebê*. Tradução: M.A. Veronese. Porto Alegre: Artes Médicas, 1997.
16. Winnicott DW. A preocupação materna primária. In: Winnicott DW. *Da pediatria à psicanálise: obras escolhidas*. Tradução: D. Bogomoletz. São Paulo: Imago, 2000. p. 399-405.
17. Winnicott DW. *Os bebês e suas mães*. São Paulo: Martins Fontes, 1999.
18. Winnicott DW. A amamentação como forma de comunicação. In: Winnicott DW. *Os bebês e suas mães*. São Paulo: Martins Fontes, 1999. p. 19-27.
19. Pinto EB. Os sintomas psicofuncionais e as consultas terapêuticas pais/bebê. *Estudos de Psicologia* (Natal) 2004;9(3):451-457.
20. Pinto EB. Psicoterapia breve pais-bebê/criança. In: Rohenkohl CMF. (Org.). *A clínica com o bebê*. São Paulo: Casa do Psicólogo, 2000. p. 125-130.
21. Nunes P, Sassetti L. Transferência ou transição? A passagem da pediatria para a medicina de adultos. *Saúde Infantil* 2010;32(3):121-124.
22. Tucker LB, Cabral DA. Transition of the adolescent patient with rheumatic disease: issues to consider. *Rheum Dis Clin North Am* 2007;33(3):661-672.
23. Guerra FAR, Mirlesse V, Baião AER. Breaking bad news during prenatal care: a challenge to be tackled. *Ciência & Saúde Coletiva* 2011;16(5):2361-2367.
24. Perosa GB, Ranzani PM. Capacitação do médico para comunicar más notícias à criança. *Revista Brasileira de Educação Médica* 2008; 32(4):468-473.

25. Bittencourt ALP, Quintana AM, Velho MTADC *et al*. A voz do paciente: por que ele se sente coagido? *Estudos de Psicologia* (Natal) 2013;18(1).
26. Victorino AB, Nisenbaum EB, Gibello J *et al*. Como comunicar más notícias: revisão bibliográfica. *Revista da SBPH* 2007;10(1):53-63.
27. Tapajós R. A comunicação de notícias ruins e a pragmática da comunicação humana: o uso do cinema em atividades de ensino/aprendizagem na educação médica. *Interface-Comunicação, Saúde, Educação* 2007;11(21):165-72.
28. Hoffmann L. A morte na infância e sua representação para o médico: reflexões sobre a prática pediátrica em diferentes contextos. *Cadernos de Saúde Pública* 1993;9:364-374.
29. Kovács MJ. Sofrimento da equipe de saúde no contexto hospitalar: cuidando do cuidador profissional. *O Mundo da Saúde* 2010;34(4):420-429.
30. Morin E. *O problema epistemológico da complexidade*. Lisboa, Portugal: Publicações Europa-América, 2002.

ACONSELHAMENTO NUTRICIONAL NAS DOENÇAS DA TRIAGEM NEONATAL

CAPÍTULO 18

Renata Rodrigues Guirau
Roberto José Negrão Nogueira

Nos primeiros anos de vida, a alimentação tem fundamental influência no crescimento e desenvolvimento da criança. Nesta fase, devem ser consideradas as necessidades nutricionais de formas quantitativa e qualitativa, além do fato de ser este o período da vida em que se inicia a educação nutricional da criança e muitas vezes da família, e pode-se estabelecer uma boa relação com a alimentação de qualidade, que terá impacto na saúde ao longo da vida.[1,2]

O acompanhamento nutricional deve ser elemento integrante no tratamento multidisciplinar nas doenças da triagem neonatal (TNN), uma vez que a nutrição adequada esteja relacionada com a redução na mortalidade, na frequência de doenças infecciosas, na promoção do adequado crescimento e desenvolvimento psicomotor, no melhor aproveitamento escolar e na melhora da capacidade produtiva na idade adulta. A demanda por orientação sobre alimentação cresce, face ao diagnóstico cada vez mais precoce das doenças e à influência da alimentação frente a esses diagnósticos.[3]

Ao longo da vida, a orientação nutricional deve ser voltada para suprir as necessidades nutricionais específicas da idade e da doença de base, garantir o bom ganho de peso e crescimento e favorecer o adequado desenvolvimento neuropsicomotor da criança.[4,5]

A educação nutricional permite o ganho de autonomia da família no cuidado da alimentação da criança ao longo de seu tratamento. Favorece, ainda, a interação entre o profissional de saúde e o cuidador, permitindo a troca e a multiplicação de conhecimentos, o planejamento das ações e a tomada de decisões conjuntas.[5]

O aconselhamento deve buscar uma melhor percepção do cuidador sobre sua responsabilidade nesse processo, apoiar as mudanças necessárias, orientar quanto às dificuldades encontradas em manter a alimentação saudável na rotina da vida diária. Para que essas ações sejam mais efetivas, é necessário o estabelecimento de um bom vínculo entre equipe multidisciplinar, cuidadores e pacientes. Nesse processo é importante lembrar que os comportamentos alimentares fazem parte de um sistema de crenças que deve ser respeitado.[6]

O delineamento ideal para cada ação de educação nutricional depende da cultura, dos recursos e dos canais de comunicação disponíveis. Intervenções educacionais efetivas ocorrem em tempo suficiente para promoção de mudanças nas práticas alimentares e usam número limitado de mensagens direcionadas para cada ação, que sejam viáveis de seres adotados na prática. As ações podem ser realizadas em consultas individuais ou na forma de grupo, em que diversas experiências podem ser compartilhadas. Em geral, as mensagens utilizadas em ações que buscam promover educação nutricional devem abordar:[6,7]

- Benefícios do aleitamento materno e seu manejo.
- Composição de alimentação complementar.
- Conhecimento sobre grupos de alimentos e suas funções.
- Leitura de rótulos de alimentos industrializados e suplementos nutricionais.
- Consistência das refeições de acordo com a idade da criança.
- Formas de seleção, armazenamento e preparo dos alimentos.
- Higiene e segurança sanitária de alimentos.
- Entendimento em relação à prontidão da criança em receber alimento, à demanda por nutrientes e sua saciedade nas refeições.
- Formas de oferta dos alimentos (ambiente, posição da criança, utensílios).
- Recomendações específicas das doenças em questão.

Algumas particularidades de cada doença diagnosticada por meio da TNN precisam ser levadas em consideração para o adequado suporte nutricional.

Na fibrose cística, ocorre aumento na demanda energética, consequência principalmente da má absorção, do acometimento pulmonar e do aumento nos processos inflamatórios, que podem cursar com desnutrição. A orientação nutricional deve conduzir à prática de uma dieta hipercalórica e hiperproteica. É frequente a necessidade do uso de suplementos para melhorar o aporte calórico e de vitaminas lipossolúveis e o uso de dietas via sondas nasoentéricas ou gastrostomias. A necessidade de reposição de eletrólitos também é frequente e fundamental, sobretudo nos lactentes com fibrose cística.[8,9]

Na fenilcetonúria os pacientes devem fazer controle do consumo de proteínas naturais, uma vez que o tratamento curse com o controle na ingestão do aminoácido fenilalanina dos alimentos. Para que o paciente receba o aporte proteico necessário, bem como de micronutrientes, é fundamental o uso de fórmula metabólica de aminoácidos isenta de fenilalanina para complementar a alimentação, que terá como base alimentos de baixo teor proteico, sobretudo frutas, legumes e verduras.[10,11]

No hipotireoidismo congênito deve-se encorajar a alimentação saudável, geralmente sem a necessidade de uso de suplementos nutricionais. O consumo de alimentos industrializados, sobretudo os que contenham corantes, conservantes, aromatizantes e derivados de soja pode ser fator prejudicial no tratamento, uma vez que essas substâncias tenham ação como interferentes endócrinos. O aconselhamento nutricional deve garantir que a família seja bem orientada nesse aspecto. Ressalta-se que se deve encorajar a alimentação saudável a qualquer indivíduo, sua família e seu entorno social para manutenção da saúde e não somente para crianças com hipotireoidismo congênito.[12]

Na deficiência de biotinidase a família deve ser orientada a fazer a suplementação de biotina, conforme prescrito pelo médico e seguir as orientações de alimentação saudável para a população em geral, não sendo observados prejuízos nutricionais específicos da doença.[13]

Na hiperplasia congênita da glândula adrenal deve-se redobrar a atenção ao ganho de peso e estatura, bem como à grande frequência de desidratação e distúrbios metabólicos dos pacientes já nas primeiras semanas de vida.[14]

Nas hemoglobinopatias, o paciente deve receber dieta balanceada, considerando uma necessidade energética e adequação ao tratamento, incluindo frequência de internações, que pode cursar com baixo ganho de peso. Cuidados com hidratação, aporte de micronutrientes também merecem atenção no que diz respeito ao cuidado nutricional dos pacientes com anemia falciforme.[15,16]

O aconselhamento nutricional nas diferentes doenças da TNN converge quando pensamos na adesão às estratégias nutricionais propostas. A adesão às orientações, em todas as doenças, depende do entendimento e engajamento da família, da capacitação dos agentes de saúde envolvidos nesse processo e da própria criança ao longo do seu desenvolvimento, que deve ser incluída de forma ativa nas ações referentes à sua alimentação.

DO ALEITAMENTO MATERNO À ALIMENTAÇÃO DA FAMÍLIA

Os lactentes devem ser amamentados exclusivamente com leite materno até o sexto mês de vida, uma vez que a amamentação em livre demanda resulte em produção de leite suficiente para suprir as necessidades nutricionais da criança nesse período. O leite materno deve ser o alimento de primeira escolha, considerando o bom crescimento e desenvolvimento da criança. A Organização Mundial da Saúde (OMS) reforça essa orientação e sugere que o aleitamento materno se mantenha ao longo dos dois primeiros anos de vida. Não se pode esquecer que, para além de fornecer os nutrientes necessários à boa evolução do estado nutricional, o leite materno possui fatores protetores importantes contra infecções, sobretudo de tratos gastrointestinal e respiratório.[17,18]

A maioria das mães pode e deve amamentar, da mesma forma que a maioria dos lactentes pode e deve ser amamentado.[17] Porém, quando pensamos nas doenças da TNN, algumas considerações precisam ser feitas, principalmente na fenilcetonúria.[11]

Muito além de ser um ato natural, a amamentação é um comportamento aprendido. Para auxiliar no manejo do aleitamento materno, principalmente quando este não for exclusivo, a mãe deve receber orientação logo nas primeiras consultas. Fatores como o local de aleitamento, a posição da mãe e do bebê durante as mamadas e até mesmo as roupas usadas pela mãe, podem influenciar no sucesso do aleitamento materno. A mãe deve ser orientada quanto ao respeito à demanda da criança pelo leite, o que resulta em horários e duração não rígidos para as mamadas e de que a efetividade do aleitamento será avaliada pela boa evolução do estado nutricional da criança.[7]

O estímulo ao aleitamento materno por parte dos profissionais de saúde envolvidos no cuidado da criança favorece o adequado estado nutricional do bebê, melhora na qualidade da alimentação da família, redução na frequência de hospitalizações, aumento na satisfação da família com relação ao tipo de abordagem e melhora no vínculo entre familiar e profissional da saúde. Para isso, é fundamental que os profissionais estejam devidamente capacitados e atualizados quanto às necessidades nutricionais da criança e impacto de suas orientações.[3,7]

Quando não há a possibilidade da exclusividade do leite materno ou ocorrendo sua ausência, a criança deve receber fórmula infantil adequada à idade e à sua condição de saúde.[17,18]

Após os seis primeiros meses de vida, a criança deve receber alimentos complementares, para satisfazer a evolução das suas necessidades nutricionais, enquanto continua sendo amamentada. A OMS e a Sociedade Brasileira de Pediatria recomendam que a introdução da alimentação complementar seja realizada somente após o sexto mês de vida.[17,19]

A partir da introdução da alimentação complementar, o consumo de alimentos saudáveis depende de informações e orientações práticas oferecidas à família.[7]

Para crianças que apresentam doenças que interferem no estado nutricional, a atenção nessa fase deve ser redobrada, considerando uma possível necessidade energética aumentada ou a necessidade de exclusão de alguns alimentos convencionais. Isto inclui aconselhamento quanto às particularidades nutricionais próprias das doenças, quando a alimentação convencional não será suficiente e até prejudicial ao bom desenvolvimento da criança.[3,11] Refeições diluídas ou processadas não oferecem densidade nutricional adequada para suprir toda a demanda de nutrientes da criança,[17,19] sobretudo na fibrose cística e na anemia falciforme, onde ocorre maior risco de baixo ganho peso.[9,16]

O período de introdução da alimentação complementar deve considerar a capacidade neurológica dos mecanismos de deglutição dos alimentos mais espessos. Para isso, devem-se observar a capacidade de sustentação da cabeça, o aprendizado da mastigação e a coordenação entre a respiração e deglutição. Após os seis meses de vida a maioria das crianças já desenvolveu as habilidades necessárias para começar a comer alimentos pastosos. Porém, crianças que passaram por períodos longos de internações ou que tenham o estado nutricional prejudicado podem precisar de mais tempo para desenvolver essas habilidades.[17,19,20]

Os alimentos que passam a fazer parte da dieta do lactente nessa fase devem ser oportunos, adequados e seguros, o que significa que devem considerar a capacidade da criança em comer alimentos de consistência pastosa ou sólida, apresentar qualidade e quantidade suficiente de nutrientes e adequada forma de seleção, preparo e conservação do alimento. Além disso, a forma de oferta do alimento deve respeitar a prontidão para comer e sinais de fome da criança, respeitando a saciedade e mantendo a oferta de alimentos em livre demanda. Esses fatores estão diretamente relacionados com o bom comportamento alimentar em longo prazo.[19,20,21]

A partir do primeiro ano de vida, a criança deve receber alimentos compatíveis com a alimentação da família, com consistência sólida. Deve ser estimulado a participar ativamente de sua alimentação, sem distrações ao comer, a fim de promover uma melhor adesão à alimentação de qualidade ao longo de toda a infância. Um bom trabalho de educação nutricional, com respeito à prontidão da criança para comer, que favoreça o adequado aporte de nutrientes e que não permita o consumo precoce de alimentos ultraprocessados e ricos em açúcares favorece a melhor aceitação da criança por alimentos saudáveis ao longo da vida.[2,23]

Além das recomendações específicas para as doenças de base, os cuidadores e pacientes devem ter acesso a informações com base na alimentação saudável, preconizadas para a idade. O Ministério da Saúde/Organização Pan-Americana da Saúde disponibiliza um guia de grande relevância para a orientação de bons hábitos alimentares, chamado "Dez passos para alimentação saudável das crianças brasileiras menores de 2 anos", que pode ser resumido em:[22]

1. Dar somente leite materno até os seis meses de idade, sem oferecer quaisquer outros alimentos ou bebidas.
2. A partir de seis meses, introduzir de forma lenta e gradual outros alimentos, mantendo o leite materno até pelo menos dois anos de idade.
3. Após os seis meses, oferecer alimentação complementar (cereais, tubérculos, carnes, leguminosas, frutas e legumes), três vezes ao dia, se a criança receber leite materno, e cinco vezes ao dia, se estiver desmamada.
4. A alimentação complementar deverá ser oferecida em livre demanda, sem rigidez de horários.

5. A alimentação complementar deve ser espessa desde o início e oferecida com colher; começar com consistência pastosa (papas, purês) e aumentar a consistência aos poucos, até chegar à alimentação da família.
6. Oferecer à criança diferentes alimentos, de variadas cores, ao longo do dia.
7. Estimular o consumo diário de frutas, verduras e legumes nas refeições.
8. Evitar açúcar, café, enlatados, frituras, refrigerantes, balas, sal em excesso, salgadinhos e outras guloseimas nos primeiros anos de vida.
9. Cuidar da higiene no preparo e manuseio dos alimentos; garantir o seu armazenamento e conservação adequados.
10. Estimular a criança doente e convalescente a se alimentar, oferecendo a sua alimentação habitual e seus alimentos preferidos, respeitando a sua aceitação.

Um trabalho de educação nutricional bem feito nos primeiros anos de vida favorece um melhor estado nutricional e melhor consumo alimentar das crianças nas fases pré-escolar, escolar e adolescência. Nessas fases, além de serem respeitadas as recomendações pertinentes às doenças de base, deve-se manter a atenção à promoção de práticas alimentares saudáveis, adequadas em quantidade e qualidade ao estado nutricional em que se encontra a criança.[3,23]

O desafio no aconselhamento nutricional dos pacientes com diagnóstico das doenças da TNN é alcançar o equilíbrio entre as necessidades específicas de cada doença, o bom relacionamento com os alimentos e a prática constante da alimentação saudável, em meio a tratamentos muitas vezes densos e cansativos, não só para a família, mas também para a criança.

REFERÊNCIAS BIBLIOGRÁFICAS

1. Arimatea JE, Castro LMC, Rotemberg S. Práticas Alimentares de Crianças Menores de um Ano: as orientações de profissionais de saúde e as recomendações do Ministério da Saúde. *Nutrição e Saúde* 2009;4(2):65-78.
2. Organização Mundial da Saúde (OMS). *Estratégia global para a alimentação de lactentes e crianças de primeira infância.* São Paulo: IBFAN Brasil; 2005.
3. França CJ, Carvalho VCHS. Estratégias de educação alimentar e nutricional na Atenção Primária à Saúde: uma revisão de literatura. *Saúde em Debate* 2017;114(41):932-948.
4. Santos IS *et al*. Avaliação da eficácia do aconselhamento nutricional dentro da estratégia do AIDPI (OMS/UNICEF). *Revista Brasileira de Epidemiologia* 2002; 5(1):15-29.
5. Rodrigues EM, Soares FPTP, Boog MCF. Resgate do conceito de aconselhamento no contexto do atendimento nutricional. *Revista de Nutrição* 2005;18(1):119-128.
6. Cervato-Marcuso AM; Vincha KRR, Santiago DA. Educação Alimentar e Nutricional como prática de intervenção: reflexão e possibilidades de fortalecimento. *Revista de Saúde Coletiva* 2016; 26(4):225-249.
7. Costa ARC, Teodoro TN, Araujo MFM. Análise dos conhecimentos e da prática de profissionais de saúde na promoção e no apoio à amamentação: estudo de revisão. *Comunicação em Ciências da Saúde* 2010; 20(1):55-63.
8. Athanazio RA *et al*. Diretrizes brasileiras de diagnóstico e tratamento da fibrose cística. *Jornal Brasileiro de Pneumologia* 2017;43(3):219-245.
9. Ambrósio VLS *et al. Protocolo de atendimento nutricional em fibrose cística.* Sociedade de Pediatria de São Paulo. 2012.
10. Ministério da Saúde. *Protocolo Clínico e Diretrizes Terapêuticas - Fenilcetonúria.* Portaria SAS/MS Nº 1.307, de 22 de novembro de 2013.
11. Martins AM *et al. Protocolo brasileiro de dietas: erros inatos de metabolismo.* São Paulo: Segmento Farma, p. 12-17, 2006.

12. Ministério da Saúde. *Protocolo Clínico e Diretrizes Terapêuticas - Hipotireoidismo Congênito; Portaria SAS/MS nº 1161, de 18 de novembro de 2015.*
13. Ministério da Saúde. *Protocolo Clínico e Diretrizes Terapêuticas - Deficiência de Biotinidase;* Portaria Conjunta nº 13, de 4 de maio de 2018.
14. Ministério da Saúde. *Protocolo Clínico e Diretrizes Terapêuticas - Hiperplasia Adrenal Congênita.* Portaria SAS/MS Nº16, de 15 de janeiro de 2010.
15. Ministério da Saúde. *Protocolo Clínico e Diretrizes Terapêuticas - Anemia Falciforme.* Portaria Conjunta nº5, de 19 de fevereiro de 2018.
16. Mataratzis PSR, Accioly E, Padilha PC. Deficiências de micronutrientes em crianças e adolescentes com anemia falciforme: uma revisão sistemática. *Revista Brasileira de Hematologia e Hemoterapia* 2010; 32(3):247-256.
17. Brasil, Ministério da Saúde. *Guia alimentar para crianças menores de dois anos.* Ministério da Saúde. Secretaria de Atenção à Saúde. Organização Pan-Americana da Saúde. Brasília: Ministério da Saúde 2005.
18. World Health Organization (WHO). *Strengthening action to improve feeding of infants and young children 6-23 months of age in nutrition and child health programmes: report of proceedings.* Geneva: WHO 2008.
19. World and Healthy Organization (WHO). *Global Consultation on Complementary Feeding. Guiding Principles for Complementary Feeding of the Breastfeed.*Geneva: WHO 2001.
20. Fewtrell M *et al.* Complementary Feeding: A Position Paper by the European Society for Pediatric Gastroenterology, Hepatology, and Nutrition (ESPGHAN) Committee on Nutrition. *J Pediatr Gastroent Nutrition* 2017; 64:119-132.
21. Sociedade Brasileira de Pediatria. Departamento de Nutrologia. *Manual de Orientação: alimentação do lactente, do pré-escolar, do escolar, do adolescente e na escola.* Rio de Janeiro: Sociedade Brasileira de Pediatria, Departamento de Nutrologia 2008.
22. Brasil. Ministério da Saúde. Secretaria de Atenção à Saúde. Departamento de Atenção Básica. Dez passos para uma alimentação saudável: guia alimentar para crianças menores de dois anos: um guia para o profissional da saúde na atenção básica. 2ª. ed, Ministério da Saúde, Brasília, 2013.
23. Campos, AAO *et al* . Aconselhamento nutricional de crianças menores de dois anos de idade: potencialidades e obstáculos como desafios estratégicos. *Ciências da Saúde Coletiva*, v. 19, n. 2, p. 529-538, 2014.

PERSPECTIVES OF NEONATAL SCREENING IN THE SHORT, MEDIUM AND LONG TERM

Clement L. Ren

INTRODUCTION

Cystic fibrosis (CF) is an autosomal recessive condition caused by mutations in the gene coding for the CF transmembrane conductance regulator (CFTR) protein.[1] The concept of CF newborn screening (NBS) was developed as early as the 1970's, after it was recognized that early diagnosis of CF was associated with better outcomes.[2,3] However, initial attempts at CF NBS using markers such as meconium albumin were unsuccessful. It was not until the recognition that immunoreactive trypsinogen (IRT) measured in the first few days of life was a very sensitive marker for CF that CF NBS could be implemented into public health programs.[4] Although the sensitivity of IRT to detect CF is very high, it is not very specific. Therefore, in order to reduce the number of false positives, a second step is included in most CF NBS algorithms and consists either of a repeat IRT test in 2-4 weeks, DNA testing for CFTR mutations, or combined IRT and DNA testing.[2] Regardless of the second step employed, diagnosis of CF must ultimately be confirmed by measurement of sweat chloride (sweat testing). A summary of the IRT/IRT and IRT/DNA algorithms is shown in Figure 19-1.

Despite the development of a sensitive and specific method that could be conducted at a population level to diagnose CF in early infancy, uncertainty about the benefits of CF NBS limited its implementation.[5,6] However, the landmark Wisconsin CF Neonatal Screening Project, a randomized trial of CF NBS in the US state of Wisconsin, provided compelling and rigorous evidence that infants diagnosed with CF through NBS had better nutritional and cognitive outcomes compared to those diagnosed clinically.[7,8] Subsequent epidemiologic analyses have demonstrated that diagnosis through NBS is also associated with improved survival.[9]

The mounting evidence supporting the benefits of CF NBS has led to its universal implementation in the United States and in many countries around the world.[10] However, challenges and questions remain regarding how to achieve the maximum benefits of CF NBS.

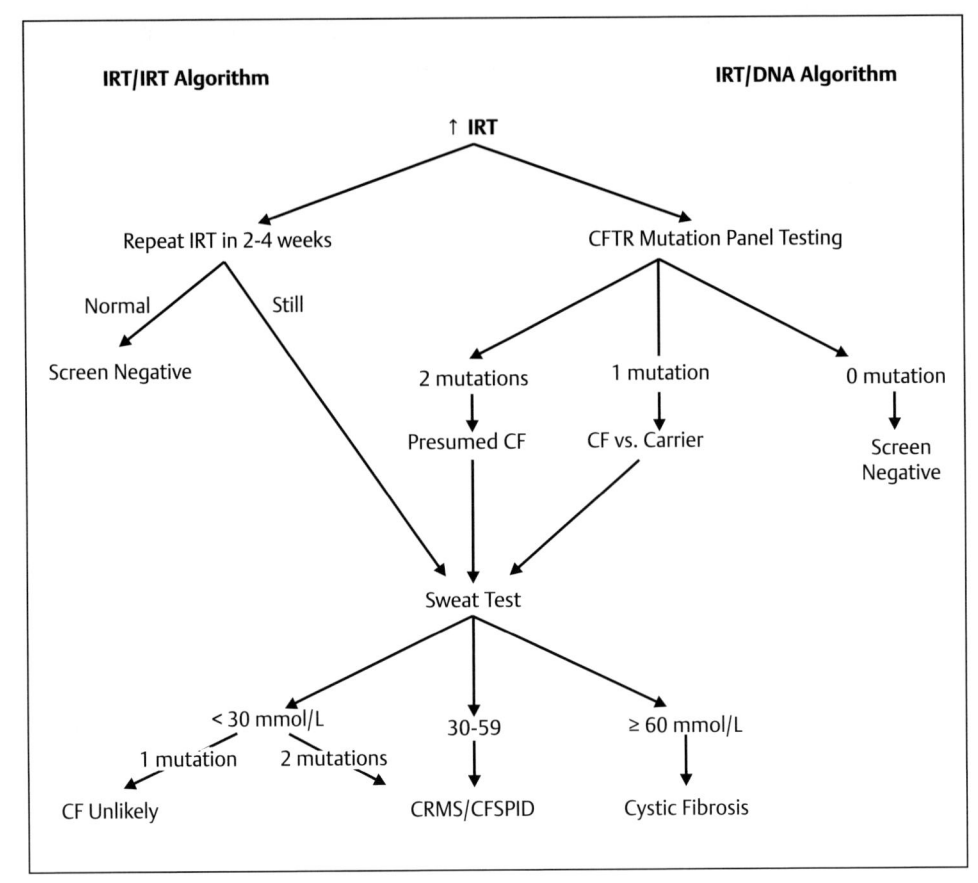

Fig. 19-1. CF NBS algorithms. IRT/IRT is shown on the left and IRT/DNA is shown on the right. Infants with 2 CFTR mutations still require sweat testing to confirm the diagnosis of CF. If 1 or 2 of the mutations are not clearly CF causing and sweat Cl is < 30, then the infant is diagnosed as CRMS/CFSPID.

SHORT TERM PERSPECTIVE ON CF NBS

CF NBS provides the potential to diagnose CF shortly after birth, but a successful CF NBS program requires having a system that leads to prompt evaluation of an infant with a positive CF NBS and accurate diagnosis. In the short term, both of these issues continue to pose challenges.

NBS is usually conducted a state or provincial level by a government NBS laboratory, but evaluation of CF NBS positive infants is usually performed by a CF Center. A good communication system between the NBS laboratory and the CF Center is essential in reducing delays in testing CF NBS positive infants, and there is evidence that this is not consistently present in all states. Data from the CF Foundation Patient Registry (CFFPR) have demonstrated wide variation in time to sweat testing after a positive CF NBS in the USA (SA McColley, personal communication). To address this problem, the CFF has established a CF NBS Quality Improvement Consortium (QIC) to develop quality improvement (QI) initiatives that will reduce the time from positive CF NBS to sweat testing.

A positive CF NBS merely identifies infants with an increased likelihood of having CF. In most cases, the definitive diagnosis of CF still requires a sweat test, but it can be challenging to obtain an adequate amount of sweat in young infants.[11] The CFF has set a goal that the proportion of tests with quantity not sufficient (QNS) sweat for analysis should be ≤10%, but many CF Centers fail to reach that goal. However, QNS rates can be reduced through the implementation of QI.[12]

An unintended consequence of CF NBS is the identification of infants with a positive CF NBS, but inconclusive diagnostic testing.[13] In the USA, these infants are classified as CFTR related metabolic syndrome (CRMS); this term was selected to differentiate them from true CF while allowing them access to the US health care system.[14] In Europe, the analogous term is CF screen positive/inconclusive diagnosis (CFSPID).[15] A recent consensus conference in 2015 developed a harmonized definition of CRMS/CFSPID (Figure 19-2).[13]

CRMS/CFSPID poses a management challenge to CF clinicians and a stress to families of these infants. Until recently, relatively little was known about the prevalence or outcomes of CRMS. However, several studies of CRMS outcomes have recently published, although the long-term outcomes remain unknown as these children have not yet been followed into adulthood.[16-20] The Table 19-1 summarizes the results of recent large cohort studies from multiple sites around the world that have helped shed light on the epidemiology and outcomes of CRMS. Differences in study populations and design make it difficult to compare results across studies but several general findings are apparent. In these studies, the ratio of CF to CRMS cases ranged from 1.8:1 to 5.2:1. The once exception was a study describing the results in the US state of California, where gene sequencing is employed in the CF NBS algorithm.[20] This results in the identification of numerous mutations with unclear phenotypic consequences, and CRMS is actually identified more frequently than CF, with a CF:CRMS ratio of 0.65:1. The majority of these infants appear to have benign outcomes.[21]

In general, infants with CRMS are pancreatic sufficient and their nutritional indices are normal. However, the prevalence of respiratory cultures positive for P. aeruginosa, an organism strongly associated with CF, ranged from 10.7 to 78.4%, and some studies have also reported respiratory cultures yielding other CF-related pathogens, such as *Stenotrophomonas maltophilia*.[16-20] In one study, 11% of infants with CRMS were reclassified as having CF after updated analysis of their CFTR mutations revealed that both were CF-causing.[17] In 14–33% of cases a repeat sweat test up to the age of 2 years resulted in a

---

Asymptomatic Infant with a Positive CF NBS

AND

Sweat Cl between 30-59 mmol/L and < 2 CF-causing CFTR mutations

OR

Sweat Cl < 30 mmol/L and 2 CFTR mutations with 0-1 CF-causing mutations

Fig. 19-2. Harmonized definition of CRMS/CFSPID.

Table 19-1. Summary of recent studies of CRMS/CFSPID prevalence and outcomes.

	Ren et al.	Levy et al.	Kharrazi et al.	Groves et al.	Ooi et al.
Study Design	Prospective Cohort	Prospective Cross-sectional	Prospective Cohort	Retrospective Case Control	Prospective Case Control
Location	USA	Wisconsin, USA	Califórnia, USA	Australia	Multi-national
Duration of Follow-Up (years)	1	20+	5	14§	3
CF cases	1.540	300	373	225**	3.101
CRMS cases	309	57	553	29	82
CF:CRMS	5:1	5,2:1	0,67:1	7,8:1	1,8:1
CRMS → CF	N/A	N/A	20	14†	9*
CRMS → CF %	N/A	N/A	3,7%	48% (38%)	10,9%
P. aeruginosa %	10,7%	39%	N/A	78,6%	14,6%
S. maltophilia %	9,4%	N/A	N/A	N/A	4,9%

§28% Lost to follow up.
*Diagnosed as CF through reclassification of a second disease-causing mutation or increased sweat Cl.
**Number of CF infants inferred based on reported annual rate of new diagnoses and timespan of study.
†Diagnosed through clinical signs and symptoms of respiratory disease or PI. Eight were diagnosed through respiratory symptoms.
N/A, not available or not reported.

value ≥ 60 mmol/L and led to reclassification of the infant as CF. Groves et al, in a 14-year retrospective study, found that 48% of infants with CRMS were subsequently diagnosed as having CF, but the clinical features upon which this decision was made were not specific for CF (e.g., recurrent cough).[18]

Sweat Cl does not appear to be helpful in predicting which infants with CRMS will later develop clinical features of CF disease (16). The rate of oropharyngeal cultures positive for *P. aeruginosa* was similar in infants with sweat Cl < 30 mmol/L compared to infants with sweat Cl 30–59 mmol/L. The genotype F508del/R117H/7T is commonly found in infants with CRMS, occurring in 23–63% of patients in recent studies.[16] This is consistent with the classification of R117H without the 5T polymorphism in cis as a mutation with varying clinical consequences.[22]

In summary, although the vast majority of infants with CRMS remain well, a small proportion may develop clinical features concerning for CF or even transition into a CF phenotype. Thus, these infants should be followed on a regular basis by clinicians trained in the care of children with CF, such as those at a CFF-accredited care center. Recent studies have provided us with more information regarding the prevalence and outcomes of CRMS/CFSPID and serial repeat sweat testing up until age 2 years and extended genetic analysis appear to be useful in identifying infants with CRMS/CFSPID who will go on to develop CF. However, many questions remain unanswered, such as the long-term risk for development of CF and the optimal monitoring and management of these infants.

Another short-term challenge has been how to accurately classify CF NBS positive infants based on their genetic and sweat test results. This is especially challenging because some mutations included in CF NBS panels are associated with varying clinical consequences. Data from the US CFF Patient Registry have shown that this is a potential problem, with up to 40% of infants who meet the diagnostic criteria for CRMS being classified as CF.[16] Correct diagnostic classification is essential to ensure appropriate treatment and accurate outcome data. The CFF has initiated a program to improve CF clinicians' knowledge and accuracy in diagnostic classification. An international consensus conference was held in 2015 to update the diagnosis guidelines.[23] In addition to developing consensus diagnostic criteria for CF, CRMS/CFSPID, and CFTR-related disorder, the guidelines also provided recommendations for how to use genetic testing in CF diagnosis and the diagnostic work-up of infants with CRMS/CFSPID.

MEDIUM TERM PERSPECTIVE ON CF NBS

Although malnutrition is an important problem in CF that is ameliorated through NBS, lung disease accounts for most all morbidity and mortality in patients with CF.[1] Loss of CFTR function in the airway results in failure to maintain the airway surface liquid layer, abnormal mucus detachment, and impaired innate immunity.[24, 25] These events lead to chronic endobronchial infection and neutrophil-mediated inflammation. Over time, bronchiectasis develops and ultimately progressive respiratory failure. Therefore, any management of infants diagnosed with CF through NBS must address assessment and treatment of lung disease.

Objective measures of lung function and structure are critical for the pulmonary management of CF infants. Infant pulmonary function tests (PFTs) performed using the raised volume rapid thoraco-abdominal compression (RVRTC) technique replicates spirometry and plethysmography obtained from older patients and adults.[26] Infant PFT studies in CF NBS infants have demonstrated airway obstruction and gas trapping by 6 months of age.[27] The time, labor, and risk associated with infant PFTs (which require chloral hydrate sedation), combined with the high degree of expertise required to perform RVRTC appropriately, have limited the implementation of infant PFTs in routine clinical care of CF infants.[28] The lung clearance index (LCI) measured by the multiple breath washout technique is a sensitive measure of early ventilation inhomogeneity.[29] An abnormal LCI in early childhood predicts lower lung function in later childhood, and an abnormal LCI distinguishes pulmonary exacerbation from upper respiratory infection in children with CF.[30, 31] Although protocols for LCI measurements in preschool-aged children (3-5 years) have been established, its application to infants remains a challenge and not well defined.[32]

The effect of CF lung disease on lung structure can be assessed by chest computed tomography (CT). Studies using chest CT in CF infants and children have demonstrated that bronchiectasis develops early in life, despite early diagnosis through CF NBS.[33] The clinical application of chest CT has been limited by concerns about exposure to ionizing radiation, the potential need for sedation, and the lack of a validated scoring system for early CF lung disease in young children.[28] Ultra-short echo time magnetic resonance imaging (UTE MRI) offers the potential to perform lung imaging without exposure to ionizing radiation,[34] but at present there are no standardized protocols for UTE MRI in children and not all clinical sites have UTE sequences for their MRI scanners.

The most exciting and revolutionary development in CF therapeutics in the last few years has been the introduction of CFTR modulators.[35] CFTR modulators are small molecules that can partially restore CFTR function for patients with specific CFTR mutations. At present, patients with mutations responsive to CFTR modulators represent only about 60% of the US CF population, but efforts are underway to develop newer compounds that will expand the number of patients with CFTR modulator responsive mutations. Long-term observational studies of patients on CFTR modulators suggest that they can reverse some of the chronic manifestations of CF, such as infection with *Pseudomonas aeruginosa*.[36] Fecal elastase levels in CF children ages 2-5 years treated with ivacaftor increased, suggesting that early treatment of CFTR modulators may help prevent loss of pancreatic function.[37] No CFTR modulators are currently available for infants < 2 years old, but studies in this age range are currently being conducted.

In summary, the medium-term outlook for CF NBS needs to focus on development of clinically applicable tools for detection and assessment of early CF lung disease and initiation of CFTR modulator therapy at the time of diagnosis. Starting CFTR modulator therapy in early infancy may potentially prevent the progression of CF lung disease.

LONG TERM PERSPECTIVE ON CF NBS

There are still many areas of uncertainty related to the treatment and outcomes of CF NBS infants. However, long term studies that address specific knowledge gaps will ultimately help optimize their treatment.

Although the Wisconsin randomized trial demonstrated the benefits of CF NBS on improving weight-for-age (WFA) and preventing severe malnutrition, the full nutritional benefits of early CF diagnosis through NBS have still not been achieved. Analysis of the Wisconsin data has shown there are two groups of infants: those who achieve normal nutritional indices ("responders") and those who fail to improve despite high calorie intake ("nonresponders").[38] Differences in essential fatty acid (EFA) levels may play a role. The Baby Observational and Nutrition Study (BONUS) confirmed the observations of Wisconsin and also found that NBS diagnosed CF infants demonstrated decreased linear growth; the BONUS study linked this latter finding to low levels of insulin-like growth factor 1 (IGF-1).[39] The optimal infant feeding regimen also remains undefined. To address this knowledge gap, the Feeding Infants Right from the Start (FIRST) study was initiated in 2012. The FIRST study is collecting detailed feeding and nutritional data in a cohort of CF NBS infants to identify the optimal feeding regimen for these infants and to assess the role of EFA in nutritional and pulmonary CF outcomes. Pulmonary outcomes in FIRST are being assessed through LCI and chest CT. The results of these studies and potential interventional trials with EFA or IGF-1 therapy may lead to even better nutritional outcomes in CF NBS infants.

As noted above, bronchiectasis occurs in CF infants despite diagnosis through NBS, suggesting that better treatments for CF lung disease need to be developed and initiated at diagnosis. Inhaled hypertonic saline (HS) improved infant pulmonary function test values, but did not affect exacerbation rates.[40] The Saline Hypertonic in Preschoolers (SHIP) study is assessing the effect of HS on LCI in CF preschoolers (ages 3- 5 years) and will provide information about whether this treatment will be of benefit in young children with CF. Observational studies of CFTR modulators suggest they can affect lung function decline,[41] raising the possibility that early therapy with these medications can prevent the progression of lung disease in CF infants and avoid the development of bronchiectasis. Longer, prospective studies are required to confirm the potential of CFTR modulators as disease-modifying agents.

Recent studies have shown that CRMS/CFSPID is relatively common, and some of these infants may go on to develop clinical features concerning for CF or reclassification as CF itself. However, the long-term outcomes of these infants remain unclear. Many of these infants have mutations associated with varying clinical consequences, and their risk of CFTR-related disorder is unknown. More long-term data on this population will be helpful in counseling parents of CRMS/CFSPID infants and developing guidelines for monitoring their health status.

Although CF primarily affects the exocrine pancreas and the lungs, many other organs can be affected by CF, including the sinuses, pancreatic islet cells, and the male reproductive tract.[1] There is limited evidence that CFTR modulator therapy can ameliorate or prevent some of these other manifestations of CF. For example, ivacaftor therapy is associated with decreased incidence of pancreatitis.[42] The potential of early diagnosis through CF NBS and the early initiation of CFTR modulator therapy on preventing these other complications of CF is an area for future research.

SUMMARY

The benefits of CF NBS have led to its widespread implementation around the world. In the short-term, efforts need to be focused on prompt and accurate diagnosis, and clinicians must be prepared to for the possibility that CRMS/CFSPID will be identified. In the medium term, developing better assessments of early CF lung disease will be critical for CF care and research. CFTR modulators will soon be clinically available for CF patients in this age group, and they may have great clinical impact. Long term issues in CF NBS include optimizing nutritional outcomes, preventing progression of lung disease, addressing other organ systems affected by CF, and defining the risk and long- term outcomes of CRMS/CFSPID.

REFERENCES

1. Paranjape SM, Mogayzel PJ, Jr. Cystic fibrosis. *Pediatr Rev* 2014;35(5):194-205.
2. Wagener JS, Zemanick ET, Sontag MK. Newborn screening for cystic fibrosis. *Curr Opin Pediatr* 2012;24(3):329-35.
3. Shwachman H, Redmond A, Khaw K-T. Studies in Cystic Fibrosis. *Report of 130 Patients Diagnosed Under 3 Months of Age Over a 20-Year Period* 1970;46(3):335-43.
4. Crossley JR, Elliott RB, Smith PA. Dried-blood spot screening for cystic fibrosis in the newborn. *Lancet* 1979;1(8114):472-4.
5. Grosse SD, Boyle CA, Botkin JR *et al.* Newborn screening for cystic fibrosis: evaluation of benefits and risks and recommendations for state newborn screening programs. *MMWR RecommRep* 2004;53(RR-13):1-36.
6. Taussig LM, Boat TF, Dayton D *et al.* Neonatal Screening for Cystic Fibrosis: Position Paper. *Pediatrics* 1983;72(5):741-5.
7. Farrell PM, Kosorok MR, Laxova A *et al.* Nutritional benefits of neonatal screening for cystic fibrosis. Wisconsin Cystic Fibrosis Neonatal Screening Study Group. *N Engl J Med* 1997;337(14):963-9.
8. Farrell PM, Kosorok MR, Rock MJ *et al.* Early diagnosis of cystic fibrosis through neonatal screening prevents severe malnutrition and improves long-term growth. Wisconsin Cystic Fibrosis Neonatal Screening Study Group. *Pediatrics* 2001;107(1):1-13.
9. Lai HJ, Cheng Y, Farrell PM. The survival advantage of patients with cystic fibrosis diagnosed through neonatal screening: evidence from the United States Cystic Fibrosis Foundation registry data. *J Pediatr* 2005;147(3 Suppl):S57-63.
10. Castellani C, Massie J, Sontag M, Southern KW. Newborn screening for cystic fibrosis. *Lancet Respir Med* 2016;4(8):653-61.

11. LeGrys VA, Yankaskas JR, Quittell LM *et al.* Diagnostic sweat testing: the Cystic Fibrosis Foundation guidelines. *J Pediatr* 2007;151(1):85-9.
12. Aqil B, West A, Dowlin M *et al.* Implementation of a quality improvement program to improve sweat test performance in a pediatric hospital. *Arch Pathol Lab Med* 2014;138(7):920-2.
13. Ren CL, Borowitz DS, Gonska T *et al.* Cystic Fibrosis Transmembrane Conductance Regulator-Related Metabolic Syndrome and Cystic Fibrosis Screen Positive, Inconclusive Diagnosis. *J Pediatr* 2017;181S:S45-S51e1.
14. Borowitz D, Parad RB, Sharp JK *et al.* Cystic Fibrosis Foundation practice guidelines for the management of infants with cystic fibrosis transmembrane conductance regulator-related metabolic syndrome during the first two years of life and beyond. *J Pediatr* 2009;155(6 Suppl):S106-S16.
15. Munck A, Mayell SJ, Winters V *et al.* Cystic Fibrosis Screen Positive, Inconclusive Diagnosis (CFSPID): A new designation and management recommendations for infants with an inconclusive diagnosis following newborn screening. *J Cyst Fibros* 2015;14(6):706-13.
16. Ren CL, Fink AK, Petren K, Borowitz DS, McColley SA, Sanders DB, *et al.* Outcomes of infants with indeterminate diagnosis detected by cystic fibrosis newborn screening. *Pediatrics.* 2015;135(6):e1386-92.
17. Ooi CY, Castellani C, Keenan K *et al.* Inconclusive diagnosis of cystic fibrosis after newborn screening. *Pediatrics* 2015;135(6):e1377-85.
18. Groves T, Robinson P, Wiley V, Fitzgerald DA. Long-Term Outcomes of Children with Intermediate Sweat Chloride Values in Infancy. *J Pediat* 2015;166(6):1469-74.e3.
19. Levy H, Nugent M, Schneck K *et al.* Refining the continuum of CFTR-associated disorders in the era of newborn screening. *Clin Genet* 2016; 89(5):539-49.
20. Kharrazi M, Yang J, Bishop T *et al.* Newborn Screening for Cystic Fibrosis in California. *Pediatrics* 2015;136(6):1062-72.
21. Salinas DB, Sosnay PR, Azen C *et al.* Benign outcome among positive cystic fibrosis newborn screen children with non-CF-causing variants. *J Cyst Fibros* 2015;14(6):714-9.
22. Sosnay PR, Salinas DB, White TB *et al.* Applying Cystic Fibrosis Transmembrane Conductance Regulator Genetics and CFTR2 Data to Facilitate Diagnoses. *J Pediatr* 2017;181S:S27-S32 e1.
23. Farrell PM, White TB, Ren CL *et al.* Diagnosis of Cystic Fibrosis: Consensus Guidelines from the Cystic Fibrosis Foundation. *J Pediatrics* 2017;181:S4-S15.e1.
24. Stoltz DA, Meyerholz DK, Welsh MJ. Origins of Cystic Fibrosis Lung Disease. *N Engl J Med* 2015;372(4):351-62.
25. Boucher RC. Airway surface dehydration in cystic fibrosis: pathogenesis and therapy. *Annu Rev Med* 2007;58:157-70.
26. Feher A, Castile R, Kisling J *et al.* Flow limitation in normal infants: a new method for forced expiratory maneuvers from raised lung volumes. *J Appl Physiol* 1996;80(6):2019-25.
27. Linnane BM, Hall GL, Nolan G *et al.* Lung function in infants with cystic fibrosis diagnosed by newborn screening. *Am J Respir Crit Care Med* 2008;178(12):1238-44.
28. Davis SD, Brody AS, Emond MJ *et al.* Endpoints for clinical trials in young children with cystic fibrosis. *Proc Am Thorac Soc* 2007;4(4):418-30.
29. Horsley A. Lung clearance index in the assessment of airways disease. *Respir Med* 2009;103(6):793-9.
30. Aurora P, Stanojevic S, Wade A *et al.* Lung clearance index at 4 years predicts subsequent lung function in children with cystic fibrosis. *Am J Respir Crit Care Med* 2011;183(6):752-8.
31. Stanojevic S, Davis SD, Retsch-Bogart G *et al.* Progression of Lung Disease in Preschool Patients with Cystic Fibrosis. *Am J Respir Crit Care Med* 2017;195(9):1216-25.
32. Robinson PD, Latzin P, Ramsey KA *et al.* Preschool Multiple-Breath Washout Testing. An Official American Thoracic Society Technical Statement. *Am J Resp Crit Care Med* 2018;197(5):e1-e19.
33. Stick SM, Brennan S, Murray C *et al.* Bronchiectasis in infants and preschool children diagnosed with cystic fibrosis after newborn screening. *J Pediatr* 2009;155(5):623-8 e1.

34. Roach DJ, Cremillieux Y, Fleck RJ *et al.* Ultrashort Echo-Time Magnetic Resonance Imaging Is a Sensitive Method for the Evaluation of Early Cystic Fibrosis Lung Disease. *Ann Am Thorac Soc* 2016;13(11):1923-31.
35. Mayer-Hamblett N, Boyle M, VanDevanter D. Advancing clinical development pathways for new CFTR modulators in cystic fibrosis. *Thorax* 2016;71(5):454-61.
36. Rowe SM, Heltshe SL, Gonska T *et al.* Clinical Mechanism of the Cystic Fibrosis Transmembrane Conductance Regulator Potentiator Ivacaftor in G551D-mediated Cystic Fibrosis. *Am J Respir Crit Care Med* 2014;190(2):175-84.
37. Davies JC, Cunningham S, Harris WT *et al.* Safety, pharmacokinetics, and pharmacodynamics of ivacaftor in patients aged 2- years with cystic fibrosis and a CFTR gating mutation (KIWI): An open-label, singlearm study. *Lancet Respir Med* 2016;4(2):107-15.
38. Shoff SM, Ahn HY, Davis L *et al.* Temporal associations among energy intake, plasma linoleic acid, and growth improvement in response to treatment initiation after diagnosis of cystic fibrosis. *Pediatrics* 2006;117(2):391-400.
39. Leung DH, Heltshe SL, Borowitz D *et al.* Effects of diagnosis by newborn screening for cystic fibrosis on weight and length in the first year of life. *JAMA Pediatrics* 2017;171(6):546-54.
40. Rosenfeld M, Ratjen F, Brumback L *et al.* Inhaled hypertonic saline in infants and children younger than 6 years with cystic fibrosis: the ISIS randomized controlled trial. *JAMA* 2012;307(21):2269-77.
41. Sawicki GS, McKone EF, Pasta DJ *et al.* Sustained Benefit from ivacaftor demonstrated by combining clinical trial and cystic fibrosis patient registry data. *Am J Respir Crit Care Med* 2015;192(7):836-42.
42. Carrion A, Borowitz DS, Freedman SD *et al.* Reduction of Recurrence Risk of Pancreatitis in Cystic Fibrosis With Ivacaftor: Case Series. *J Pediatr Gastroenterol Nutr* 2018;66(3):451-4.

ÍNDICE REMISSIVO

Entradas acompanhadas por um *f* em itálico ou **q** em negrito indicam figuras e quadros, respectivamente.

A
Arquivos de Neuropsiquiatria, 1
Associação de Amigos e Pais de Excepcionais, 2

B
Bacillus subtilis, 3
Biotinidase
    deficiência de, 67
        rastreamento da, 68
            diagnóstico laboratorial, 68
            biologia molecular, 68
Brasil
    triagem neonatal no
        evolução histórica da, 1

C
Critérios
    de Wilson e Jungner, **15q**
    para determinar a idade da coleta da amostra de sangue, 16
    para estabelecer pontos de corte, 16

D
Digestão Enzimática e PCR, 110
Doença Crônica
    dimensões que interferem na adesão ao tratamento em, 131
    sob a perspectiva da equipe multiprofissional, 134
    sob a perspectiva da família, 132
    sob a perspectiva das etapas do desenvolvimento, 133
Doenças Cardíacas
    triagem neonatal de, 14
    seleção de doenças para, 15
Doenças Genéticas Raras
    diagnóstico molecular de, 107
    exoma, 114
    interpretação de novas variantes: o desafio, 115
    sequenciamento de alta performance, 114
    técnicas na identificação e caracterização, 108
        MLPA, 112
        multiplex, 110
        PCR e digestão enzimática, 110
        reação em cadeia de polimerase (PCR), 108
    tipos de diagnóstico molecular, 107
Doenças Raras
    aconselhamento genético em, 117
    saúde reprodutiva em, 123
        diagnóstico intrauterino, 123
            testes invasivos, 124
            testes não invasivos, 124
        planejamento reprodutivo, 125

E
Espectrofotofluorométrico, 3
Estatuto da Criança e do Adolescente, 4

F
Fenilalanina
    no sangue, 2
Fenilcetonúria, 2, 9, 25
    classificação, 31
    definição, 25
    diagnóstico, 30
    diagnóstico precoce de, 2
    epidemiologia, 26
    fisiopatogenia da neurotoxicidade, 27
    genética, 26
    história, 25
    manejo terapêutico, 32
        controle e duração do tratamento, **34q**
    quadro clínico, 29
Fibrose Cística
    centros especializados de referência em um modelo do cuidado integral para doenças raras, 73
    epidemiologia e aspectos clínicos, 53
    diagnóstico, 55
    introdução, 53
    manifestações clínicas, 56
        de acordo com a faixa etária, **57q**
    prognóstico, 58
    tratamento, 58
    triagem neonatal da, 10
        custos, 92
        estratégias, 102
        métodos alternativos para a, 101
            critérios para diagnóstico, **102q**
        razões para a realização da, 91
Fluxo
    da triagem neonatal, 6

G
Grupo Técnico de Assessoria em Triagem Neonatal (GTATN), 4
Guthrie
    inibição bacteriana de, 2

H
Hemoglobinopatias
    acompanhamento multiprofissional de indivíduos com, 43, 45
    como comunicar o resultado do teste do pezinho, 44
    cuidado integral, 43
    imunização e medicações profiláticas, 45

tratando e prevenindo
problemas, 48
triagem neonatal, 44
uso da hidroxiureia, 46
além do, 47
hospital-dia para os portadores de doença falciforme, 49
indicações para procurar um serviço de emergência, 48
quando surge a adolescência, 49
terapias complementares, 49
Hidroxiureia
uso da, 46
Hiperplasia Adrenal
congênita, 9
por deficiência da 21-hidroxilase
interpretando um teste positivo, 61
introdução, 61
triagem neonatal, 62
teste no papel-filtro, 62
testes confirmatórios moleculares, 64
testes confirmatórios no soro, 64
Hipotireoidismo
congênito, 3, 36
causas, 37
incomuns, 38
coleta para triagem neonatal, 38
diagnóstico clínico, 38
diagnóstico etiológico, 39
diagnóstico laboratorial, 39
diagnóstico precoce de, 3
etiologia, 36
introdução, 36
prognóstico, 41
revendo pontos de corte do TSH no, 97
tratamento, 40

I
Íleo Meconial
e triagem neonatal, 95

M
Multiplex PCR, 110

O
Organização Mundial da Saúde, 2

P
Papel-Filtro, 3
Percloreto Férrico
teste do, 2
Princípios e Prática de Triagem de Doenças, 2
Programa Nacional de Triagem Neonatal (PNTN), 5, 8, 17
cobertura do, 8
fase, 6
implantação do, 7
indicadores de qualidade do, 8
objetivos, 5
organização, 6
reavaliação, 7
reestruturação, 7
recursos, 5
seminário de resultados do diagnóstico situacional do, 7
serviços de referência em triagem neonatal do, 10

R
Reação em Cadeia de Polimerase (PCR), 108
Real-Time PCR, 110

S
Sequenciamento de Alta Performance, 114
Sequenciamento Sanger, 112
Serviços de Referência em Triagem Neonatal Estaduais, 10
Sistema Único de Saúde (SUS), 4
Sociedade Brasileira de Triagem Neonatal (SBTN), 4
Suor
teste do, 95

T
Teste do Pezinho
resultado do, 45
Triagem Neonatal
biológica, 13, 14
auditiva, 13
condições especiais na interpretação de resultados, 17
critérios para determinar a idade de coleta da amostra de sangue, 15
critérios para
pontos de corte, 16
critérios para seleção de doenças para a, 15
de doenças cardíacas, 14
programa nacional de, 17
condições do recém-nascido que afetam a, **19q**
de doenças cardíacas, 14
doenças da
aconselhamento nutricional nas, 139
do aleitamento materno à alimentação da família, 141
evolução histórica da
no Brasil, 1
fluxo no SUS, 6
início, 2
programa nacional, 5
exames da
condições maternas que afetam a interpretação dos, **18q**
fluxo da, *6f*
indicadores, 7
oftalmológica, 14
para fibrose cística
métodos alternativos para, 101
pontos de corte para a tripsina imunorreativa, 91
perspectivas da
em curto, médio e longo prazos, 81, 85, 86
da fibrose cística, 82
resultados, **20q**
Tripsina Imunorreativa
pontos de corte para a
triagem neonatal para fibrose cística, 91
custos, 92
protocolos e questões técnicas, 92
algoritmos, *93f*
causas diversas, 94
controle de qualidade, 94
idade da coleta, 94
primeira dose, 93
segunda dose, 95
teste do suor, 95
razões para
a realização da, 91